名医シリーズ

歯科プロフェッショナル

～本当にかかりたい歯科医たち～

2019年版

浪速社

はじめに

平成の時代が終わり、団塊の世代が全て七十五歳以上となる「２０２５年」まであと十年を切りました。少子高齢化が加速し人手不足や後継者育成が社会問題となる中、希望する高齢者が七十歳まで働けるよう、政府は現行六十五歳までの雇用継続義務付け年齢を見直す方向で検討に入っています。

長く働き続けるために、健康上の問題で日常生活が制限されることなく生活できる期間を指す「健康寿命」の大切さがこれまで以上に注目されています。

私たちは平成二十一年夏に、地域社会で昼夜を分かたず奮闘されている開業医を紹介した「信頼の主治医　名医３０ー私の町の頼れるドクター」を出版いたしました。以来巻を重ねて、地域から大きな信頼を得ておられる多くの先生方にご登場いただきました。

健康を守るためには、いつまでも若々しい口と歯を保ち、快適に食事を摂ることは欠かせません。今回、地域医療に貢献している歯科医師にフォーカスした「歯科プロフェッショナル２０１９年版」を出版いたしました。

歯科医療に特化したシリーズ第１弾となります本書に登場いただだいた歯科医師のみなさんは、

常に最新の情報、先端の治療機器・設備を導入し、先進の治療技術を駆使して活躍されている地域の頼れるプロフェッショナルの方々です。真摯に患者に向き合い、地域社会に親しまれる「かかりつけ医」として心溢れる歯科医療を展開されています。

社会構造がますます高度化・複雑化する中で、健康管理や疾病予防、治療に関する様々な情報がネットを通してあふれています。しかし、病気に悩む患者やその家族が本当に求めている、あるいは歯科医師の方々が本当に伝えたいと思う情報は、まだまだ的確に伝えられていないのが現状ではないでしょうか。

本書がさまざまな原因で健康を損ね歯や口の中の変調に悩んでいる人々と、患者本位の診療でＱＯＬ（生活の質）を維持して治療されている歯科医師の方々との懸け橋となれば甚だ幸いです。いつまでも歯と口の健康を保ち、より豊かで健やかな暮らしを実現し、歯科医療への理解を深める一助になればと願っています。

末尾になりましたが、多忙な中、私たちの取材に貴重な時間を割いていただいた先生方に心よりお礼と感謝を申し上げます。

平成三十年十二月

ぎょうけい新聞社

Contents

目次

（掲載は五十音順）

Contents

Contents

歯科プロフェッショナル　２０１９年版

～本当にかかりたい歯科医たち～

「一人ひとりの患者さんにあった最適な治療」を提供

「家族みんなが来れる歯科医院」として評判の歯科医院

おかもと歯科クリニック

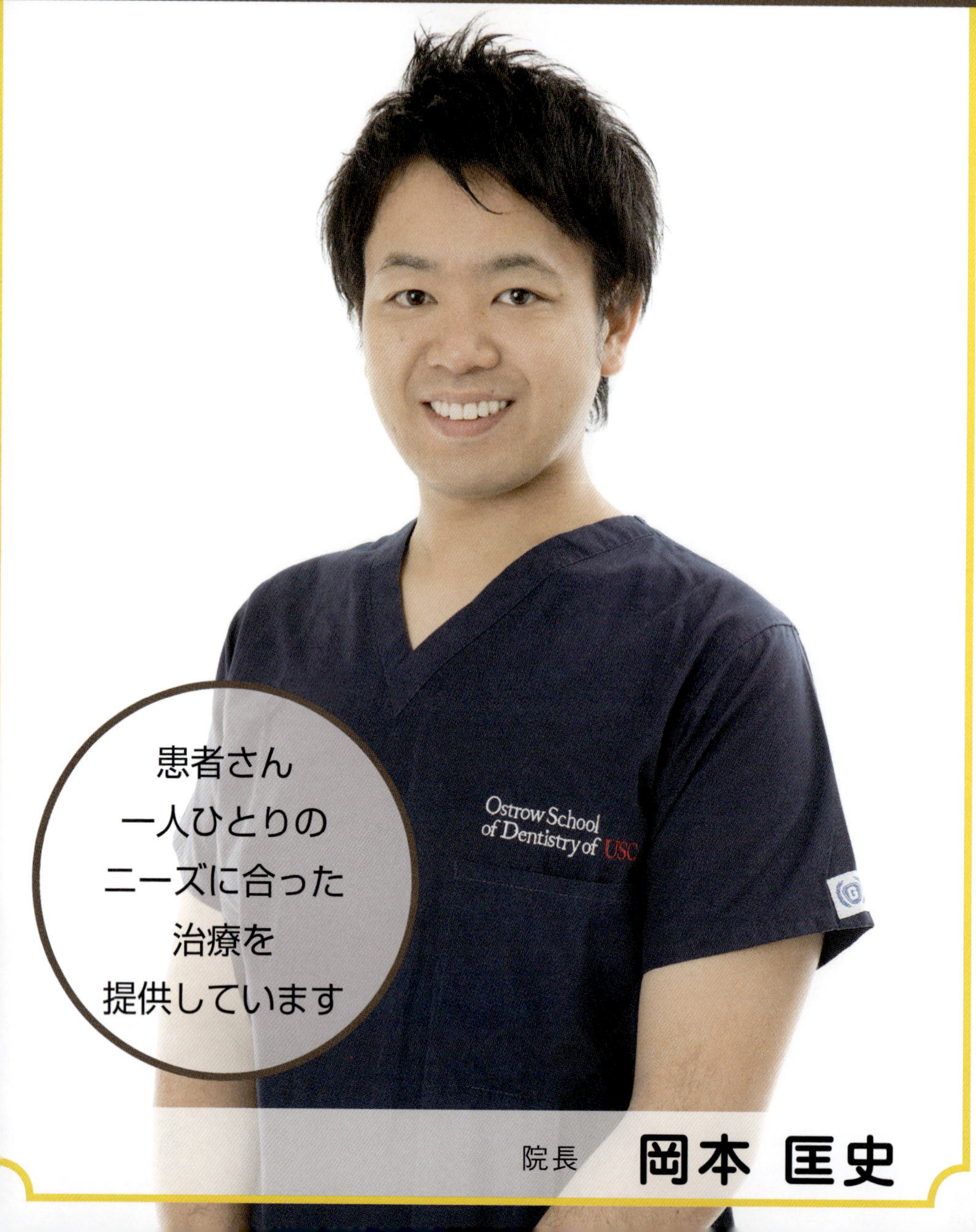

患者さん
一人ひとりの
ニーズに合った
治療を
提供しています

院長　**岡本　匡史**

アメリカやスウェーデンなどでは、自分自身の健康を守るために病気予防を目的として歯科に定期的に通うのが一般的だ。しかし日本の場合、歯科といえば「痛い」「緊張する」といったネガティブなイメージが先行し、行きたくない所という意識がまだまだ根強く、歯の状態が悪化してから受診するケースが多い。

こうした中、平成29年４月に開業をしてわずか1年で、歯科サイト「ＥＰＡＲＫ」で高い口コミ評価を得ているのが、兵庫県明石市のＪＲ大久保駅近くにあるおかもと歯科クリニックである。

現状に満足する事なく日々研鑽に勤しむ岡本国史院長のもとに、歯の不調や痛みを始め様々な口腔内の悩みを抱える患者たちが、「理想の歯科治療」を求めて足繁く訪れる。

PROFESSIONAL DENTIST PROFESSIONAL DENTIST PROFESSIONAL DENTIST PROFESSIONAL DENTIST

「針が刺さっても痛くない」と評判の無痛治療

コミュニケーションを重視し「納得してもらう」こだわりの治療

「痛み」は人によって感じ方は様々だ。そのため、注射麻酔や笑気吸入鎮静法、レーザー照射など様々な無痛治療が行われているが、麻酔の注射を刺す時のチクッとした痛みを嫌がる人は少なくない。

「当院の無痛治療は、表面麻酔を塗らなくても痛くありません。注射針が刺さっても痛くない文字通りの『無痛治療』です」と説明する岡本院長。子どもから大人までいつ注射されたのかわからないぐらいで、驚かれることも多いという。

こうした無痛治療を提供できるのも、大手歯科医院で豊富な経験を積み、忙しい診療の合間を

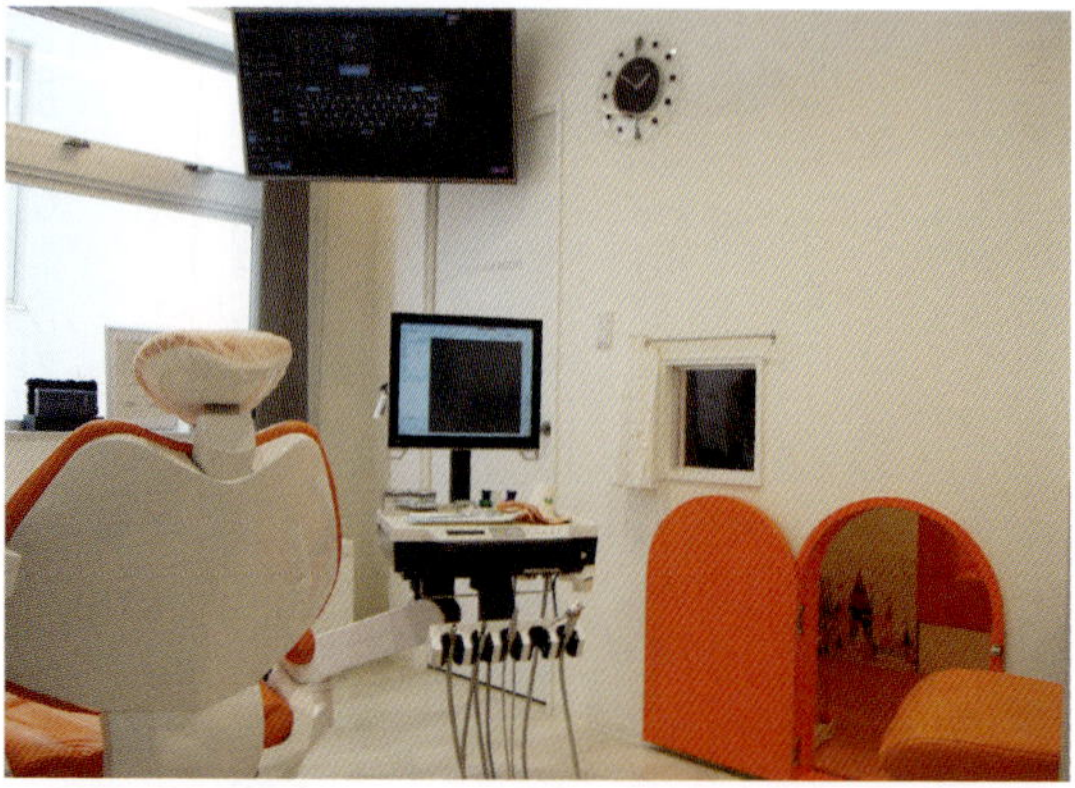

治療中でも安心して子供を見守ることができる

ぬってセミナーや症例検討会に参加するなど精力的な研鑽を怠らない岡本院長の努力の賜物だ。

岡本院長以下スタッフの診療に対する共通の想いは「患者さんが心から納得できる治療」を提供することにある。おかもと歯科クリニックでは、歯と歯ぐきの健康状態や口内の清潔度を5分間で測定することができる唾液検査システム「Ｓａｌｉｖａｒｙ Ｍｕｌｔｉ Ｔｅｓｔ」を導入しているほか、口腔内写真などデータと画像を駆使しながらわかりやすい説明に努めている。

「現在の症状や治療に対する患者さんの希望を入念に聞き、治療の種類や頻度を含めた治療計画を立案します。そして患者さん一人ひとりのニーズに合った治療を提供しています」と岡本院長は説明する。

『よくわからないうちに歯を削られた』『いつの間にか歯を抜かれた』といわれることがない診療に努めている、という岡本院長の基本理念が口コミサイトを始めとした地域の人々からの高い人気を集めている理由と言えるだろう。

PROFESSIONAL DENTIST PROFESSIONAL DENTIST PROFESSIONAL DENTIST PROFESSIONAL DENTIST

ゆったりチェアーやキッズスペース、ベビーシッターも完備

家族みんなにとって親しみやすい環境づくりに注力

「患者さんが安心して受診でき、リラックスして相談できる」環境づくりに余念がない岡本院長。その特徴の一つが子供が診療室と行き来できるようになっているキッズスペースだ。ベビーシッターも在籍しており（要予約）、幼児や妊娠中の人でも安心して通院できる態勢を整えている。

「お母さんが治療中でも診療室からキッズスペースを覗くことができるので、ずっとお子さんを見守ることができます。また、トイレには、オムツ換え用のベッドを備えているので安心してご来院ください」

また、おかもと歯科クリニックでは担当衛生士制を設け、一人の患者に一人の歯科衛生士が最初から最後まで担当している。

「患者さん一人ひとりの症状が把握しやすくなり、安心してスタッフとコミュニケーションをとっていただいています」とその効用を語る。

ゆったりめの治療用チェアーからは明石海峡大橋を望むことができ、駅近でパーキングも完備しているなど快適かつ便利に治療が受けられるのも嬉しい。豊かな自然が残る良好な住環境と商業施設の整備が進む地域の魅力は増すばかりだ。

「スタッフ全員が明るく清潔で、リラックスできる空間づくりに努めています。患者さんに『もっと早くくればよかった』と思っていただけるように頑張りたいと思います」と目を輝かせる。

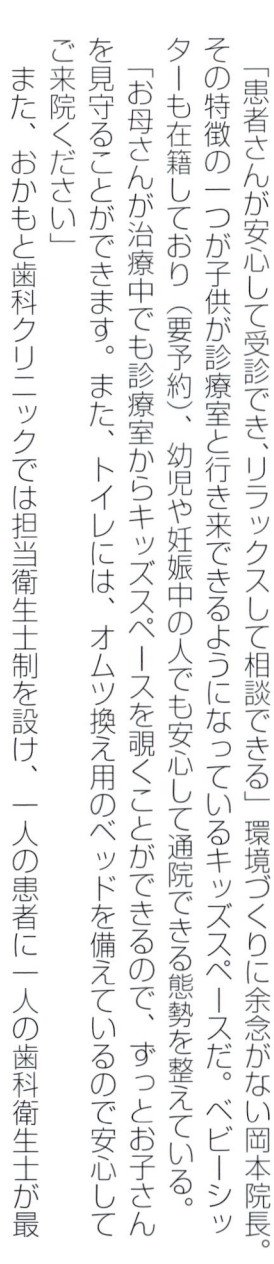

PROFESSIONAL DENTIST PROFESSIONAL DENTIST PROFESSIONAL DENTIST PROFESSIONAL DENTIST

地域の人々の口を若くして健康増進に貢献

予防医療の大切さを一人でも多くの人に知ってもらいたい

老若男女問わず、正しい食生活を抜きにして健康な身体は作れない。食生活の多様化も影響して体内のビタミンやミネラルのバランスを大きく損ないやすい昨今、口の中を清潔に保つことは生活習慣病など全身疾患の治療にも繋がる。

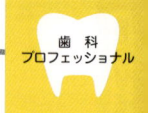

『健康は口から』とよく言われますが、歯の本数が平均より少ない高齢者ほど、糖尿病や脳梗塞あるいは癌などの重い病気が多くみられると言われています。また諸外国との比較では、歯の定期検診やクリーニングの習慣のある国ほど歳を取っても多く自分の歯が残っていますし、他の疾患に罹患する確率も低くなっています」と岡本院長は指摘する。

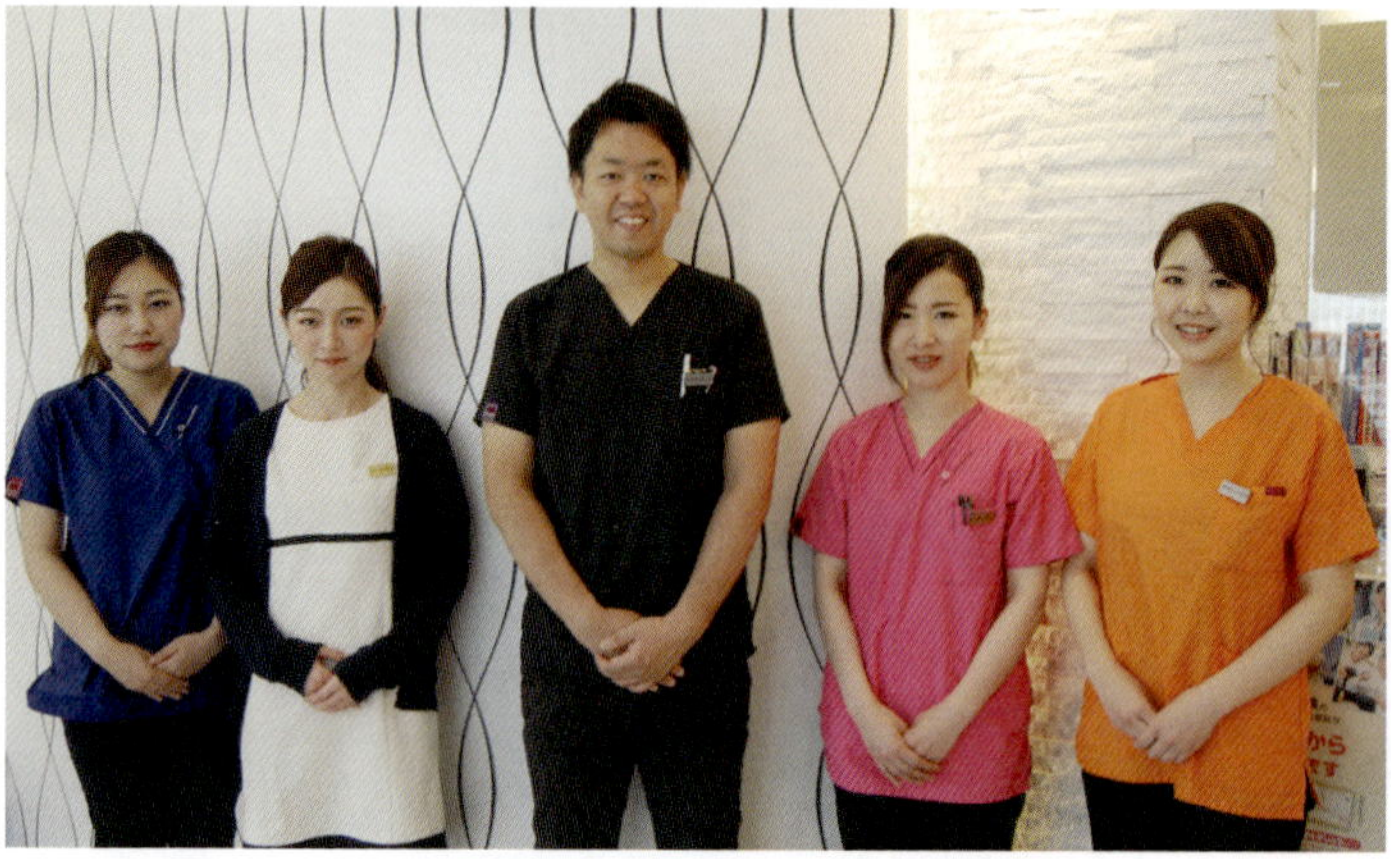

笑顔が魅力のスタッフと共に地域貢献

また、最近子供の間でキレやすいとか集中力に欠けるといった精神的な問題が多くみられたり、体力が低下しているのは日頃の食事との関連性が指摘されている。その大きな理由としてこれまでは、「外で遊ぶことが減った」ことが取り上げられてきたが、現在では根本的な日々の生活習慣の改善、ひいては口の中の状況を正確に把握することが子供のころから必要だということが認識され始めている。

「天然の自分の歯に勝るものはありませんし、口の中の健康が崩れてしまえば全身の健康にも影響します。年齢を問わずすべての人が、歯を失うことで健康を損なうことがないように、予防という考え方を家族のライフスタイルにぜひ取り入れてほしいと思います」

予防医療を通して明日のよりよい歯科医療に向けた岡本院長の挑戦が続く。

Profile

岡本　匡史（おかもと・まさし）

昭和59年6月兵庫県生まれ。平成22年大阪歯科大学卒業。同病院の保存修復科にて研修後、尼崎の大型歯科医院に勤務。副院長歴任後、平成29年4月明石市におかもと歯科クリニック開設。

所属・活動

歯周病学会、小児歯科学会、インプラント学会、審美歯科学会。
厚生労働省認定の臨床研修指導医資格
ストローマンインプラントコース修了
スタディグループ（KOBEケアクラブ　グリーンクラブ）

Information

おかもと歯科クリニック

所在地
〒674-0068
兵庫県明石市大久保町ゆりのき通２－２－１
AKASAKA HILLS 3F
TEL　078-937-0648

アクセス
JR大久保駅 徒歩３分（駅南すぐイオンモール東向い）

設立
平成29年4月

治療内容
虫歯治療、歯周病（歯槽膿漏）、小児歯科、予防歯科、
審美歯科、ホワイトニング、インプラント、入れ歯、
マタニティ歯科、訪問歯科

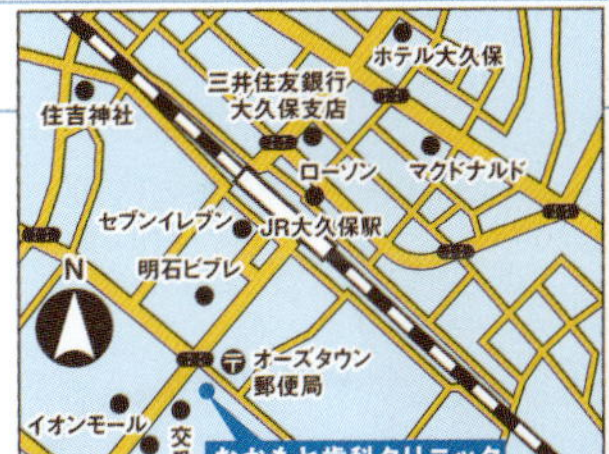

診療時間

月～水・金	9：30～13：00　14：30～19：30
木	9：30～13：00
土	9：30～13：00　14：00～17：00

休診日
木曜午後・日曜・祝日

夢は“日本から歯周病をなくすこと”

泉州の地で奮闘する歯周病治療のスペシャリスト

医療法人志結会　おざき歯科医院

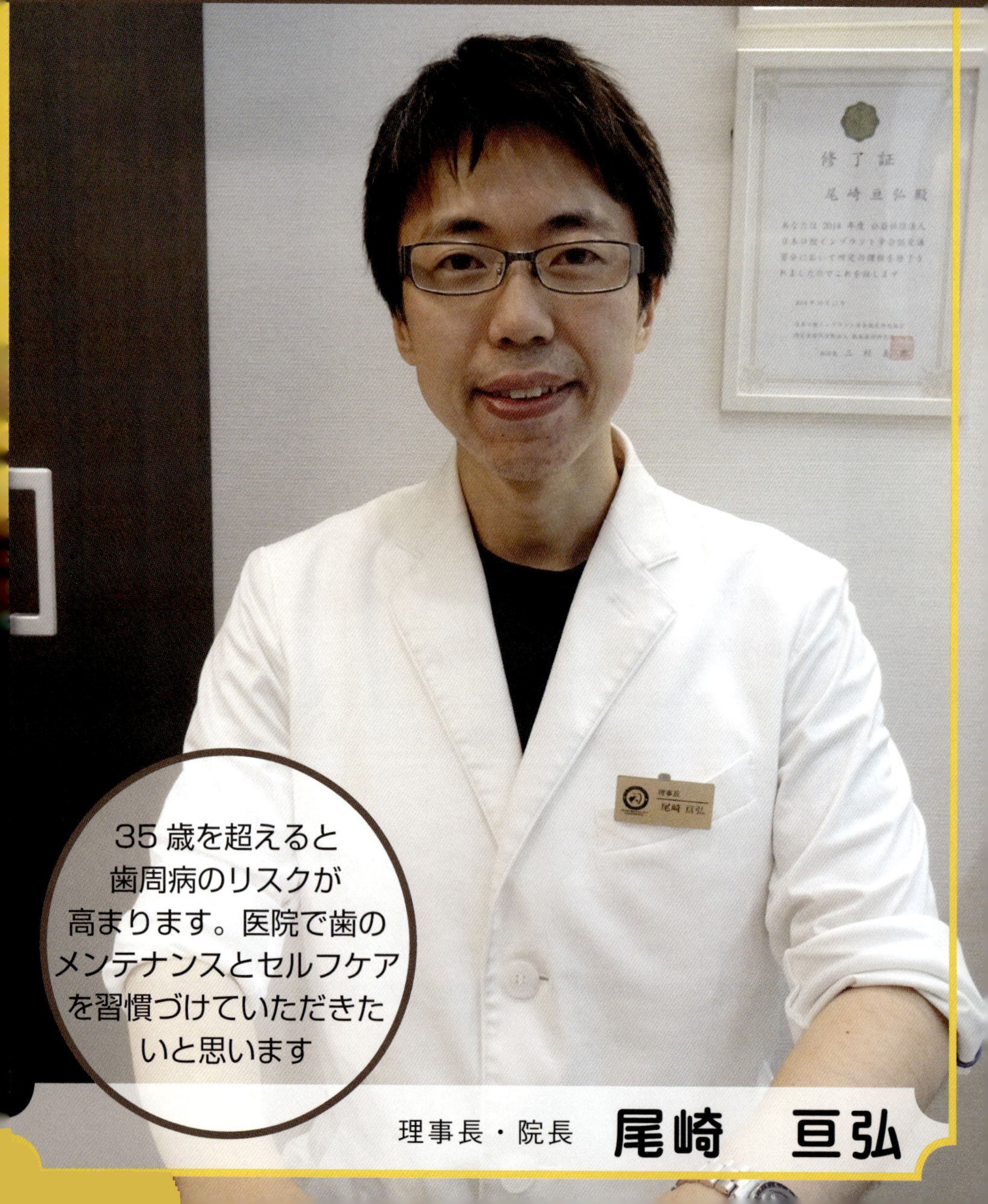

35歳を超えると歯周病のリスクが高まります。医院で歯のメンテナンスとセルフケアを習慣づけていただきたいと思います

理事長・院長　**尾崎　亘弘**

〝日本から歯周病をなくしたい！〟。この壮大な夢の実現に向け、歯科医療に大きな情熱を注ぐのはおざき歯科医院院長の尾崎亘弘歯科医師だ。大阪・泉州の地で独立開業して4年目。尾崎院長は夢を実現すべく、毎日着実に歩みを進めている。

「元々手先が器用だったことと、父親からの勧めもあって歯科医師を志しました」

高校卒業後、東京歯科大学へ進学。その後、大阪大学歯学部附属病院で研修を受け、同大学院で研究に励んだ。知識と経験を積み上げ、地元の泉州に戻り勤務医として長年臨床の現場で奮闘した。そして平成27年。「父親と歯科医師になると決めた頃からの約束でした」と独立。おざき歯科医院を開業した。

場所はJR阪和線和泉橋本駅から徒歩で7分ほどのイオン貝塚内。開業に関して尾崎院長は、「地元で医院を開き、私の家族や親せき、親しい友人に歯科医師として恩返しがしたかった。それに関西国際空港が近く、全国各地で行われる勉強会や研修会への参加も容易だということでこの場所を選びました」という。

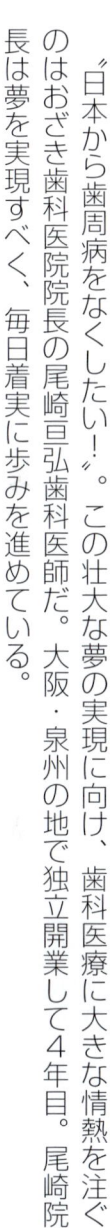

PROFESSIONAL DENTIST PROFESSIONAL DENTIST PROFESSIONAL DENTIST PROFESSIONAL DENTIST

患者の悩みや状態に応じて幅広い歯科医療を提供

子供の頃からの予防ケアで虫歯・歯周病を0に

開業以来、地域住民に認知されると共に患者も着実に増加。「スタッフにも恵まれてここまで順調に来ることができました」

スタッフは総勢20人（平成30年8月現在）。「みんな優秀なスタッフばかり」と全幅の信頼を寄せる。さらに尾崎院長は「歯科医師が4人、歯科衛生士が8人在籍していますが、当院の強みは、

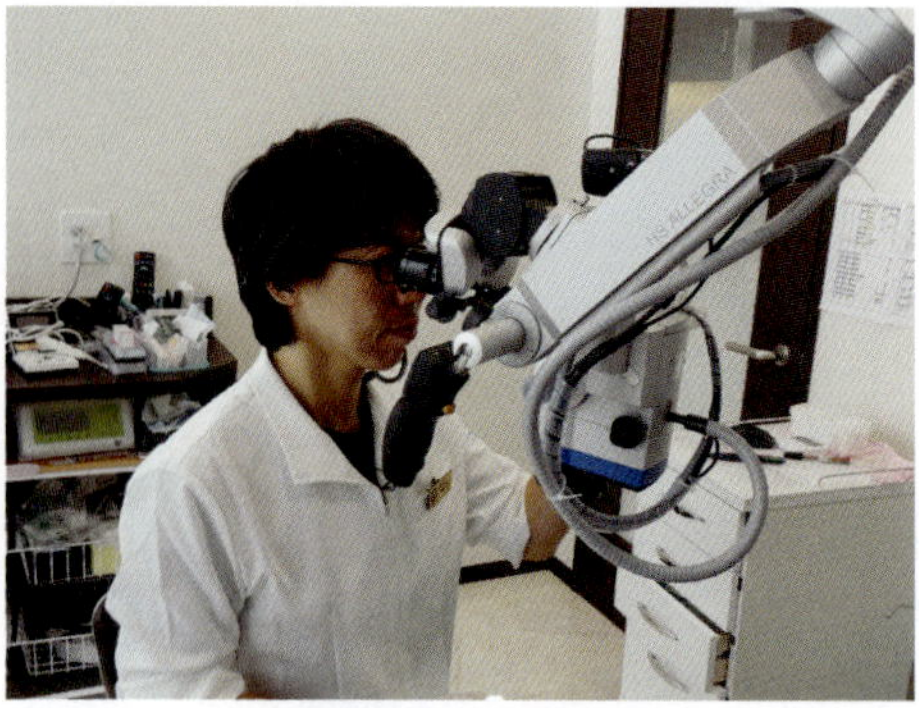

**歯周病0を目指して
日々歯科医療に邁進する尾崎院長**

それぞれが専門分野・得意分野を有している所です。患者さんのどのような悩みに対してもスペシャリストが対応することができます」と現有スタッフに絶対の自信を見せる。

そんなおざき歯科医院では、患者の悩みや疾患の状態に応じて幅広い歯科医療を提供している。中でも柱とする医療は4つ。それはインプラント、予防歯科、歯周治療、矯正だ。

「予防に関しては私の目指す〝歯周病をこの世から無くす〟という目的にも直結するとても重要なテーマです」

おざき歯科医院での予防歯科は、子供と大人でアプローチを変える。「子供さんの場合は、一度虫歯になると再発リスクが高くなりますので、乳歯の段階からしっかりとケアを行います」

子供の予防として、フッ素塗布やシーラントに加え日々の生活におけるアドバイスも行い、虫歯にならない生活を習慣づける。「子供の頃に歯を大切にする意識を身につけていただき、子供さんが20歳になった時に虫歯0を目指します」

一方大人の予防に関しては「35歳を超えると歯周病のリスクが高まることをまず皆さんに知っていただきたいと思います。私はこれまでにも30～40代の比較的若い段階で歯を失ってしまった人を何人も目の当りにしてきました。こうした状態にならないためにも、医院でのメンテナンスとセルフケアを習慣づけ、実践していただきたいのです」と力を込める。

大人も子供も、来院での予防メンテナンスは「3ヵ月に一度程度のペースが理想です」と尾崎院長。「これは逆に言うとメンテナンスを受けない90日程の期間は、患者さんご自身のケアに全てが委ねられているといえます。このためご自身での歯の健康管理も大事になります」

「インプラントに関しては患者さんご自身でも知識を身につけてほしい」

インプラント治療で人生が変わる程の喜びを提供

インプラントに関しては「メリット、デメリットがあるので、患者さんご自身でもしっかりと知識を身につけていただきたいと思います」と尾崎院長。

「メリットの一つは、残っている歯のことを考えたとても有効な治療だという点です。というのも入れ歯やブリッジによる治療は残っている歯への負担がとても大きいのです」

医院で行われるインプラント治療は、まず患者の全身状態の問診や口腔内の診査を行い、レントゲンやCT撮影を駆使して一人ひとりの患者に最適な治療計画を立てていく。実際の治療は局所麻酔を活用し、恐怖感をできるだけ取り除いた状態で行われる。これまで多くの患者にインプラントを施してきた尾崎院長だが、その中で印象的な患者がいるという。「30代で歯を失い、以降長年入れ歯での生活を余儀なくされていた患者さんのことです。若くしての入れ歯は心理的な負担が大きく、面倒な取り外しや〝噛みにくい〟、〝隣の歯が痛い〟などストレスも大きく悩んでいました」。この患者にインプラントを実施した所、長年の入れ歯から無事卒業することができた。「来院当初はひどく落ち込んでいましたが、治療後は自分の歯と同様に食事を楽しむことができ、歯を大切にする意識も高まって『人生が変わった！』と喜んで下さいました」

その後も定期的にメンテナンスを受けるため医院に通っているそうだ。「こういう治療を行って患者さんに喜んでいただく時は、

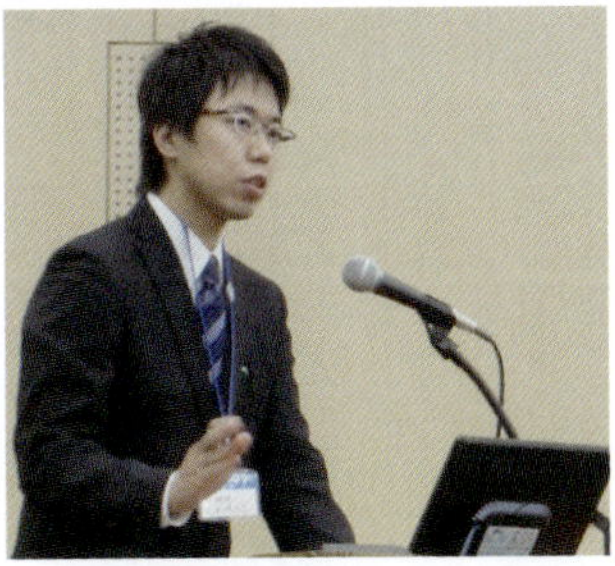

診療の合間を縫って講演活動も精力的に行う

本当に歯科医師になって良かったと思いますね」

PROFESSIONAL DENTIST PROFESSIONAL DENTIST PROFESSIONAL DENTIST PROFESSIONAL DENTIST

歯周治療は尾崎院長、小児期からの咬合育成・矯正は尾崎はる香副院長が担当

講師活動や実習生の受け入れで後進の育成にも尽力

おざき歯科医院の柱の一つである歯周治療は、尾崎院長の専門であり最も得意とする分野だ。「研修医時代から歯周治療の臨床・研究に励み、今も勉強会などに参加し研鑽を重ねている分野です」

そして4つの柱の最後が〝矯正歯科〟だが、これに関しては尾崎院長の妻で、副院長の尾崎はる香歯科医師が担う。「副院長は矯正の経験が豊富で、安心して任せることができます」。歯並びの悪さは、歯ブラシや食事など生活に様々な支障をきたす。「結果、虫歯や歯周病になり最悪歯が抜けてしまうことにもなりかねません。歯並びも歯の健康にとってはとても重要なウェイトを占めます」。さらに「尾崎副院長は妊娠期、乳児期からの虫歯予防や、幼児期からの悪い歯並びの予防・治療も得意としています」という。歯並び治療においては目立ちにくい最新のマウスピース矯正を採り入れるなど幅広いニーズに応え、歯並び予防に関しては『小さい頃からの良い習慣でキレイな歯並びの子を一緒に育てていきたい』（尾崎副院長）と、産婦人科と連携し、母親教室での講演活動も行っている。こうして日々、患者に良質な歯科医療を提供する尾崎院長。診療の傍ら、最近では〝後進の育成〟にも力を入れ、大阪大学歯学部での講師活動や医院での実習生受け入れなどの活動を積極的に行っている。

「両親が学校の教師ということもあって、私も教育には興味がありました」

こうした教育的な活動、そして患者への歯科医療の提供を2本の柱として、尾崎院長の夢への挑戦は今後ますます加速していく。

Profile

尾崎　亘弘（おざき・のぶひろ）

昭和 56 年生まれ。大阪府出身。東京歯科大学卒業後、大阪大学歯学部附属病院の歯周科で研修。同大学大学院で歯周病に関する研究を行い修了。その後同大学歯学部附属病院の歯周科で臨床に従事し、同時に歯周治療の技術と知識を学ぶ。同病院から熊取町の歯科医院に移り地域歯科医療に貢献。平成 27 年、貝塚市内でおざき歯科医院を開業。理事長・院長。歯学博士。

所属と活動

厚生労働省卒後研修指導歯科医。日本歯周病学会認定医。日本歯科保存学会歯科保存治療専門医。日本顎咬合学会かみ合わせ認定医。大阪大学歯学部招聘教員。東京歯科大学同窓会大阪府支部理事。多数の学会に所属。全国の学会や勉強会に参加し、日々研鑽を積む。

Information

医療法人志結会　おざき歯科医院

所在地	〒 597-0053 大阪府貝塚市地蔵堂 74 － 2　イオン貝塚店 1 階 **TEL　072-468-6405** URL　http：//ozaki.osaka.jp/
アクセス	JR 阪和線 和泉橋本駅徒歩 7 分
設立	平成 27 年
診療内容	歯周治療、インプラント、マタニティー歯科、予防サロン、子どもの予防歯科、矯正治療
診療時間	月～金 9：00 ～ 13：00　15：00 ～ 19：30 土曜 9：00 ～ 13：00　15：00 ～ 18：00
休診日	日・祝
7つの Vision ／使命（ミッション）	・世界最高水準の医療を提供する。 ・患者さんを一生涯診る体制。 ・医療内容を世界に発信する。 ・世界最高水準のホスピタリティーを提供する。 ・向上心・情熱ある若手歯科医師・歯科衛生士が集まる歯科医院である。 ・変化に強い組織であり、働き甲斐のある仕事場である。 ・医療界に貢献し、リーダーシップを発揮する。

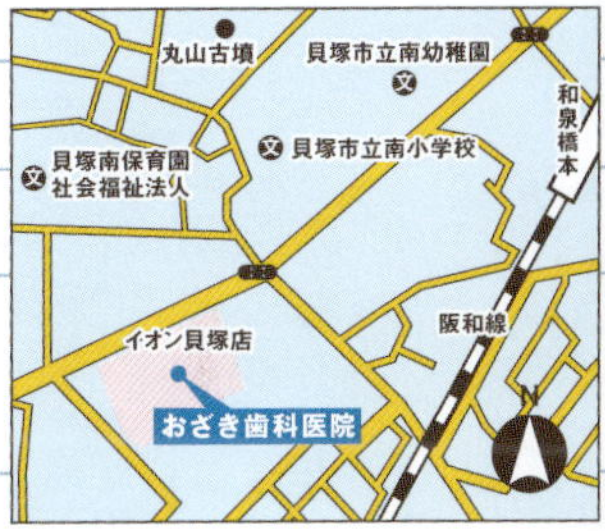

ハワイをモチーフにした新しいタイプの歯科医院

リラックスできる環境が魅力の「行きたくなる歯科医院」

医療法人社団虹煌会　**小野寺歯科クリニック**

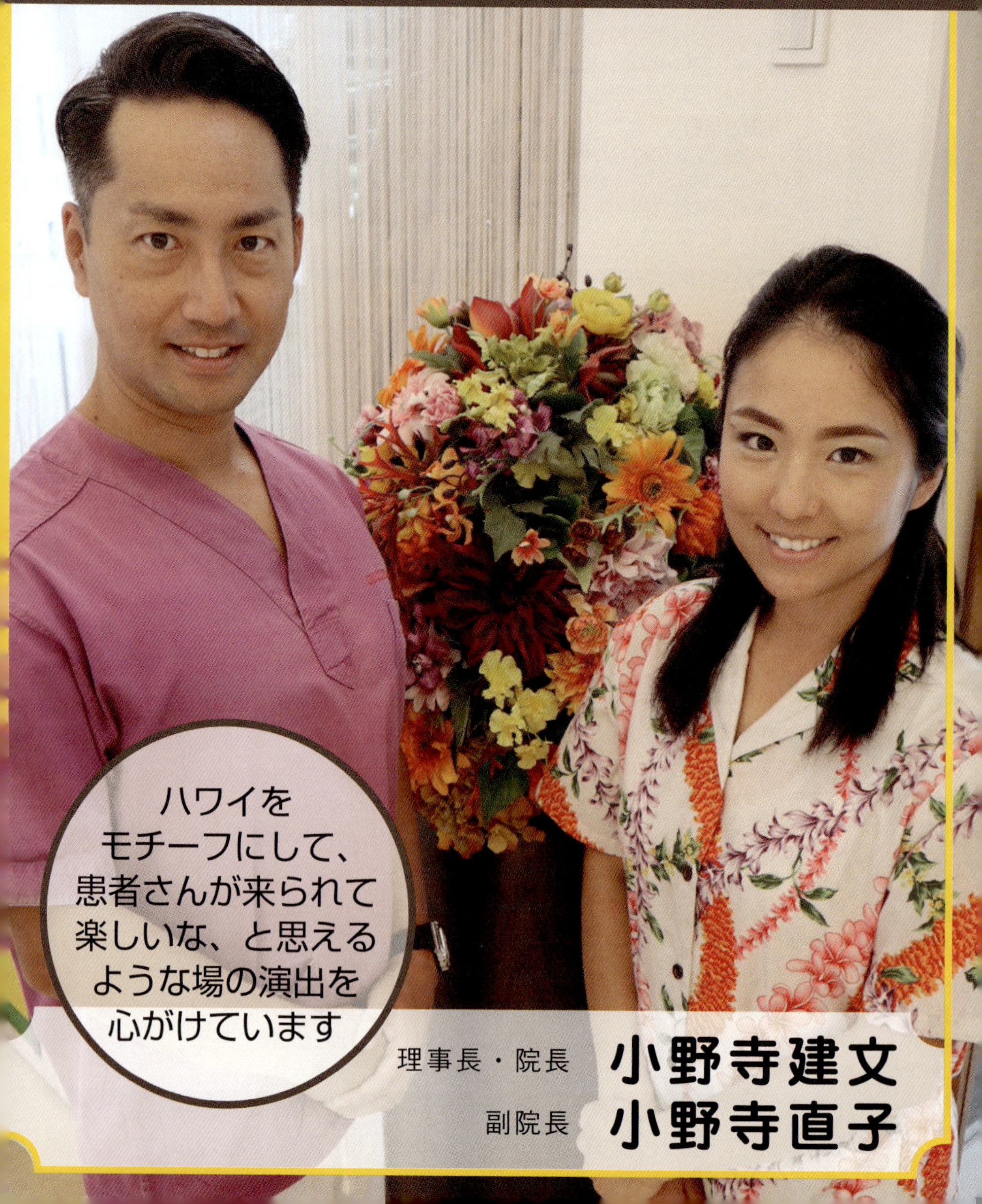

ハワイを
モチーフにして、
患者さんが来られて
楽しいな、と思える
ような場の演出を
心がけています

理事長・院長　**小野寺建文**

副院長　**小野寺直子**

「ズキズキして集中できない」、「夜眠れず身体がだるい」など、歯の不調は気になりだすと他のことまでおろそかになりがちで、早く何とかしたいと思うものだ。ところが歯の治療は痛くて怖いというイメージが根強く、受診をためらっているうちに悪化させてしまい、結果的に治療に時間がかかったり、歯周病などで歯を失うことにもなってしまう。

こうした中、兵庫県加西市にある「小野寺歯科クリニック」は、ハワイをモチーフにして健康に向き合うという斬新な独自の診療理念で地域の人々の健康増進に貢献している。

エクステリアからインテリア、ユニフォームから院内に流れるBGMに至るまで、ハワイアンをコンセプトにした「行きたくなるような歯科医院」の魅力が評判を呼び、地域に親しまれる人気の歯科医院として、理想の治療を求める多くの患者が足を運ぶ。

PROFESSIONAL DENTIST PROFESSIONAL DENTIST PROFESSIONAL DENTIST PROFESSIONAL DENTIST

「場の演出」から始まる、新しい歯科医院のカタチ

開放感あふれるリラックスした環境で親身にサポート

小野寺歯科クリニックは外観はもとより、院内もハワイをモチーフにしたインテリアも素敵だ。小野寺院長は、「歯科医院は歯を治療する場所というイメージを変えていきたいと思っています。患者さんが来られて楽しいな、と思えるような場の演出を心がけています。行きたくない場所から行きたくなる場所へ、足を運ぶことで健康が積み重なってくるような場所になるようにとの願いを込めて、まず外装や内装からはじめました」と説明する。

「これからの歯科医院は、健康に関する情報やヒントを得て、それを毎日の生活の中へ反映させていくためのコミュニティの場になっていくと思います」と妻で副院長の直子さん。

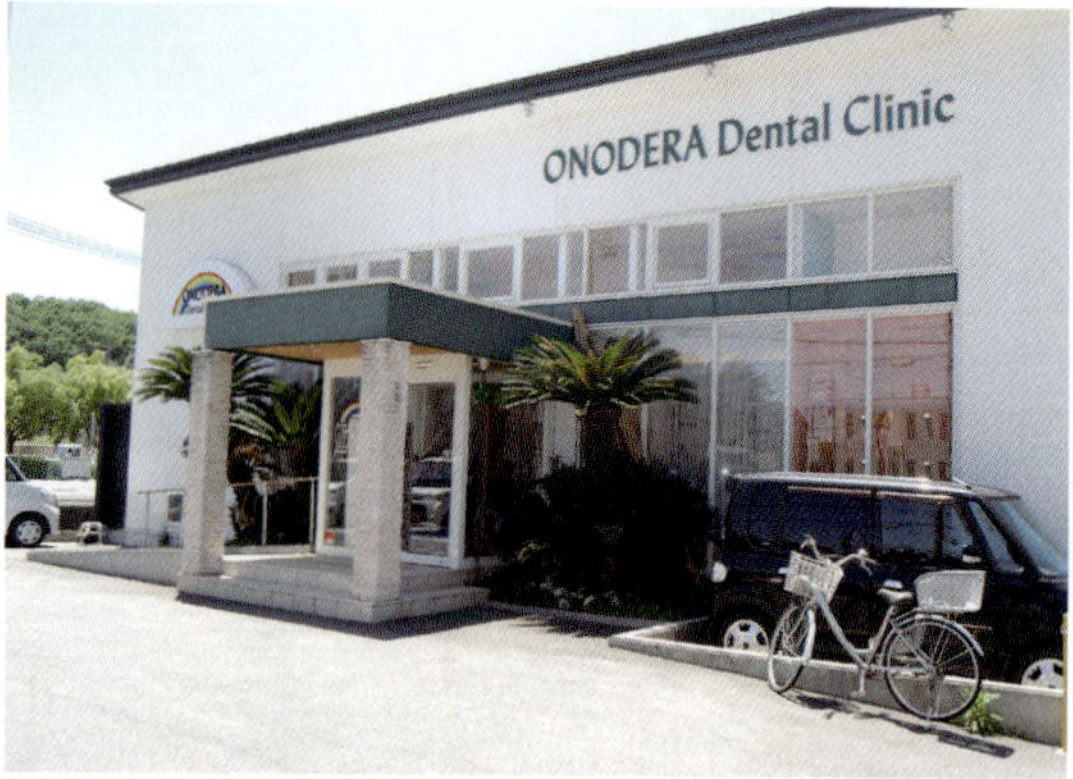

ハワイアンをコンセプトにした外観

小野寺歯科クリニックでは、高齢者が多い土地柄を反映して訪問歯科診療にも取り組んでいる。

「歯が悪くてきちんと食事ができないにもかかわらず、現状に慣れてそのままになっている人たちが多く見られます。その人たちに元気になってもらい、楽しい食生活を送っていただき、新たな喜びを得ていただくことも私たち医療従事者の役割だと思います」と熱く語る。

既成の概念にとらわれず、新しいものに果敢にチャレンジして、地域のためになる新しい歯科医院の形を開拓している小野寺歯科クリニックの取り組みの意義は極めて大きい。

「ハワイは新しい風のモチーフです。健康への向き合い方に新しい風潮が香れば、こんなに嬉しいことはありません」

PROFESSIONAL DENTIST PROFESSIONAL DENTIST PROFESSIONAL DENTIST PROFESSIONAL DENTIST

力を入れている「ブラッシング指導」

一人ひとりの状態に合わせた丁寧な指導が評判

様々な啓蒙活動の中でも、小野寺歯科クリニックは「ブラッシング指導」に力を入れている。

「歯の正しい手入れができないと、せっかく治療しても症状の再発に繋がります。人の口の中は千差万別ですし、個々人の生活習慣が大きく関わってきますので、一人ひとりにあった歯のお手入れ方法を丁寧に指導しています」と説明する小野寺院長。

小野寺歯科クリニックでは、来院する際に患者が日頃使用している歯ブラシの持参をお願いしている。

「歯ブラシの変形の状態から歯磨きの癖や力の入れ具合が分かるからです。スタッフの前では正しい磨き方ができても、はたして日常生活で実践できているかどうか。このチェックが欠かせないのです」とその効用を語る直子副院長。

磨き方の確認を行うのと同時に汚れの付き具合を数値化し、結果を必ずデータに残して毎回欠かさず患者にフィードバックしてくれるため、患者自身が歯の状態を把握することができる。

小野寺歯科クリニックでは徹底したデータ管理による数字の「見える化」だけでなく、今までの取り組みや注意点などを記載した「お口手帳」を患者に渡してわかりやすい治療に取り組んでいる。

PROFESSIONAL DENTIST PROFESSIONAL DENTIST PROFESSIONAL DENTIST PROFESSIONAL DENTIST

あなただけのためのハワイアン・デンタルドクター

いつまでも生き生きとした健やかな生活を過ごしてもらいたい

小野寺歯科クリニックでは快適に治療を受けてもらうため①徹底した衛生管理、②女医・保育士の常駐、③完全個室、④バリアフリーの四つのポイントがある。

赤ちゃんや小さな子供がいる患者はなかなか歯科医院に通いづらいものだが、「私も幼い子を抱えている身なのでいろんなご相談にのれるかと思います」と話す直子副院長。

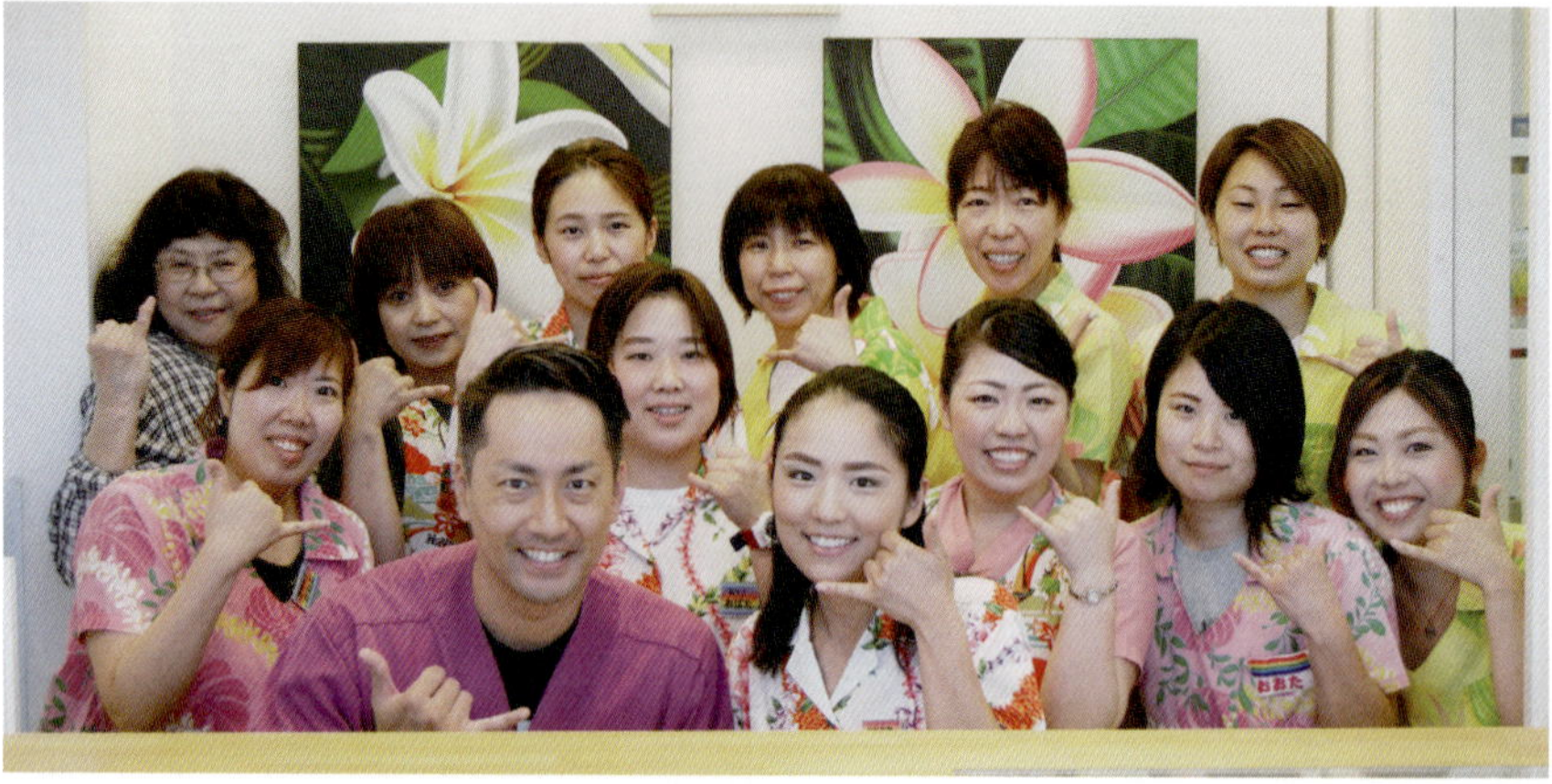

アットホームな雰囲気が魅力のスタッフ達

最近、「サポーティブペリオドンタルセラピー(supportive periodontal therapy 略してSPT)」という考え方が、国内外の歯周病学会から提唱されている。

「SPTとは、歯周病治療後の再発防止と、再発が起きた場合に早い段階で適切な処置ができるように、連続的な経過観察と予防処置を行うことで、当院でも力を入れています」

その一環として、楽しく気持ちよく家路についてほしいとの思いから、アロマオイルの香りに包まれたリラクゼーションのひと時を患者に提供している。

「ヘッドマッサージや歯肉マッサージを始めとしたデンタルエステを無料で提供しています。美と健康の増進はもちろん、虫歯や歯周病の治療後のリフレッシュにも最適です」

歯科での思いがけないエステは患者からも好評だ。患者とゆっくり話ができる時間を大切にして、アットホームな雰囲気できめ細やかな対応を行っている小野寺歯科クリニックならではといえる。

人間関係が希薄と言われる現代社会だが、小野寺歯科クリニックには歯の治療だけでなく、自分の暮らしぶりや健康を心から託すことができる安心の歯科医院を求めて、今日も多くの患者が訪れている。

Profile

小野寺建文（おのでら・たけふみ）

昭和 54 年 3 月 5 日生まれ。平成 19 年東京歯科大学卒業。東京歯科大学水道橋病院、法花堂歯科医院、コアラ歯科勤務を経て平成 27 年加西市に小野寺歯科クリニックを開設。

小野寺直子（おのでら・なおこ）

昭和 57 年 5 月 29 日生まれ。平成 19 年東京歯科大学卒業。東京歯科大学水道橋病院勤務。

Information

医療法人社団虹煌会　小野寺歯科クリニック

所在地　〒 675-2303
兵庫県加西市北条町古坂 7 丁目 102 － 1
TEL　0790-43-1182

アクセス　加西市市役所から徒歩 3 分

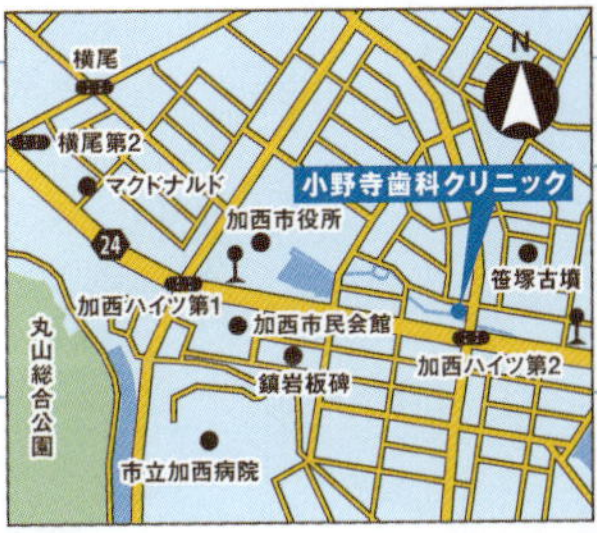

設立　平成 27 年

治療内容　一般歯科・予防歯科・矯正歯科・訪問歯科・小児歯科・インプラント・審美歯科

診療時間

月～金	9：00 ～ 12：00
	14：00 ～ 18：30
土	9：00 ～ 13：00

休診日　日曜・祝日

目指すのは世界一優しい歯科医院

予防重視の歯科医療で地域の健康を支える

医療法人社団康樹会　**海岸歯科室**

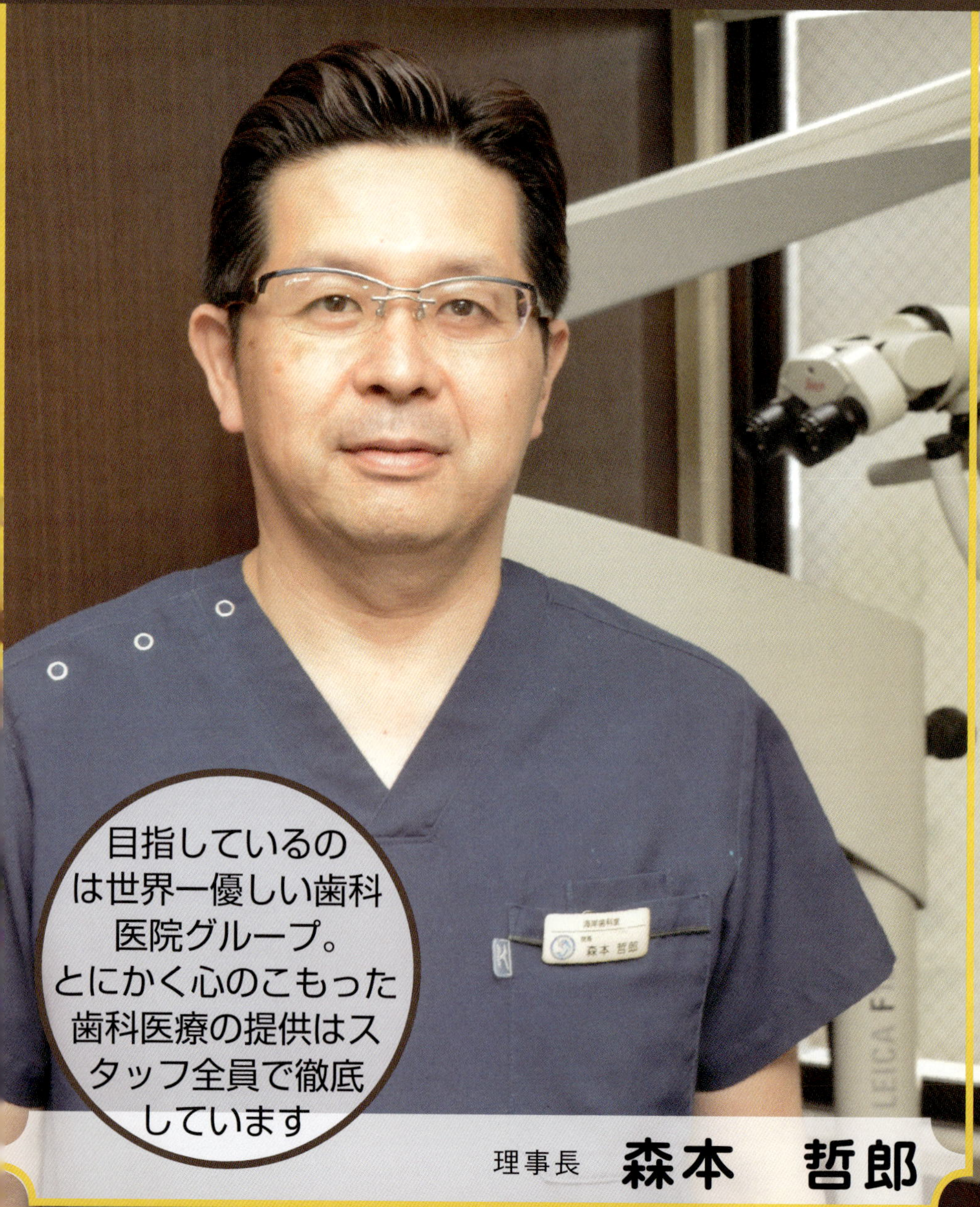

目指しているのは世界一優しい歯科医院グループ。とにかく心のこもった歯科医療の提供はスタッフ全員で徹底しています

理事長　**森本　哲郎**

千葉県にある康樹会のグループ歯科医院。場所はＪＲ京葉線稲毛海岸駅から歩いてすぐの所。ここには、近隣住民はもちろん京葉沿線からも多くの患者が訪れる。医院3階の治療フロア、2階のメンテナンスフロア。そして医院向かいにキッズ歯科を併設し、来院困難な患者のための訪問歯科も実施。こうした診療体制で、今現在、子供からお年寄りまで幅広い年代から絶大な信頼を集めている。

「目指しているのは世界一優しい歯科医院グループ。とにかく心のこもった歯科医療の提供はスタッフ全員で徹底しています」

こう力強く話すのは理事長としてグループを束ねる森本哲郎さん。独立開院からもうすぐ30年。ここまで患者のニーズに応える形で成長を続け、長年に渡り、地域の健康を支えてきた。

PROFESSIONAL DENTIST PROFESSIONAL DENTIST PROFESSIONAL DENTIST PROFESSIONAL DENTIST

千葉県・稲毛海岸の地で独立開院

大学病院とも連携し、口腔内のあらゆる悩みに対応

東京・浅草出身の森本理事長は、実家が歯科医院で祖父母と父の歯科医師としての姿を子供の頃からずっと目の当りにしてきた。「今振り返るとこの環境が歯科医師になる大きな動機でした」実家の歯科医療に心動かされ、学生時代に歯科医師になることを決意。東京歯科大学に進んだ。卒業後、3年間医療の現場で経験を積み上げ、森本理事長に独立のタイミングがやってくる。「当初は実家を継ぐつもりでしたが、父親からの助言もあって新たな場所でゼロからスタートすることにしました」

こうして平成3年に千葉県・稲毛海岸の地で海岸歯科室を開院した。「この場所は大学時代にずっと通っていて馴染みがあり、大学病院との連携も重視したかったので、ここでの開院を決めました」

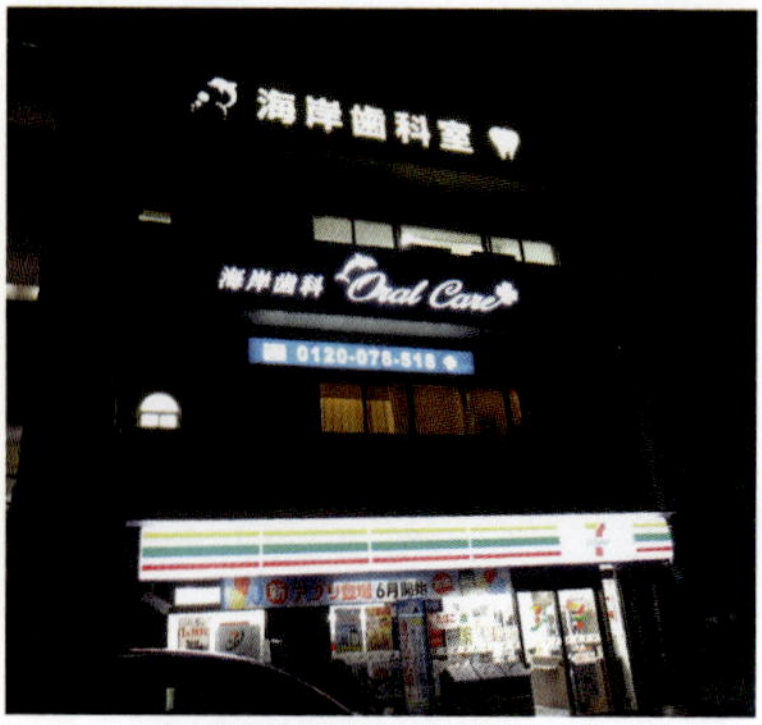

京葉線稲毛海岸駅から
歩いてすぐの所にある海岸歯科室

今は、歯科医師、衛生士、助手、事務スタッフ総勢50人の体制で医院を運営。虫歯や歯周病などの一般歯科から矯正、インプラント、入れ歯、根管治療、小児、予防歯科など幅広く対応している。「当院には歯科医師が私を含め8人いますが、それぞれが各分野のスペシャリストであり、我々の強みといえる部分」

悪性腫瘍や外傷、骨折など、医院での対応が困難な場合には、すぐに連携する大学病院に患者を紹介する。「場所が近くなので、その日の内に患者さんに行って頂くことができます」

歯周病が糖尿病やリウマチ、脳梗塞・心筋梗塞、認知症、がんを引き起こす原因に

「予防のために医院に足を運ぶ患者さんが増えて欲しい」

患者のあらゆる悩みに対応する医院で、森本理事長が今特に力を入れて取り組んでいる分野が予防歯科だ。「日本の歯科医療は痛くなってから歯科医院に行くという方がほとんどで、まだまだ治療中心。一方でスウェーデンやフィンランドなど歯科先進国といえる国では、予防で歯科医院に行くのが当たり前になっています」

実際北欧の歯科受診率は90％以上に対し、日本は10％未満というのが現状だ。「日本でももっと歯科受診率を上げるためには、予防でいかに来てもらえるかが鍵。私たちが予防の大切さを患者さんにもっと伝えていかなければと思っています」

予防の重要性を訴える森本理事長は「口の中も体全身の健康に関わる大切な部分で、口腔内の予防は体の健康予防に直結します」と強調する。

「体全身は粘膜でできており、口から、食道・胃・腸まで全て繋がっています。口は体の健康のためのスタート地点といえ、そういう点では歯科医師は本来、内科的知識も必要といえます」

最近では歯周病が糖尿病やリウマチ、脳梗塞・心筋梗塞、認知症、がんといった様々な病気を引き起こすことが明らかになっている。「口腔内の疾患を予防すればこれら数ある病気も予防することに繋げられます」

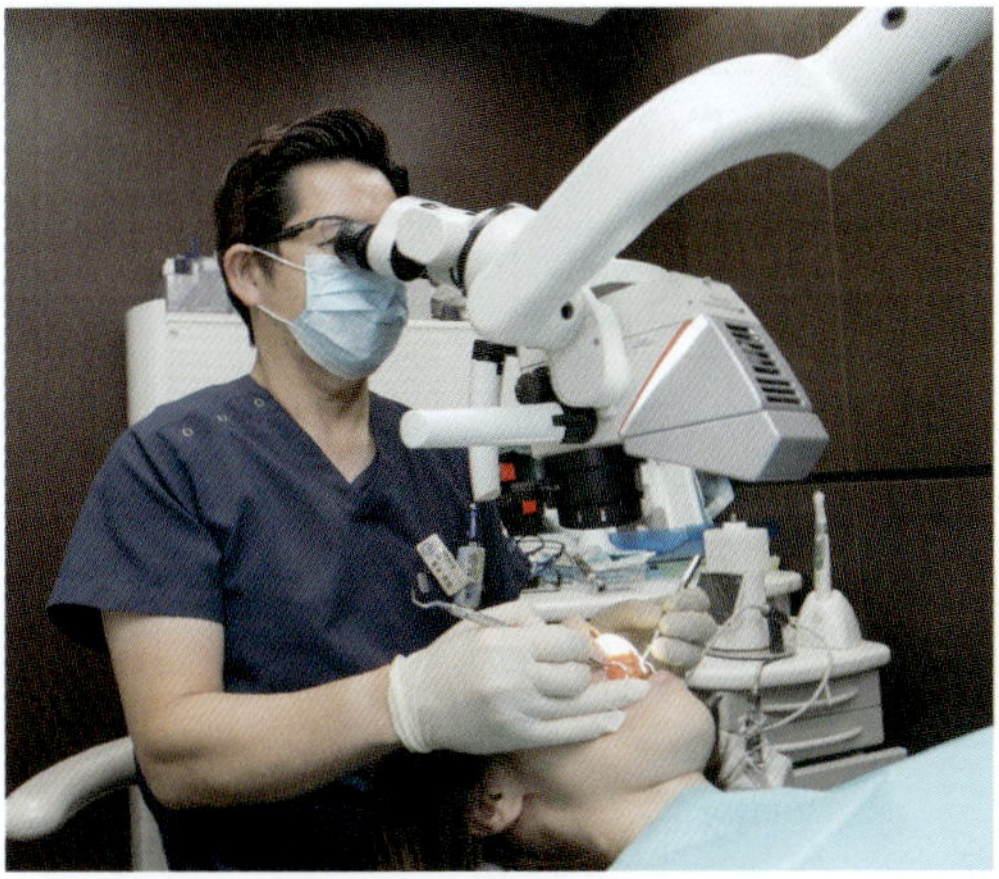
根管治療や虫歯治療の際に用いるマイクロスコープ

こうした事情を患者に理解して貰い「予防のために歯科医院に足を運んで頂く患者さんが増えてくれれば」と森本理事長。数年前から海岸歯科室でも、治療を行った患者に対し予防の重要性を繰り返し訴え続けてきた。その結果、今では3階の治療フロアにくる患者よりも2階のメンテナンスフロアを利用する患者の割合が多くなっている。「地域の皆様に予防の意識がだんだんと根付いてきているんじゃないかと感じます」

予防を主に担当するのは歯科衛生士。海岸歯科室でも20人を超える衛生士が在籍している。「患者さんにとって治療は結果がわかりやすいですが、予防は効果や結果が実感としてわかりにくい。そういった意味でも衛生士の腕というのは非常に重要になります。みんな優秀なスタッフばかりですが、もっと腕を磨いて患者さんがずっと通いたくなるような、そんな空間にしていきたいですね」

「千葉県一の医院づくりを目指していきたい」

気持ちを込めた医療で患者に誠心誠意の対応

開院以来、来院患者の広がりとともに、規模を拡大させてきた。今後に向けて森本理事長は「予防を中心に、どの分野においても高レベルな歯科医療を提供できる体制を維持し、千葉県内で一番といえるほどの組織・医院づくりを目指していきたい」と話す。

予防を重視する森本理事長は、今年から一般社団法人ACFF日本支部という組織にも加盟。「これはイギリスからスタートした組織で、2026年以降生まれてくる子供の虫歯を0にすることを目標としています」

この目標の一環として森本理事長は「胎児の歯科予防」にも積極的に取り組んでいる。「女性が歯周病の場合、菌が血管を通って子宮内に感染する恐れがあります。子供を宿していれば、炎症により胎児の成長が一時的に止まり、早産や未熟児のリスクに繋がります」

こうした事態を防ぐためにも妊婦の口腔内を健康に保つことは「非常に重要」と森本理事長。さらに「虫歯や歯周病が感染症だということを考えると、生まれてきた赤ちゃんへの感染を防ぐため、お母様やご家族の方々の口腔ケアも大切です」

胎児から赤ちゃん、高齢者まで、全ての世代の健康を考慮した歯科医療を提供する森本理事長は「私たちの仕事は技術の研鑽はもちろんですが、それと同等かそれ以上に、気持ちを込めた医療を行わないと絶対にダメだと思っています。これからもスタッフ一丸で、患者さんに誠心誠意対応していきたい」と瞳を輝かせる。

Profile

森本　哲郎（もりもと・てつろう）

昭和 38 年生まれ。東京都出身。昭和 63 年東京歯科大学卒業。同年東京歯科大学水道橋病院歯科総合科入局。平成 3 年海岸歯科室開院。

所属団体、役職

国際インプラント学会指導医。米国インディアナ大学歯学部インプラント科客員研究員。UCLA インプラントアソシエーション会員。日本歯周病学会会員。歯科総合医療研究会会員。日本摂食嚥下リハビリテーション学会会員。趣味は野球。好きな言葉は〝医は仁術〟。

Information

医療法人社団康樹会　海岸歯科室

所在地	〒 261-0004　千葉県千葉市美浜区高洲 3 － 14 － 6　ストーニービル 3F TEL　043 － 278 － 7318 URL　http：//kaigan-do.com
アクセス	JR 京葉線稲毛海岸駅下車　徒歩 3 分
設立	平成 3 年
診療内容	一般、小児、予防、インプラント、矯正、審美、訪問、歯周病治療
診療時間	月～金　9：00 ～ 19：00 土　9：00 ～ 18：00 日祝　9：00 ～ 17：00

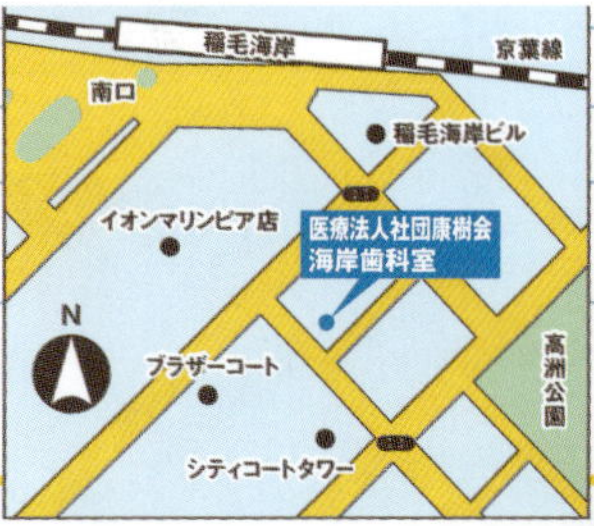

■海岸歯科室予防フロア

所在地	〒 261-0004　千葉県千葉市美浜区高洲 3 － 14 － 6　ストーニービル 2F TEL　043 － 307 － 8518 URL　http：//www.kaigan-do.jp
診療内容	トータルヘルスケアプログラム、ホワイトニング、定期健診、歯科ドッグ
診療時間	月～金　9：00～19：00　土　9：00～18：00　日祝　9：00～17：00

■ KAIGAN DENTAL OFFICE こどもの歯医者さん

所在地	〒 261-0004　千葉県千葉市美浜区高洲 3 － 15 － 2 TEL　043 － 270 － 7618 URL　http：//kaigan-kids.com
診療内容	小児、審美、矯正、予防
診療時間	月～金　9：00～19：00　土　9：00～18：00　日祝　9：00～17：00

■海岸歯科 Oral Care

所在地	〒 260-0842　千葉県千葉市中央区南町 2 － 8 － 9　大塚ビル 2F TEL　0120 － 037 － 318 URL　https://soga-oral.com
診療内容	一般歯科、小児歯科、歯科口腔外科、矯正歯科
診療時間	月火水金土　9：00 ～ 13：00 ／ 14：00 ～ 19：00 祝　9：00 ～ 13：00 ／ 14：00 ～ 17：00　　休診　木日

おもてなしの心を大切に
福岡屈指の歯科医院グループ

インプラントと予防歯科を始めとした質の高い歯科医療を実践

医療法人 巨匠会

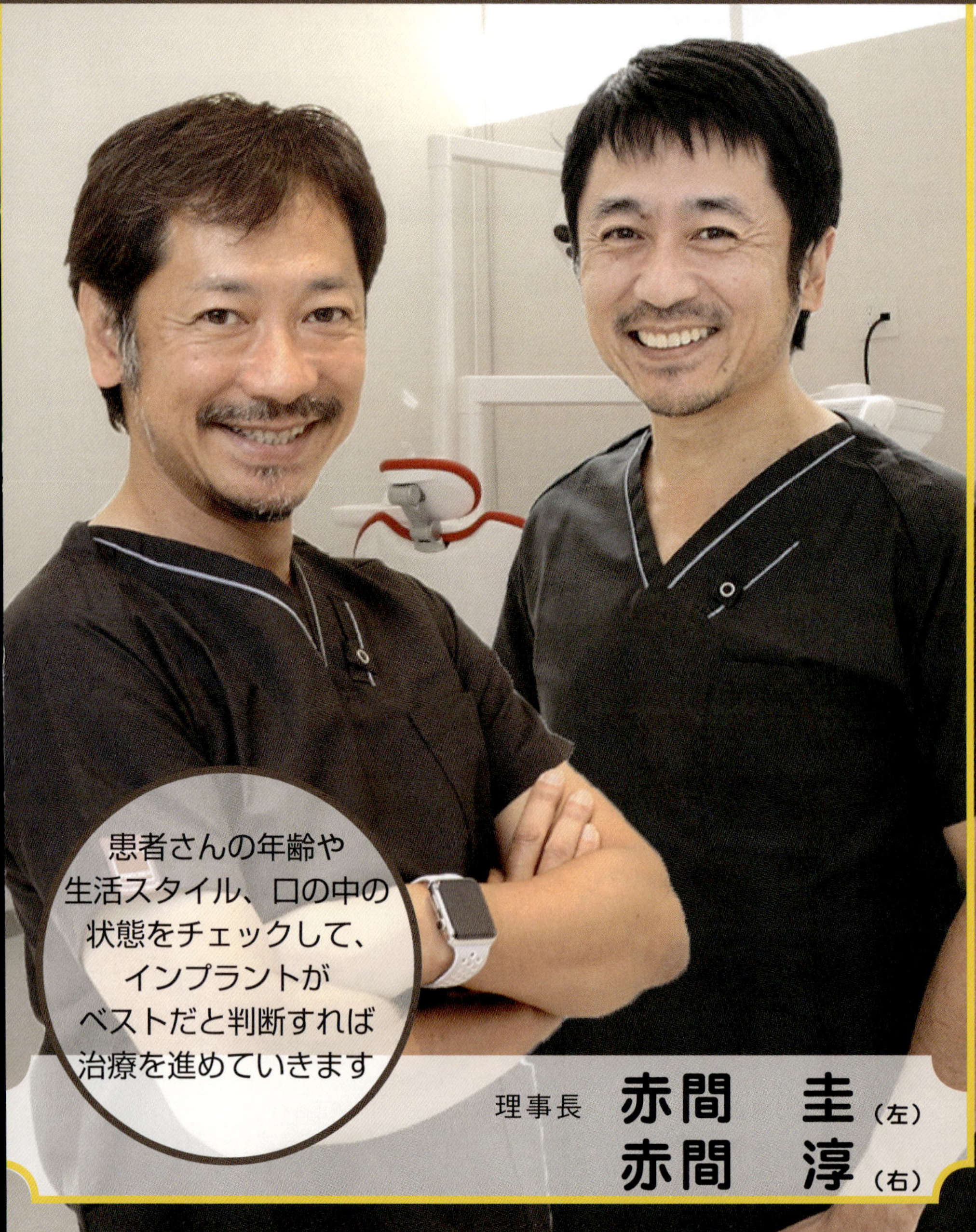

患者さんの年齢や
生活スタイル、口の中の
状態をチェックして、
インプラントが
ベストだと判断すれば
治療を進めていきます

理事長 赤間 圭（左）
赤間 淳（右）

福岡県にあるたくみ歯科と天神雅歯科は、地域住民を中心に多くの患者が来院する人気の歯科医院として知られる。医療法人巨匠会として二つの医院を束ねているのは同法人理事長の赤間主歯科医師。

「天神雅歯科では特におもてなしの心を大切にしています。高いレベルの歯科医療の提供はもちろん、患者さんとの対応・コミュニケーションの部分も大切に、福岡で一番の歯科医院を目指して日々研鑽を続けています」

高い目標を掲げて、法人グループを力強く牽引する赤間理事長は、各医院のマネージメント、現場での診察・治療、全国を飛び回りインプラントのライブオペを行うなど超のつく多忙な毎日を送っている。

「私のこれまで培ってきた経験や知識、ノウハウを後進に伝えて医院全体のレベルアップに繋げていければ」と真っ直ぐに前を見据える。

PROFESSIONAL DENTIST PROFESSIONAL DENTIST PROFESSIONAL DENTIST PROFESSIONAL DENTIST

福岡の2院と東京を拠点に多忙な日々を送る

1万4000本に上るインプラント実績

三代続く歯科医院の家に三人兄弟の次男として生まれた赤間理事長は、学生の頃から自然に歯科医師の道を選択した。歯学部を卒業後、佐賀医科大学の口腔外科に入局後スウェーデンに渡り、インプラントの生みの親といわれるブローネマルク氏の下でインプラントのイロハを学んだ。帰国後4年ほど勤務医や開業医で経験を積み、福岡・天神のインプラントセンターへ。「ここでインプラントを多く経験させて頂きました」

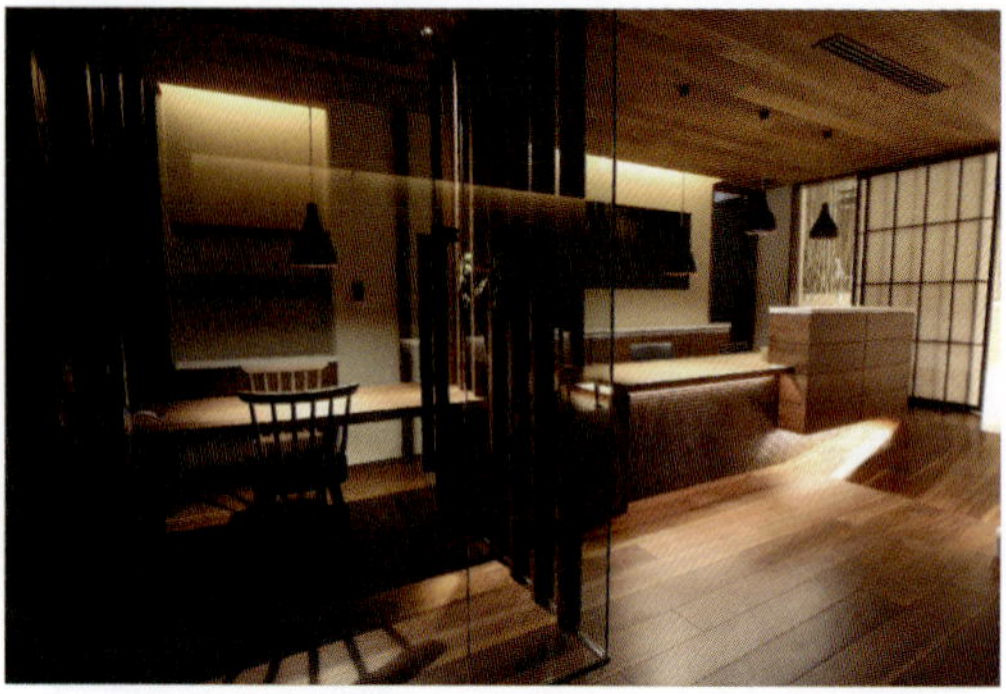
おもてなしをコンセプトとした天神雅歯科

約1年間勤めた後、半年のアメリカ留学を挟んで福岡・博多のインプラントセンターで勤務。順調にインプラント実績を重ねていたが自身の怪我をきっかけに3年間勤めていたインプラントセンターを離職。このタイミングで赤間理事長に転機が訪れる。「怪我が治った後は、縁あって東京に拠点を移すことになりました」依頼を受けて赤間理事長は、全国の病院でインプラント手術を歯科医師たちにレクチャーするライブオペを敢行。こうした活動を長期間行ってきた赤間理事長に、地元福岡で医院開業の話が持ち上がる。「良い話だなと思い、私が理事長という形でたくみ歯科を開業しました」

たくみ歯科開業から6年後に同じ福岡で天神雅歯科を開業。現在は東京・福岡を行き来しながら3つの拠点を通して地域の歯科医療を力強く支えている。歯科医師として26年。これまでのキャリアで築いてきたインプラント実績は1万4000本にも上る。「インプラントの技術も日進月歩なので情報収集や勉強が常に求められます」と、今も自己研鑽を欠かさない。

PROFESSIONAL DENTIST PROFESSIONAL DENTIST PROFESSIONAL DENTIST PROFESSIONAL DENTIST

赤間理事長が全幅の信頼を寄せる弟の赤間淳歯科医師

インプラントは〝他の健康な歯を守るための最適な治療〟

現在赤間理事長は、活躍のフィールドを医院の運営やスタッフ育成などマネージメント的な部分にシフトしつつある。代わって現場で治療を担っているのは天神雅歯科の柴田麻衣歯科医師。そして、赤間理事長が「全幅の信頼を寄せている」という弟の赤間淳歯科医師である。赤間理事長と同様に様々な病院でインプラントを中心に多くの実績を積み上げてきた淳歯科医師は、平成29年11月の天神雅歯科開院と同時に法人グループに合流。以降は天神雅歯科で患者に質の高い歯科医療を提供し続けている。インプラントの治療を主に担当する淳歯科医師は、これまで8000本を超えるインプラント実績を誇る。淳歯科医師が行うインプラントは、まず患者の話にしっかり耳を傾けることから始まる。その後、CT画像と模型を用いて状態を確認しながら患者と密接に話し合いを重ねていく。

「何でもインプラントをやればいいというものではありません。患者さんの年齢や生活スタイル、口の中の状態をチェックして、インプラントがベストだと判断すれば治療を進めていきます」

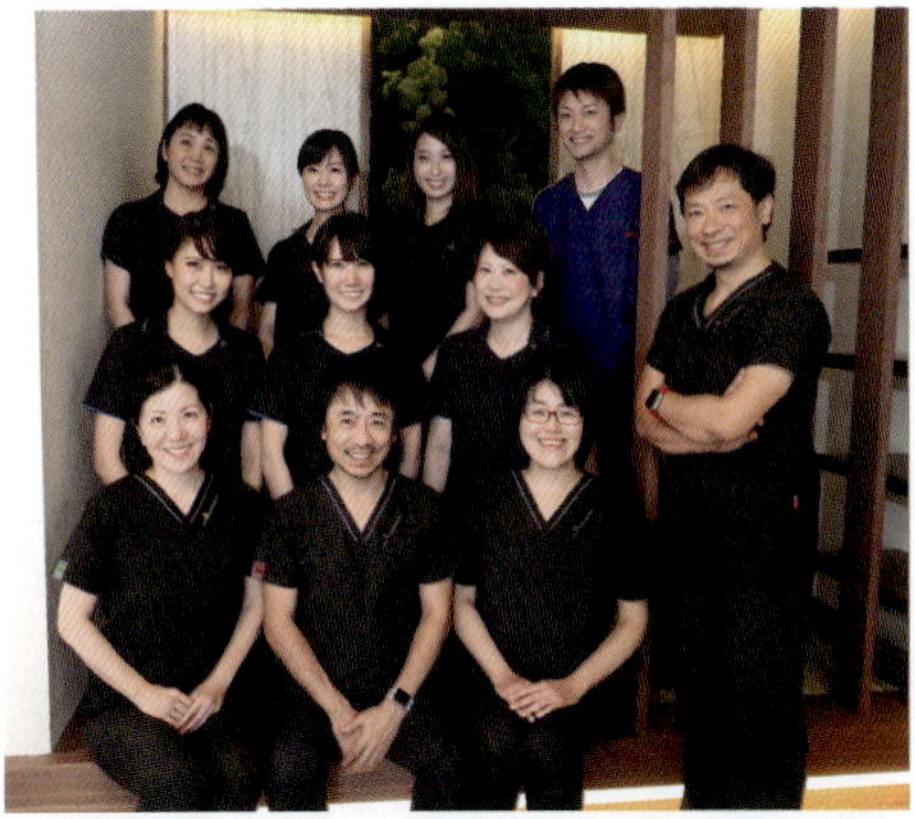

技術・サービスレベルともに高いレベルを目指して自己研鑽を続けるスタッフ

手術は淳歯科医師の技術と経験、そして院内にある国内最先端設備を駆使して間違いのない形で行われる。

「単純なオペだと時間は大体15～20分ほどで、痛みもほとんどありません」

顎の骨に金属を埋め込み、その上に義歯をはめ込むインプラントは「歯を失ってしまった方にとってはメリットの大きい優れた治療法」だという。「術後のメンテナンスもしっかり行えば長く持ち、自分の歯とそん色なくモノを噛むことができます」とメリットを強調する淳歯科医師はさらに、「インプラントの最大の利点は他の健康な歯にダメージや負担が少ない点です」とも。

「入れ歯やブリッジだと健康な歯を削ったり、金具を引っかけて固定することになります。そうなると歯は当然ダメージを受け、5~10年スパンで必ずダメになってしまいます」

ダメになった部分に再び入れ歯やブリッジという治療を繰り返すと、自分の歯がどんどん無くなる悪循環に陥ってしまうというわけだ。

こうした悪循環に陥らないためにも「1本でも歯が抜けた段階でのインプラント手術を強くお勧めしています」という。実際医院でも、歯が1本無くなってしまった20~30代の患者に対してインプラントを数多く行っている。

PROFESSIONAL DENTIST PROFESSIONAL DENTIST PROFESSIONAL DENTIST PROFESSIONAL DENTIST

どこの業界にも負けないサービスレベルを求めて日々研修に励む

「予防の段階から気軽に歯医者に通って頂ける空間・環境を作っていきたい」

現在、たくみ歯科と天神雅歯科のスタッフは総勢30人。「全員の力を結集させてグループ全体をレベルアップさせていきたい」

こう力強く話す赤間理事長は今、スタッフの育成に大きな力を注いでいる。「天神雅歯科は、ホテルなども含めどこのサービス業界にも負けないほどの手厚いおもてなしを目指しています」

サービスの質を求め、毎月外部の講師を招いて研修を行うなど日々レベルアップに励んでいる。

「歯科医院は行くのがためらわれる嫌な場所だと思います。こうしたイメージを払しょくするような空間・環境を作って、皆さんが予防の段階から気軽に歯医者に通って貰える土壌を作っていきたい」

福岡の地から歯科業界に変革を起こそうと赤間理事長の飽くなき挑戦が続く。

Professional Dentist

Profile

赤間　圭（あかま・けい）

昭和43年生まれ。福岡県出身。福岡歯科大学卒業後、佐賀医科大学歯科口腔外科講座入局。佐賀医科大学医学部麻酔学講座入局。スウェーデン・イエテボリ大学ブローネマルククリニックにて研修。帰国後、歯科クリニックあかま開院。USC臨床外科教授の下で研修。UCLA審美歯科研修。K Dental Implant Office開業。カムログインプラント公認インストラクター。平成23年たくみ歯科開院。同29年天神雅歯科開院。

赤間　淳（あかま・じゅん）

昭和45年生まれ。福岡県出身。福岡歯科大学卒業後、佐賀医科大学歯科口腔外科入局。インプラントを中心に多くの経験と知識を積み上げ、平成２９年に法人グループに合流。現在インプラントのインストラクターとして提携歯科（福岡・九州一円）への出張診療、勉強会も多数行っている。

Information

医療法人　巨匠会

■天神雅歯科

所在地	〒810-0001　福岡県福岡市中央区天神２－３－13　USHIOビル３階 **TEL　092-738-0055** URL　https：//www.tenjin-mdc.com/
アクセス	西鉄福岡駅徒歩約４分、 天神南駅徒歩約５分、天神駅徒歩約７分
設立	平成29年
診療内容	インプラント、歯周病治療、矯正歯科、根管治療、審美歯科、虫歯治療、予防歯科、ホワイトニング、親知らず、入れ歯
診療時間	月火水金土　9：30～12：30 13：30～17：00 木　9：30～12：30 13：30～19：30
休診日	日祝

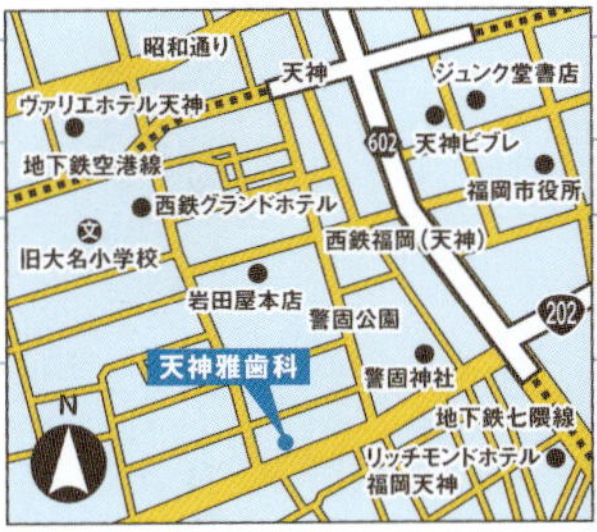

■たくみ歯科

所在地	〒811-3209　福岡県福津市日蒔野6-16-1　イオンモール福津1F **TEL　0940-72-1801** URL　http：//www.takumi-shika.com/
アクセス	JR福間駅さいごう口（東口）から バスで約８分
設立	平成23年
診療内容	インプラント、歯周病治療、予防歯科、審美歯科、ホワイトニング、虫歯治療、根管治療、入れ歯、小児歯科、親知らず、アンチエイジング、医療用酸素カプセル
診療時間	9：30～13：00　15：00～19：30 ※年中無休（正月・お盆除く）で診療しています。

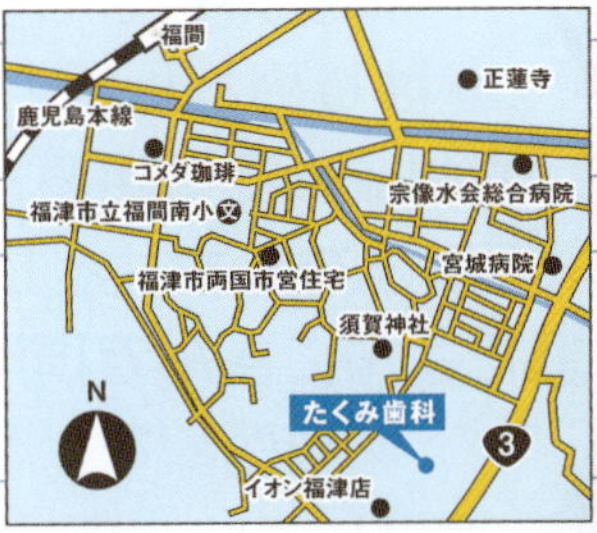

50 年以上の歴史をもつ老舗歯科医院

栄養療法を駆使して体の内側から口腔内トラブルや体全身の不調を解消

医療法人社団　杉本歯科クリニック

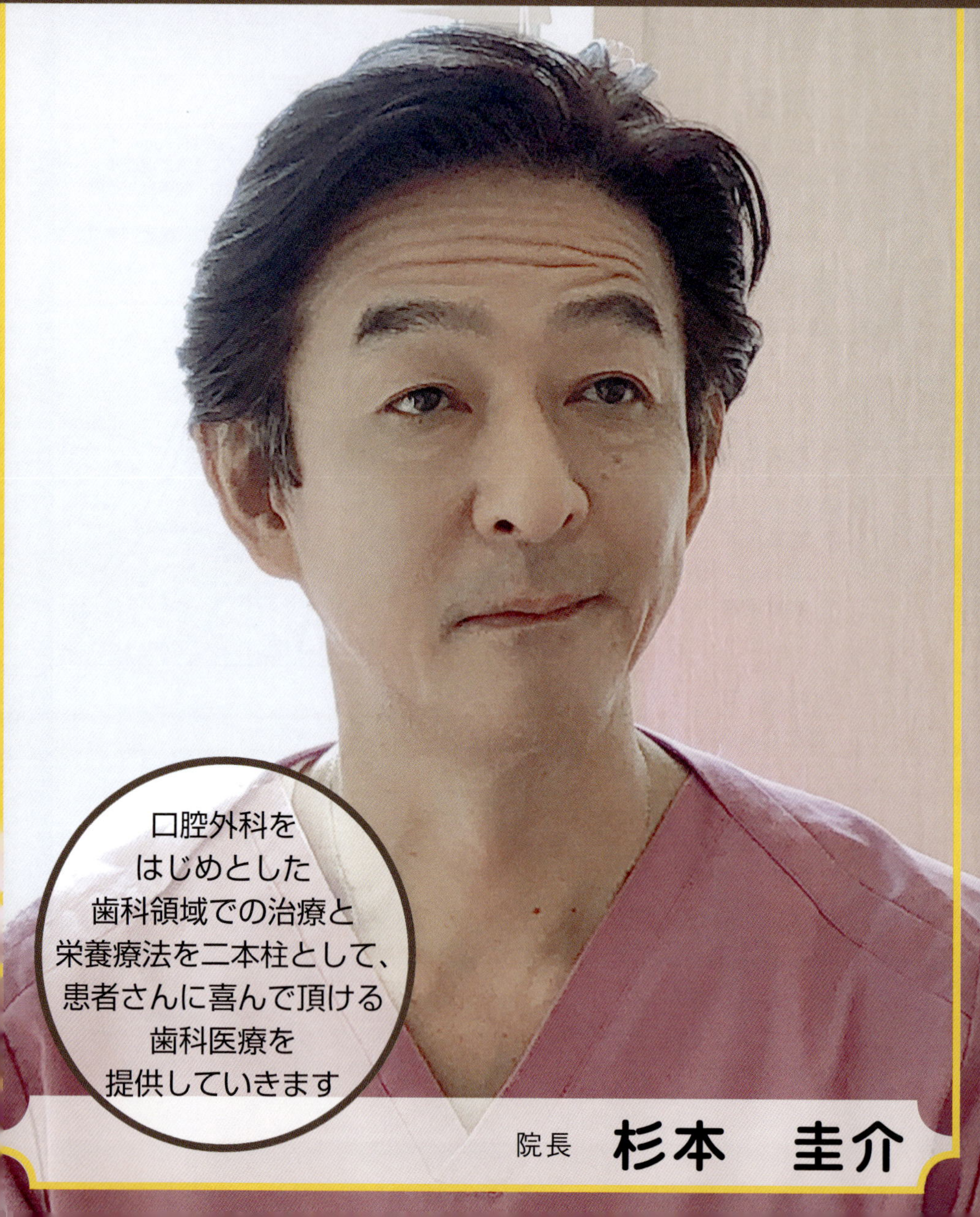

口腔外科を
はじめとした
歯科領域での治療と
栄養療法を二本柱として、
患者さんに喜んで頂ける
歯科医療を
提供していきます

院長　**杉本　圭介**

医療法人社団　杉本歯科クリニック

兵庫県尼崎市・阪急武庫之荘駅から歩いて8分程の閑静な住宅街にひっそりと佇む杉本歯科クリニック。同じ地で50年以上地域の歯科医療を支えてきた同院にはここ数年、近隣住民に加え、他府県など遠方からも患者が訪れる。

「体の健康の土台となるのは栄養。この栄養を考慮に入れた歯科医療の提供は当院が今力を入れて取り組んでいる大きなテーマです」

こう話すのは杉本歯科クリニック院長の杉本圭介さん。患者に良質な歯科医療を提供しようと自己研鑽を続け、新たなことに果敢に取り組む姿勢で、多くの患者の心を掴んで離さない。

杉本院長は「歯科医師としての父親の姿に大きな影響を受けた」と、高校生の頃に歯科医師を志した。大学院や大学病院では一貫して口腔外科分野に打ち込み、平成16年に父親から医院を譲り受け、開業歯科医として新たなスタートを切った。

「私が引き継いだ当時は医院もどこか暗い雰囲気で患者さんの落ち込みも激しかった」そうで、下降線を辿っていた医院を立て直すべく、杉本院長は独自の改革を起こしていく。

「〝自分の家族ならどんな治療をしてあげるか〟ということを念頭に置いたいわゆる患者さんファーストの歯科医療に徹し、院内も明るく活気のある雰囲気に変えていきました」

こうした取り組みの甲斐があって、多くの住民から親しまれる歯科医院に変貌を遂げていった。

PROFESSIONAL DENTIST PROFESSIONAL DENTIST PROFESSIONAL DENTIST PROFESSIONAL DENTIST

自身の体調不良をきっかけに栄養療法と出会う

実体験や勉強を重ねて平成26年に栄養療法を導入

現在医院では、虫歯や歯周病といった一般歯科から矯正、インプラント、それに杉本院長の専

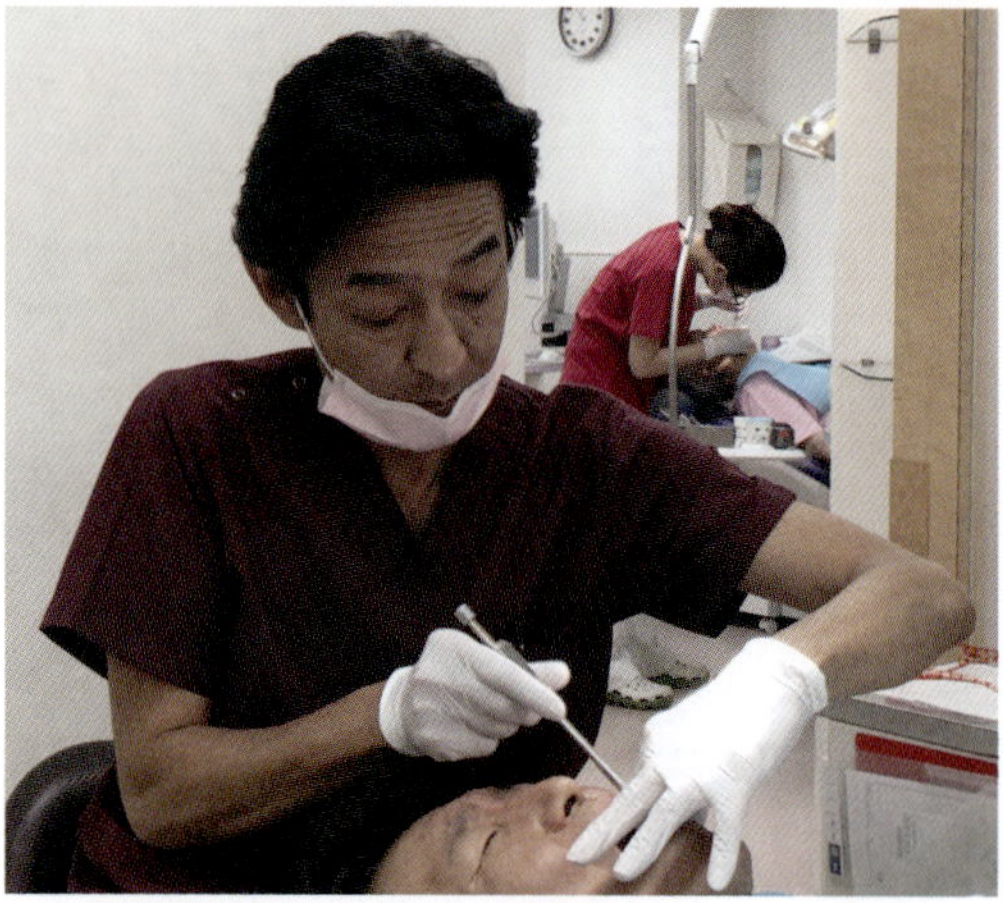

常に患者ファーストの歯科医療を提供する
杉本院長

門である口腔外科と幅広い診療を行っている。その中でも平成26年から取り組んでいるのが、栄養を取り入れた歯科医療の提供だ。

「例えば口内炎や舌痛症など口腔内の粘膜疾患に対して、今の歯科医療では薬やレーザー治療がセオリーです。これらは外からの治療なので、一時的には良くなりますが大体はまた悪くなってしまう。一方、栄養療法だと体の中から根本的に治すことができ、再発も起きにくい体質に変えることができます」

杉本院長が栄養療法に出会ったのは平成24年ごろからで「私自身、当時蕁麻疹が止まらず、慢性的な体調不良が続いていました」という。

自身の体調不良が足かせとなり、歯科医療のモチベーションも低下していた杉本院長は、状況を変えようと様々な情報を収集し、セミナーや勉強会にも積極的に参加した。そうした中で出会ったのが栄養療法だった。「大きな衝撃を受けました」という杉本院長は、以降栄養療法に関する知識やノウハウを貪欲に吸収していった。

さらに栄養療法を自ら体験して体調も見違えるように改善し、その効果を身をもって実感した。「これを何とか歯科医療に取り入れられないか」と、その後もセミナーなどを通して勉強を重ね、次第に手ごたえを掴んでいく。

そして平成26年に満を持して医院に栄養療法を導入した。「日々試行錯誤の繰り返しですが、少しずつ結果が出始めています」

PROFESSIONAL DENTIST PROFESSIONAL DENTIST PROFESSIONAL DENTIST PROFESSIONAL DENTIST

話を聞くことと、血液データの深読みで不足している栄養素を判断

口腔内の疾患とともに、頭痛や肩こりなど体の不調も改善

杉本院長の行う栄養療法は、口内炎や舌痛症、味覚障害、知覚過敏、口臭、ドライマウス、歯周病などに悩む患者に根本的な治療として提供する。「栄養療法を希望される患者さんに対してまずは血液検査を行います」

検査データに加え、患者から症状や生活スタイルなど詳しく聞くことにより、数ある栄養素の中からどの栄養が不足しているかを見極める。「血液データを深読みすることで足りない栄養素がわかってきます」

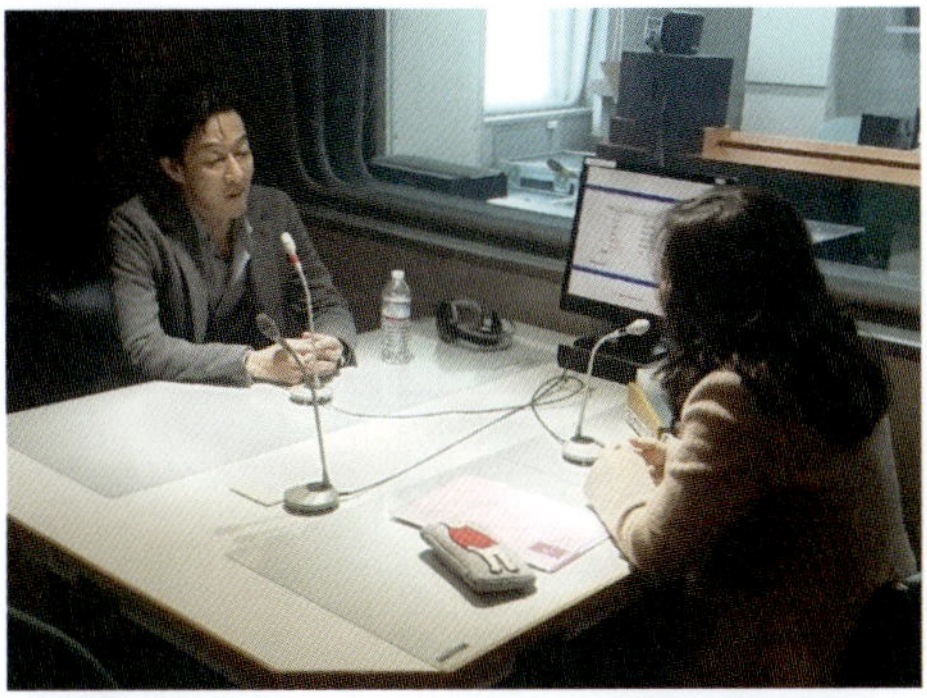

栄養療法をテーマにラジオ番組にも出演

こうした診断に基づいて栄養サプリの処方と食事指導を行い、3ヵ月を目安に効果を判断していく。「栄養療法を行う上でいくつかポイントがありますが、大事な点は〝胃腸のケア〟です」と杉本院長。

「胃腸が正常に機能していなければ、いくら体に栄養を入れても吸収されずに外にでていってしまう。中々結果が出ない方は腸のケアから始める必要があります」

導入以来、多くの患者に栄養療法を施してきた杉本院長は「あくまで口腔内の悩みや疾患を治すためのものですが、私も予期できない様々な悩みが解消され、喜んで下さる患者さんも多いですね」と話す。

患者から『頭痛、肩こりが治った』、『抜け毛が減った』、『朝が楽に起きられるようになった』などといった声が寄せられるという。「感謝のお手紙を頂くこともあり、やって良かったなと思う瞬間です」

患者の中には体に不調を抱えていても、病院では何の異常もないと言われ、長年体の不調とともに生活を送ってきた人も多い。「そんな方が口腔内の悩みをきっかけに当院で栄養療法を受けて頂くと、口腔内のトラブルとともに長年抱えていた体の不調も解消されるのです。体の健康にとって栄養がどれだけ大事かということを思い知らされます」

PROFESSIONAL DENTIST PROFESSIONAL DENTIST PROFESSIONAL DENTIST PROFESSIONAL DENTIST

「歯科医師は技術と人間力が揃って初めて患者さんから愛され認められる」

歯科領域の治療と栄養療法の2本柱で独自の歯科医療道を歩む

これまで長く地域の歯科医療を支えてきた杉本院長。「今後は口腔外科を始めとした歯科領域での治療と新たに導入した栄養療法。これを二本柱として患者さんに喜んで頂ける歯科医療を提供していきたい」と力を込める。そんな杉本院長は理想とする歯科医師像を次のように語る。「確かな技術とコミュニケーション力、歯科医師自身の雰囲気や表情。どれか一つでも欠けていると患者さんには受け入れて貰えません。いわば技術と人間力の二つが揃って初めて患者さんから愛される歯科医師になれると私は思います」常に穏やかな表情を浮かべ、優しい雰囲気が印象的な杉本院長だが、一方で外見からは想像もつかない歯科医療に対する熱い情熱を内に秘める。「栄養療法は奥が深いので、治療の精度を上げていけるよう今後も勉強を重ねていかなければなりません」

「全ては患者さんに喜んで頂くため」。この想いを胸に独自の歯科医療道を突き進む。

Profile

杉本　圭介（すぎもと・けいすけ）

昭和 42 年生まれ。兵庫県出身。大阪歯科大学卒業。大阪歯科大学付属病院第一口腔外科勤務。（2 年間の研修後、大学院、非常勤講師、助手として勤務。口腔外科に入局し、悪性腫瘍から炎症性疾患、外傷など広く口腔外科疾患に携わる）。尼崎口腔衛生センター、大阪府立中河内救命救急センターを経て平成 16 年杉本歯科クリニックを継承・開院、院長。

所属と活動

歯学博士。口腔外科専門医。日本抗加齢医学会専門医。国際口腔インプラント学会インプラント認定医。臨床分子栄養医学研究会認定医。日本口腔外科学会他多数の学会に所属。セミナー・講演会も精力的に参加。世界各国共同の口唇口蓋製医療チームとして 2000 年に「CLEFT　MISSION　2000」口唇口蓋製手術のボランティア活動に参加。

Information

医療法人社団　杉本歯科クリニック

所在地
〒 661-0035
兵庫県尼崎市武庫之荘 2 － 27 － 1
TEL　06-6437-2846
URL　http://www.sugimoto-dc.com/

アクセス
阪急神戸線「武庫之荘駅」から徒歩約 8 分

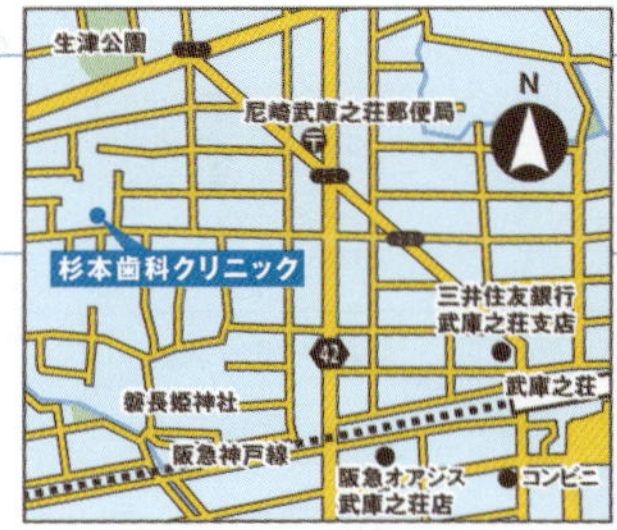

診療内容
矯正、インプラント、口腔外科、歯周病、予防歯科、栄養療法、点滴療法

診療時間
月火木金　9：00 ～ 12：00
　　　　　15：30 ～ 20：30
土曜のみ　9：00 ～ 12：00
　　　　　13：00 ～ 16：00

休診日
水日祝
※当院は予約制です。ただし、急患は随時受け付けております。

歯科の常識を覆す、北欧スタイルの歯科医院

自分の歯を残すための“真の予防歯科”を実践

医療法人社団光洋会　**竹尾歯科**

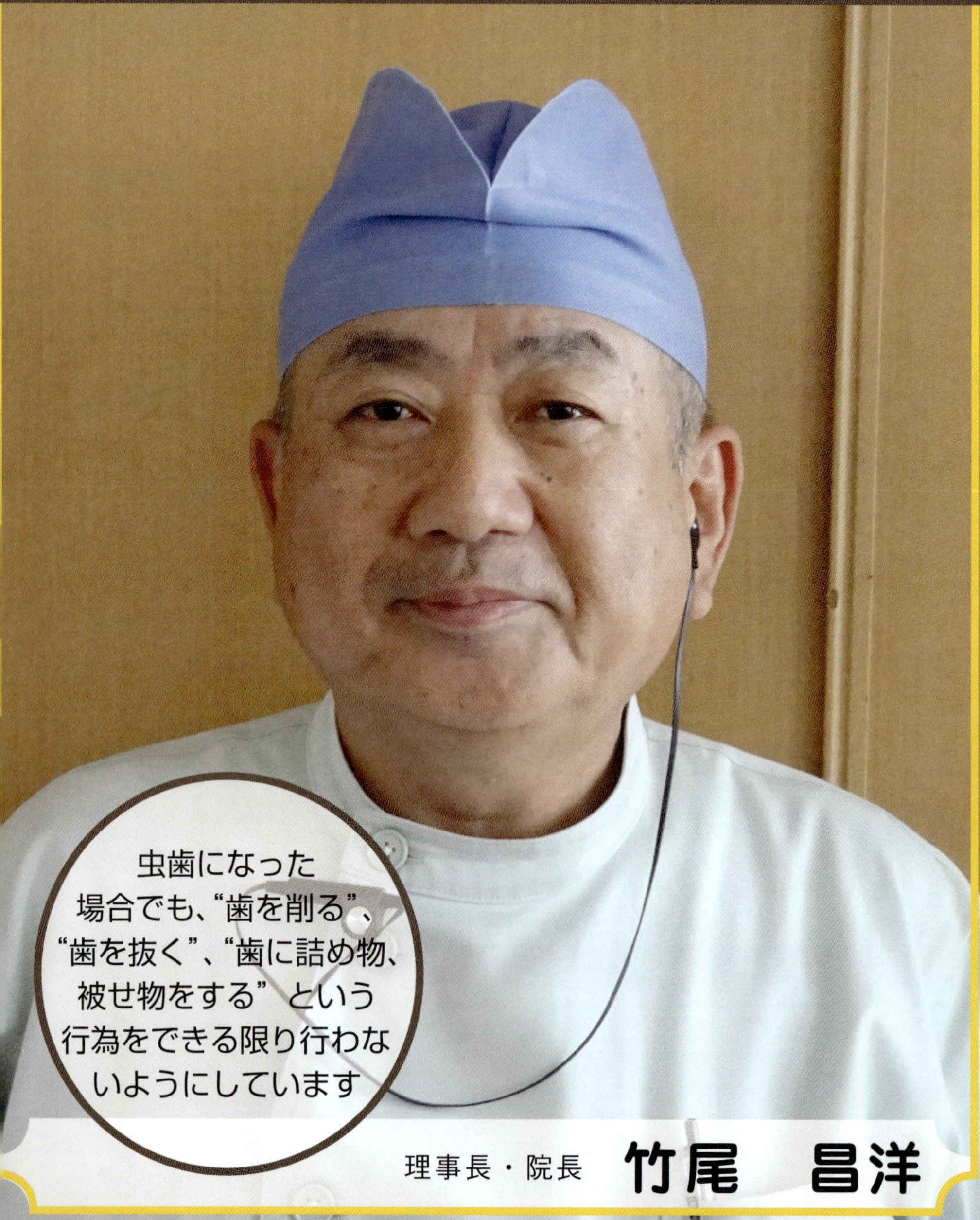

虫歯になった場合でも、“歯を削る”、“歯を抜く”、“歯に詰め物、被せ物をする”という行為をできる限り行わないようにしています

理事長・院長　**竹尾　昌洋**

宮崎県延岡市にある竹尾歯科。連日多くの患者が足を運ぶ人気の歯科医院だが、ここに訪れる患者の半分以上がいわゆる〝歯の治療〟というものをしない。それではみんなは何をしに来ているのだろうか。それはフッ素コーティングやクリーニングなどのメンテナンス、そしてホワイトニングや歯茎マッサージといった審美歯科的なサービスだ。

「歯科医院は痛い、怖いというイメージがあって、皆さん行きたくない場所だと思いますが当院は違います。うちの患者さんは何ヵ月かに一回髪の毛を切りに行くのと同じような感覚で、気軽に歯のメンテナンスを受けに来て下さいます」

こう話す院長の竹尾昌洋歯科医師が実践する歯科医療が、自分の歯を残すことを目的とした『真の予防歯科』だ。

「虫歯になった場合でも、歯科医院で日常的に行われる〝歯を削る〟、〝歯を抜く〟、〝歯に詰め物、被せ物をする〟という行為をできる限り行わないようにしています」

PROFESSIONAL DENTIST PROFESSIONAL DENTIST PROFESSIONAL DENTIST PROFESSIONAL DENTIST

「生涯自分の歯で人生を送ってほしい」

〝虫歯の早期発見と経過観察〟という独自のアプローチ

竹尾院長が歯科医師として何より大切にするのは「生涯自分の歯で人生を送って欲しい」という患者に対する想い。そのためにあるのが〝真の予防歯科〟というスタンスだ。

歯を残すスタイルを重視する竹尾院長だが「現状ではどこの歯科医院でも一般的に行われている虫歯の治療は、実は歯を失う大きな要因になっています」という。虫歯になると普通はその部分を削り、詰め物を施すが、自身の歯と詰め物の境目にある隙間からまた虫歯ができるというわ

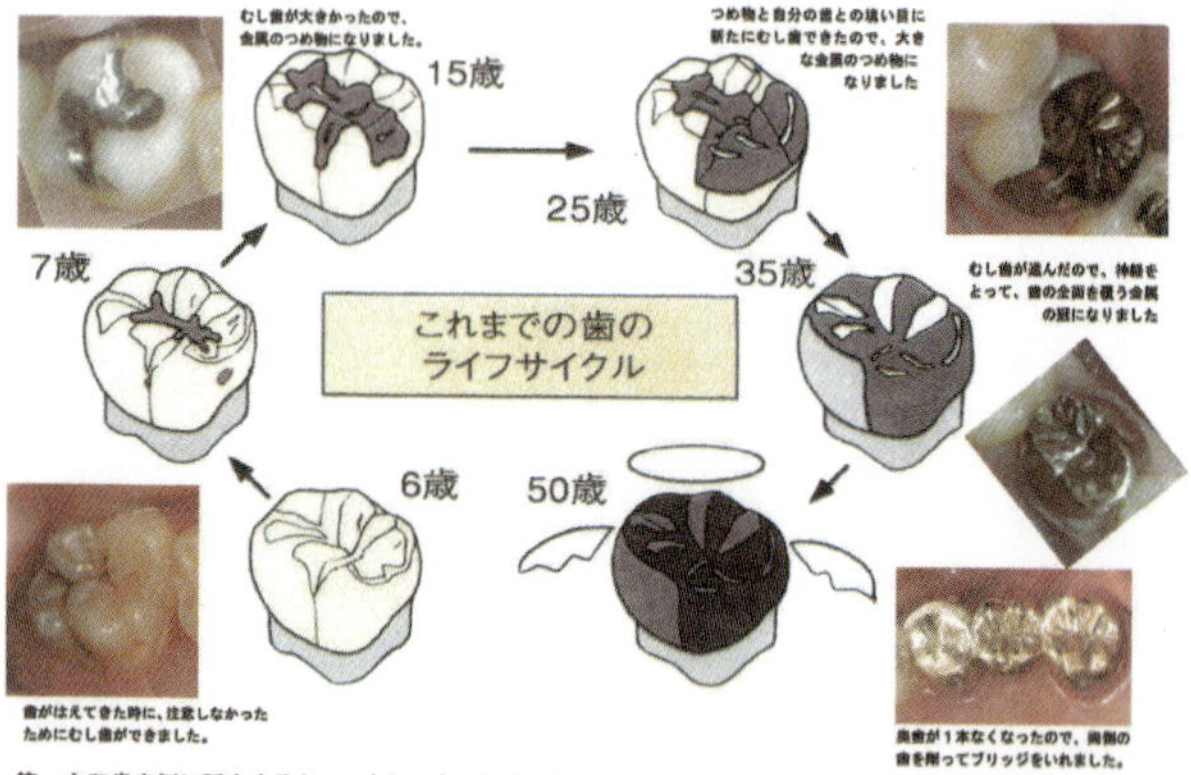
むし歯が大きかったので、金属のつめ物になりました。
15歳
つめ物と自分の歯との境い目に新たにむし歯できたので、大きな金属のつめ物になりました
25歳
7歳
これまでの歯のライフサイクル
35歳
むし歯が進んだので、神経をとって、歯の全面を覆う金属の冠になりました
6歳
50歳
歯がはえてきた時に、注意しなかったためにむし歯ができました。

第一大臼歯を例に話をすると、一度むし歯になると削ってつめ物をします。しばらく（6～7年）するとつめ物ははずれ再治療をします。その後はそれを5～6回繰り返したのち、50年ほどで歯を抜くことになります。

（虫歯のイラスト）虫歯部分を削って詰めて、を繰り返すと悲惨な末路を辿ってしまう

けだ。

「詰め物、被せ物はどんな材料であってもあくまで異物です。服の補修や車の板金加工と同じで何年経っても同化することはなく、10年もすると逆に剥がれて隙間ができてしまうのです」

できた虫歯部分をまた削って詰め物をしてまた隙間から虫歯ができて削って詰め物をして…。これを繰り返すと、最後には神経を抜かれて歯が死んで無くなるという悲惨な末路を辿るのだ。

「このようなサイクルに陥らないためにはどうすれば良いのか。答えは簡単です。歯を削らなければ良いのです」

竹尾院長の導き出した答えが〝虫歯の早期発見と経過観察〟という独自のアプローチだ。「虫歯ができても削ることはせず、まずは様子を見て進行していく虫歯なのか、自然と治っていく虫歯なのかを判断していきます」

進行していく虫歯であれば竹尾院長は菌を殺す薬で対処する。できるだけ削らない。「早い段階から虫歯を見つけて、あとは私たち歯科医師や衛生士が経過を観察していけばいいのです。そうすれば痛い治療もありませんし、歯が失われる心配もありません」

このため医院には経過観察、いわゆるメンテナンスの患者が、子供から大人まで大勢来院する。竹尾院長の実践するこうした予防歯科こそ人気の所以でもあるのだ。

PROFESSIONAL DENTIST PROFESSIONAL DENTIST PROFESSIONAL DENTIST PROFESSIONAL DENTIST

虫歯治療を受けていない幼少期から来院を

患者に歯の大切さを知ってもらおうと情報発信にも注力

「まだ虫歯治療を一度も受けていない幼少期から歯科医院に来ていただくのが理想ですが、既に他院で治療を受けられた患者さんも大勢いらっしゃいます」

その中で竹尾院長は情報提供を大切にする。患者に自分の歯の大切さを知ってもらおうと、治療前にミニ講演を行うのだ。

「初めて来られた患者さんに対しては、まずご自身の口の中の状態を知ってもらうとともに知識をつけて頂きます。そして患者さんの年齢や生活スタイルに合わせて今後の治療方針を決めていきます。実際の治療はその後です」

もちろん全ての患者に対して、竹尾院長の提唱する予防型の歯科医療を提供できるわけではない。例えば歯が既に無くなっている高齢の患者に対しては、インプラントや入れ歯・ブリッジなどの処置も必要に応じて行っていく。

PROFESSIONAL DENTIST PROFESSIONAL DENTIST PROFESSIONAL DENTIST PROFESSIONAL DENTIST

体の不調を招く金属アレルギー

虫歯を作らないために歯科医院を利用するシステムを根付かせたい

歯科医師になって40年近く。これまで一貫して歯を残す治療を実践し、診てきた患者も膨大な数に上る。そんな百戦錬磨の竹尾院長が最近治療を通して強く感じることがあるという。それが〝金属アレルギー〟の問題だ。

「詰め物や被せ物で用いられる保険の銀歯は主にパラジウムと呼ばれる金属ですが、これが人体にアレルギーを引き起こしているケースが非常に多いのです」

連携する皮膚科医院で実施する金属アレルギー検査でも、実に検査を受けた99％の患者にアレルギー反応が出ているという。そうした患者に対し、口の中の金属を外すだけでアレルギーによる頭痛や肩こりといった体の不調が改善し、さらには長年治らなかった水虫や掌蹠膿疱《しょうせきのうほう》などの重い病気が治ったという驚きの症例も。実際、パラジウムを人体に使っているのは世界でも日本だけで、ドイツに至ってはパラジウムを使うこと自体が法律で禁止されているという。

「金属アレルギーにならないためにはそもそも歯に金属を入れなければいいのです。そのためにも歯を抜かず、削らない治療というのがやはり必要になってきます」

〝できる限り歯を削らず金属も使わない〟。歯科業界の常識を根底から覆す診療スタイルを長年にわたって実践してきた竹尾院長。「虫歯を作らないために歯科医院を利用するシステムはスウェーデンでは主流となっています。日本ではまだまだですが、今後この考えを広めていきたい」

竹尾院長はこうした北欧型ともいえる歯科スタイルが日本に根付けば、乱立している歯科医院の数も「たちまち足りなくなります」とキッパリ言い切る。現在竹尾院長は診療の合間を縫って全国を回り、一般患者や歯科医師に向けての講演活動を精力的に行っている。今後も〝歯科業界のイノベーター〟ともいえる存在としてエネルギッシュな活動を続けていく。

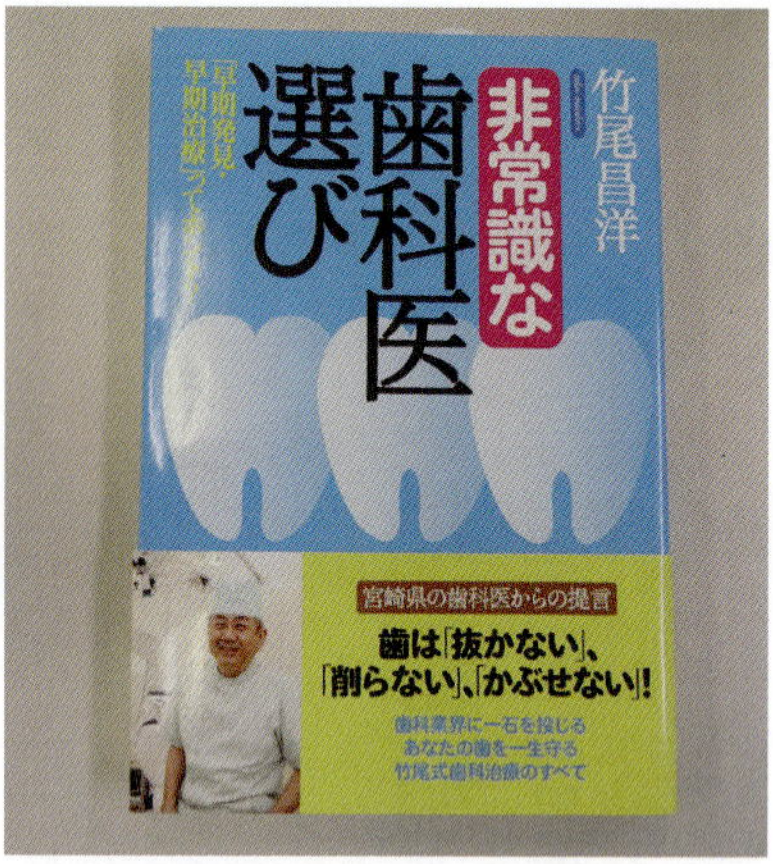

自身の歯科医師としての考えやノウハウの集大成である竹尾院長の著書

Profile

竹尾　昌洋（たけお・まさひろ）

昭和 55 年神奈川歯科大学歯学部卒業。同 59 年竹尾歯科大貫診療所開業。平成 2 年法人化。予防型歯科医療を実践。

所属と活動

国際審美学会認定医、日本咬合学会認定医、日本口腔インプラント学会、日本歯科審美学会、日本小児歯科学会、デンタルコンセプト 21、EAO 会員（欧州インプラント学会）、ITI メンバー、宮崎県歯科医師会会員、延岡市歯科医師会会員、デンタセミナー講師、エリカホワイトニング開発者。

歯科医院経営者向けの DVD 著作として『予防治療型　自費診療　自費率・満足度アップセミナー』（医療情報研究所）。『「早期発見、早期治療」から「早期発見、長期観察」へ』（トータルサポート OTA）など。著書に『非常識な歯科医選び』（現代書林）がある。

Information

医療法人社団光洋会 竹尾歯科

所在地
〒 882-0803
宮崎県延岡市大貫町 3 − 970 − 1
TEL　0982-21-0211
URL　http：//www.dental-takeo.com/

アクセス
JR 日豊線延岡駅から車で約 10 分

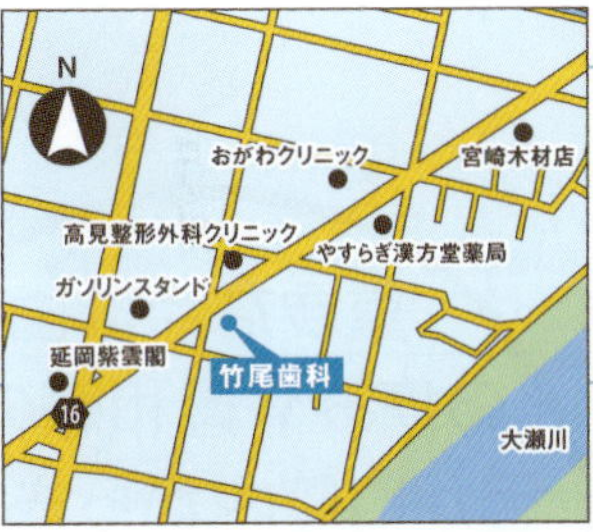

診療内容
予防歯科、一般歯科、小児歯科、矯正歯科、審美歯科、口腔外科、ホワイトニング、インプラント、金属アレルギー、顎関節症、訪問診療

診療時間
月〜金　9：00 〜 12：30
　　　　14：00 〜 18：30
土　　　9：00 〜 13：00

休診日
日・祝・隔週木曜

虫歯予防のポイント
・むし歯は、治療よりも予防を心がける。
・むし歯予防の 1 番はフッ素。（歯磨きではない）
・やむなく歯を削らざるを得ない時でも、削るのは最低限に。
・むし歯予防や歯周病に熱心な歯科医院に行きましょう。

埼玉県・秩父の地から
良質な歯科医療を提供

根本原因を捉え、歯を残す治療に定評

医療法人仁樹会　秩父臨床デンタルクリニック

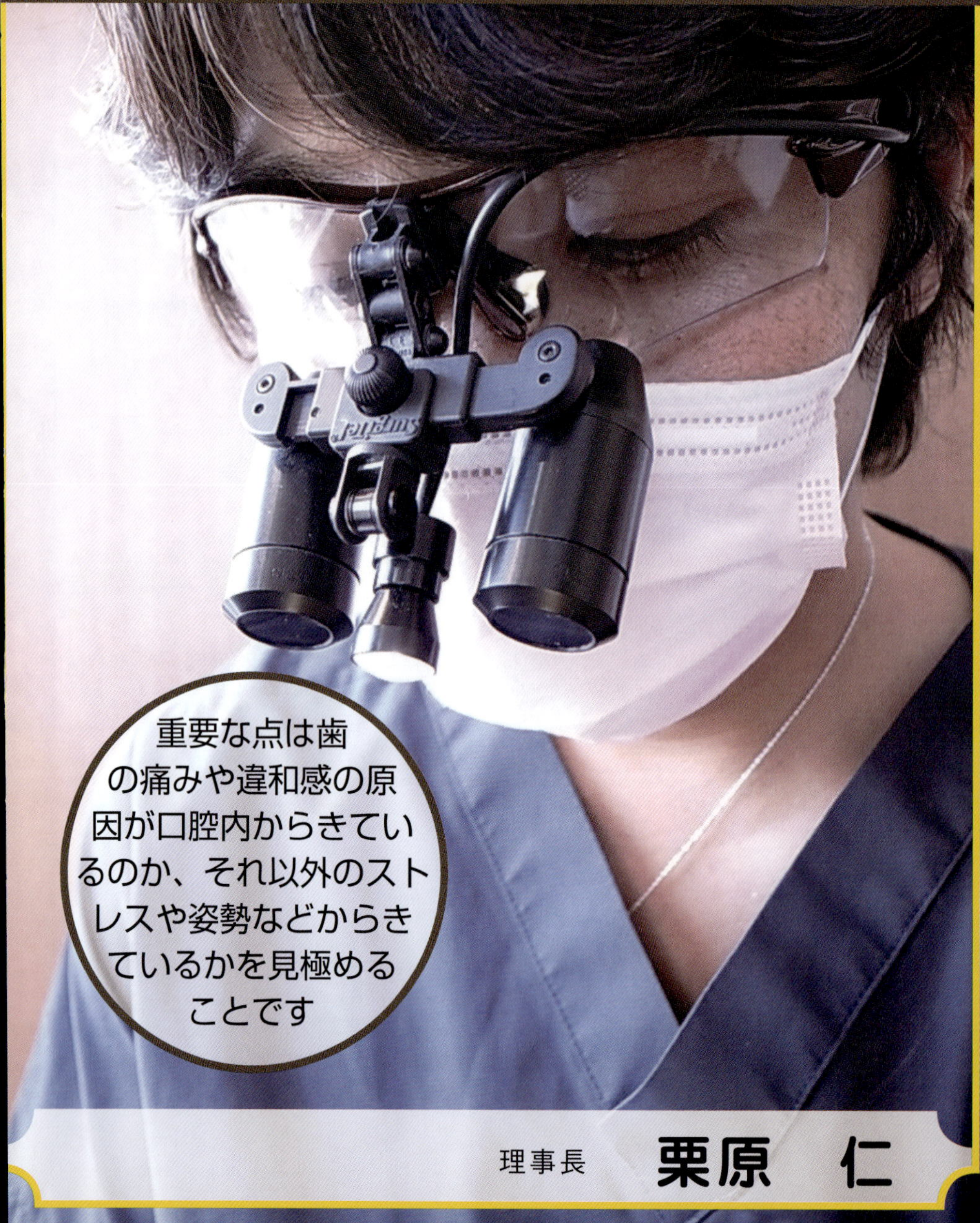

重要な点は歯の痛みや違和感の原因が口腔内からきているのか、それ以外のストレスや姿勢などからきているかを見極めることです

理事長　**栗原　仁**

埼玉県北西部。人口およそ6万人の秩父市にある秩父臨床デンタルクリニック。ここには今、秩父市全域に加え東京都内など遠方からも悩みを抱えた患者が訪れる。

「当院では患者さんの根本原因を捉えた治療、できる限り歯を抜かない治療、そして術後のフォローで健康な歯を持続させるメンテナンス。この3点をポイントに置いた歯科医療を提供しています」

穏やかな表情で話すのは医療法人仁樹会理事長の栗原仁歯科医師。患者に良質な歯科医療を提供するため、現場での治療はもちろん、スタッフ教育や講師活動なども精力的に行い、忙しい毎日を送っている。

PROFESSIONAL DENTIST PROFESSIONAL DENTIST PROFESSIONAL DENTIST PROFESSIONAL DENTIST

「都心にも負けないレベルの歯科医院を秩父に」

治療専門フロアと予防専門フロアの2施設で患者を迎える

もともと手先が器用だった栗原理事長は、父親からの勧めや、「看護師だった母親が〝医は仁術〟の〝仁〟を私に名付けるほど医療への想いが強かった」ことなど様々なファクターから歯科医師の道を選択。歯学部を卒業して歯科医師キャリアをスタートさせると、勤務医として臨床経験を着実に積み上げていった。やがて独立願望を募らせていった栗原理事長は、次第に独立の準備を進めていく。

「秩父市民の方々の多くが、レベルの高い治療や質の高いサービスを求めて、わざわざ都内まで歯科医院に通っていた。じゃあ都内に負けないレベルの歯科医院を秩父に作れば喜ばれるのでは」と、〝地元秩父に恩返し〟を合言葉に医院を開業した。

場所は秩父市・別所。西武秩父駅から徒歩15分程の場所にあり、医院の周りは川や緑に囲まれた自然豊かな環境だ。建物もレンガ造りの外観と木目のフローリングで構成するなど、歯科医院とは思えないお洒落な空間が広がっている。そんな医院と同じ敷地内に〝MACデンタルオフィス秩父〟という施設がある。ここではメンテナンスのみを行い、現在はこの予防フロアと本院である治療フロアの2施設を柱に患者を迎えている。

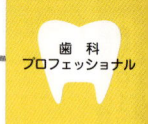

PROFESSIONAL DENTIST PROFESSIONAL DENTIST PROFESSIONAL DENTIST PROFESSIONAL DENTIST

歯科治療によって体に不調をきたす〝医原病〟

歯の痛みや違和感の原因を的確に捉えるNIRS（ニルス）を導入

医院では虫歯・歯周病などの一般歯科から小児、矯正、インプラント、顎関節、かみ合わせ、そして予防歯科と、患者のニーズに合わせて幅広い歯科医療を提供している。こうした中で栗原理事長が自院の特徴としてあげるのは「〝医原病〟患者さんの受け皿となる存在」だ。

「医原病とは医療行為が原因となって起こる疾患のことで、歯科の世界でも治療によってかみ合わせが悪くなり、体全身の調子も悪くなる患者さんが大勢いらっしゃいます」

〝歯から始まる医原病〟の患者を救うべく、専門的な治療にあたる栗原理事長は「今私が行っている治療のほとんどが、以前どこかの歯科医院で治療された部分の修復、再治療です」と話す。こうした患者が訴える症状として、歯の違和感や痛みの他、頭痛や肩こりなどといったいわゆる

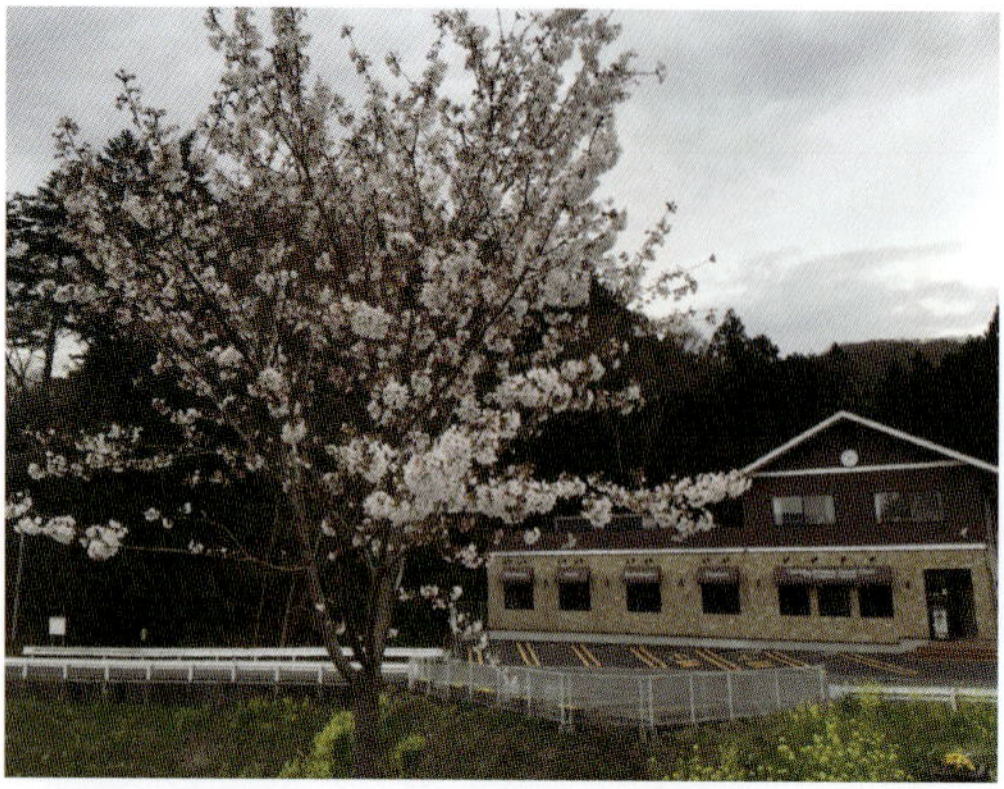

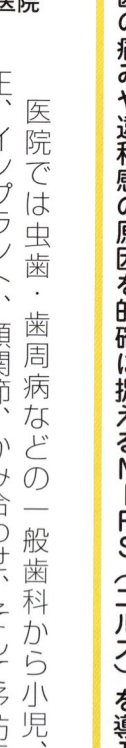

緑と山に囲まれた自然豊かな環境にある医院

不定愁訴が多いという。「歯の治療によって口腔内にずれやゆがみが生じると、それが筋肉のゆがみとなり、徐々に自律神経が破壊されていく。ここにストレスが加わると頭痛や肩こり、ひざ痛や腰痛といった様々な症状が出てきます」栗原理事長はレントゲンやCTなどを駆使して、症状に至った原因を一つひとつ紐解き、痛みの元を把握して根本から治療していく。

「重要な点は歯の痛みや違和感の原因が口腔内からきているものか、それ以外のストレスや姿勢などからきているものかを見極めることです」

この原因を見極める検査法として、今現在医院で実施しているのがＮＩＲＳ（ニルス）と呼ばれる脳波計測だ。「痛みの原因がわからないと、口腔内に何の問題もない患者さんに無駄に歯を削る治療が行われてしまう。そうなると痛みが悪化し、また歯を削るという悪循環に陥ってしまいます」ニルスを用いることで「患者さんがむやみに歯を削られることがなくなります」と栗原理事長。「今後ニルス普及のために当院で実績を積み重ね、全国の歯科医の先生方に広めていければと思っています」

PROFESSIONAL DENTIST PROFESSIONAL DENTIST PROFESSIONAL DENTIST PROFESSIONAL DENTIST

「歯を抜いてインプラントを行う前にＡＰＦ治療を」

患者との信頼関係を大切に〝患者ファースト〟の姿勢を貫く

栗原理事長が〝根本原因にアプローチした治療〟とともに、力を入れて取り組んでいるテーマが〝歯を残す治療〟。そのために行っているのが根管治療とＡＰＦ（歯肉弁根尖側移動術）という治療法だ。

「ＡＰＦは歯肉を維持・増加したり、歯周ポケットの除去を目的とした治療法で、この治療を

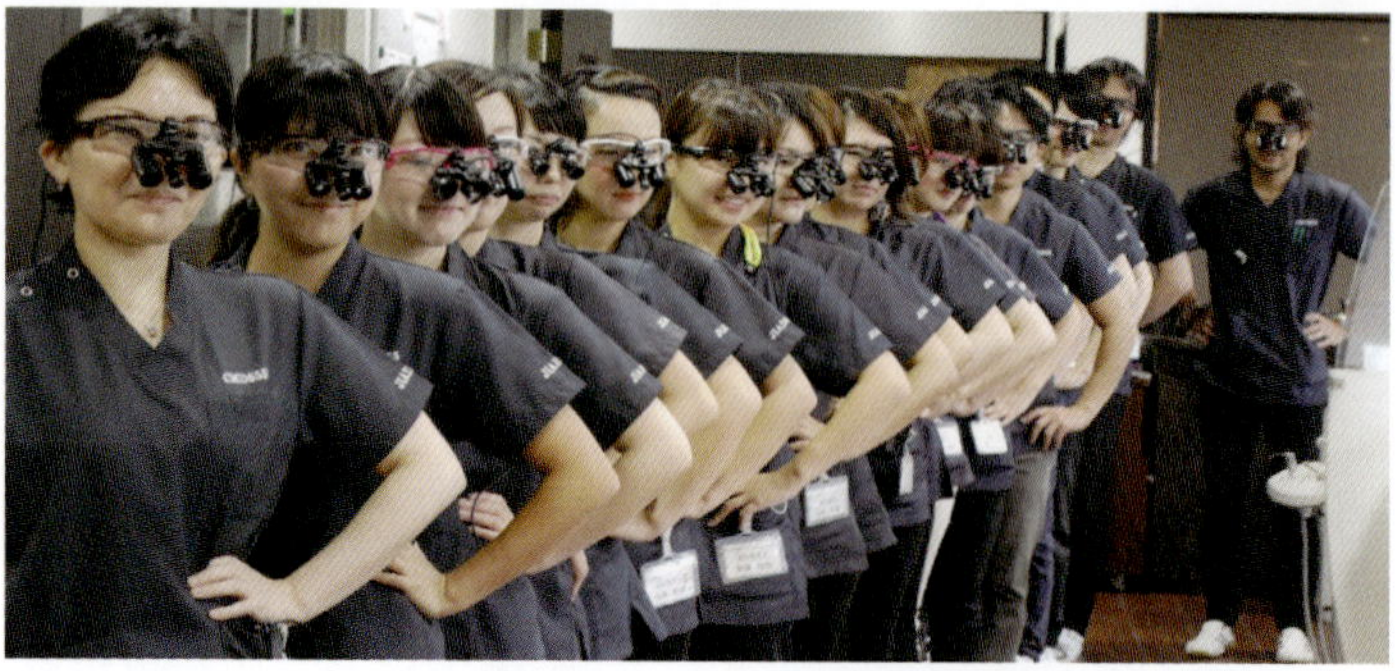

スタッフ教育にも熱心な栗原理事長

行えば自分の歯を残す道が大きく開けます」

実際医院では他院で抜歯を勧められた患者にAPF治療を施し、歯を残すことに繋げている。栗原理事長は「開院以来1500件近くのAPF治療実績があります。歯を抜いてインプラントを行う前に一度APF治療も選択肢として持って欲しい」と声高に呼びかける。こうした医院で行う様々な取り組みが評判を呼び、来院患者が年々増加する秩父デンタルクリニック。そんな医院を支えるスタッフは現在総勢37人。栗原理事長含めスタッフ全員で徹底していることが「患者さんとの信頼関係の構築と〝人と問題の分離〟」だという。「まずは患者さんとしっかりコミュニケーションを取り、良好な関係を築くことを大切にしています」と、毎回30分以上をかけたカウンセリングで信頼関係の構築に努めている。

「その上で患者さんが抱える症状や治療法、費用などの問題部分を抽出し、それをしっかりとお伝えします」

個人が持つそれぞれの価値観や考えと、実際医院で提供する治療やそれにかかる費用。これらをきちんと区分することを徹底させるというわけだ。「そうすることで患者さん側、そして我々医療を提供する側も、お互いが納得の上で治療を進めていくことができます」

栗原理事長は患者の心の奥底にある本当の悩みをしっかり把握して治療の計画をたてることを何より大切にする。こうした開院以来変わらぬ〝患者ファースト〟の姿勢で今後も歯科医療に情熱を注ぐ。

Profile

栗原　仁（くりはら・ひとし）

昭和 47 年生まれ。埼玉県出身。朝日大学歯学部卒業後、勤務医、院長職を経て平成 16 年医療法人仁樹会秩父臨床デンタルクリニック開業。翌年 CT インプラントセンター開設。平成 24 年予防専門フロア MAC デンタルオフィス秩父開院。理事長・院長。平成 23 年明海大学大学院卒業。歯学博士。

所属・活動

明海大学附属病院研究生。JIADS（ジアズ）エンドコース、補綴コース常任講師。健やか大学非常勤講師。アメリカ歯周病学会、日本歯科審美学会、国際矯正歯科研究会、日本口腔インプラント学会、日本歯周病学会、日本歯科人間ドック学会、IPOI 臨床研究会所属。

Information

医療法人仁樹会 秩父臨床デンタルクリニック

所在地
〒 368-0054
埼玉県秩父市別所 53 － 8
TEL　0494-25-5555
URL　http：//www.cmddental.com/index.html

アクセス
西武秩父駅徒歩 15 分

設　立
平成 16 年

診療内容
口腔外科、小児歯科、矯正歯科、審美歯科、インプラント、歯周病、歯内療法、補綴処置、顎関節症

診療時間
月・火・木・金
10：00 ～ 13：30
15：00 ～ 19：00
土
10：00 ～ 13：30
15：00 ～ 18：00

休診日
水日祝

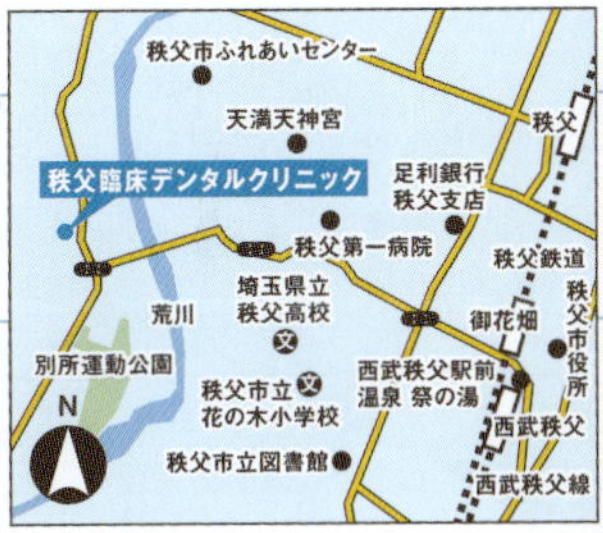

訪問歯科医療のトップランナー

地域の歯科医療を支え後進の育成にも尽力

医療法人社団 LSM　寺本内科歯科クリニック

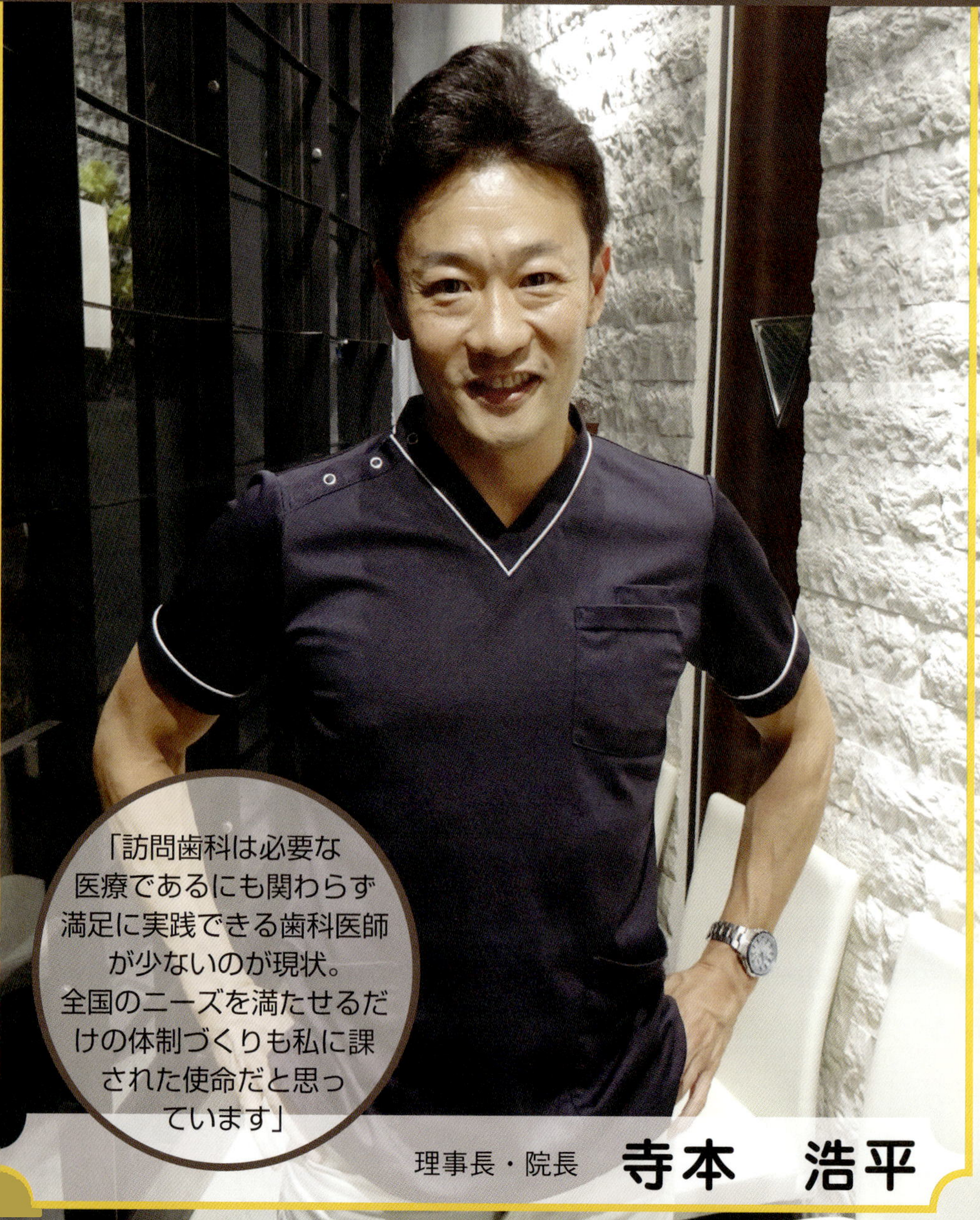

「訪問歯科は必要な医療であるにも関わらず満足に実践できる歯科医師が少ないのが現状。全国のニーズを満たせるだけの体制づくりも私に課された使命だと思っています」

理事長・院長　**寺本　浩平**

２０１０年に国民の21%が65歳以上になり、いわゆる超高齢化社会に突入した日本。今後、65歳以上の高齢者は２０２５年に30%、２０６０年には40%に達すると見られており、高齢者が半数近くを占める社会が目前まで迫っている。

そうした中、通院困難な高齢者に対しても歯科医療を提供すべく、訪問歯科に重きを置いたスタイルを全国に先駆けて実践する歯科医師がいる。医療法人社団ＬＳＭ寺本内科歯科クリニック理事長・院長の寺本浩平氏だ。

「訪問歯科は必要な医療であるにも関わらず満足に実践できる歯科医師が少ないのが現状。全国のニーズを満たせるだけの体制づくりも私に課された使命だと思っています」

こう力強く話す寺本院長は今現在、週のほとんどを訪問歯科に費やすと同時に、後進を育てるための講演活動も精力的に行うなど、超のつく多忙な毎日を送っている。

「訪問歯科をメインとした医院の経営モデルは全国的にも少ない。全国の訪問歯科ニーズを満たしていくためにも、当院がモデルとなり、歯科医師の先生方に技術、知識のみならず理念を伝えていくことも非常に重要です」

PROFESSIONAL DENTIST　PROFESSIONAL DENTIST　PROFESSIONAL DENTIST　PROFESSIONAL DENTIST

寝たきりや障害を抱える患者さんの食事の問題を解決するのは歯科医師の本来の務め

理想の歯科医療を実現するため寺本歯科クリニックを開院

寺本院長は日本大学歯学部を卒業後、大学院に進み補綴学を専攻し学位を取得。その後、同大学歯学部摂食機能療法学講座の助手・助教を務めた。

「脳卒中やパーキンソン病、認知症などが原因で障害が残ったり寝たきりになってしまった患

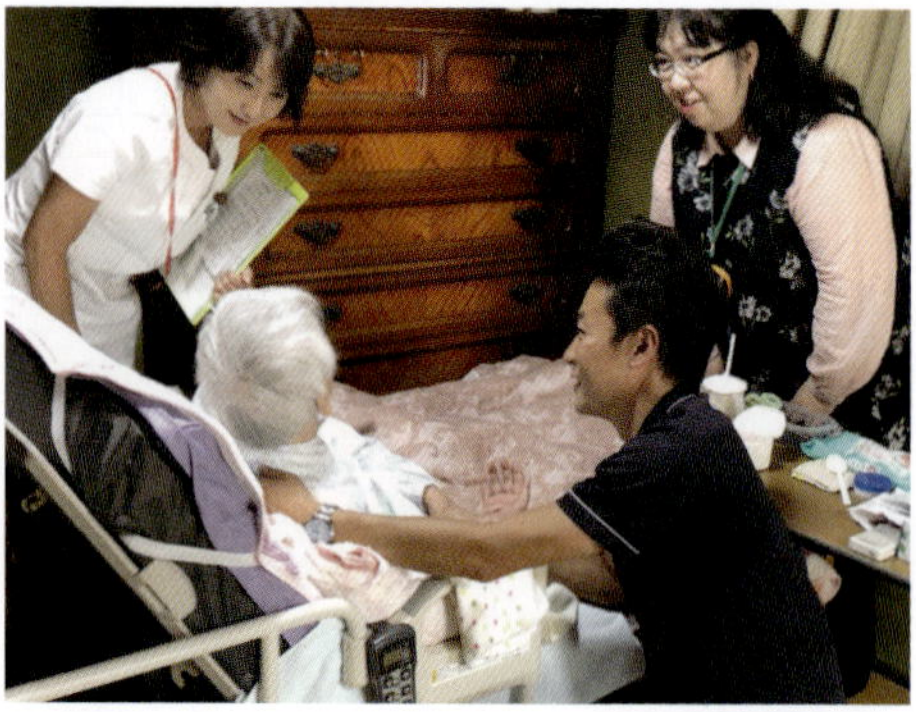

全国に先駆けて実践する歯科の訪問診療

者さんは、ただ歯のトラブルを治しただけでは満足な食事ができず、『食事でむせてしまう』、『食べこぼしてしまう』、『食事に一時間以上もかかってしまう』などといった問題が残ります。こういった方々の食事の問題を解決する事も我々歯科医師が務めるべき本来の役目だと思っていました」

摂食機能療法学は、こうした高齢者が抱える問題を解決するための専門的な医療であり、寺本院長は大学院を修了後、この分野に7年間傾倒した。

嚥下障害に対する治療など様々なノウハウや知識を学んだ後、大学病院において臨床の現場へ。そこで実感したのが「ニーズの高さ」だった。「歯科医院に通えないご高齢の方々を診させて頂くと、口の中が崩壊していて、必要な歯科医療をほとんど受けていないような状態だったのです」

一方で「大学病院では諸事情があり、効率的な歯科医療を提供できる環境にありませんでした」という。『自身の想い描く理想の歯科医療を実現したい』、『訪問歯科医療という運営モデルを全国に根付かせたい』、こうした想いを胸に平成24年東京都文京区で寺本歯科クリニックを開業した。

開業当初、寺本院長は外来7割、往診3割といった割合で診療を行っていた。しかし「実際独立して訪問歯科をやってみると、予想を上回る事態の連続でした」と、訪問先で次々に紹介を受け、個人宅だけではなく地域の老人施設へも赴くようになるなど、当初設定していた時間ではとても追いつかない状況になっていったのだ。

こうして、訪問歯科のウェイトが大きくなり、今では訪問歯科9割、外来1割という当初とは真逆の体制で診療を行っている。

“話を聞くこと”で患者さんやご家族が本当に求めているものを理解

コミュニケーションを大切に常に患者さんと向き合う

寺本院長が日々の診療で大切にしていること。それは「話を聞くこと」だ。「技術を発揮することは当たり前です。これに加え、患者さんやそのご家族が本当に求めていることは何か。ここを理解し、解決することが重要で、そのために『話を聞くこと』が最も大切で且つ意外と難しい『1つの技術』と言っても過言ではないと考えています」

時に医療は“押し付け、ありがた迷惑”といった結果を招いてしまうことがある。「例えばお腹から栄養を摂取する胃ろうの患者さん。普通に考えると、できることなら口から食べられるようになった方が良いと考えがちですが、ご家族がそれを望んでいない場合もあります」と、患者側が本当に望む医療に対して医療側が飽くまでもニュートラルな立場でいることが「非常に大切」だと強調する。

そんな寺本院長の医療における基本スタンスは、“話を聞くこと”により問題を抽出し、ベストなゴールを設定、そのための具体的な手段を考えるという一連の流れだ。「問題抽出・ゴール設定・手段という3つの流れを説明するだけでも患者さんはとても安心してくれます」と話す寺本院長は、これに“優しさ”というエッセンスを加える。

「ただ単に優しい言葉をかけてあげるという意味ではなく、患者さんの症状を深く知って、明確なことをきっちり伝える。例えば失語の患者

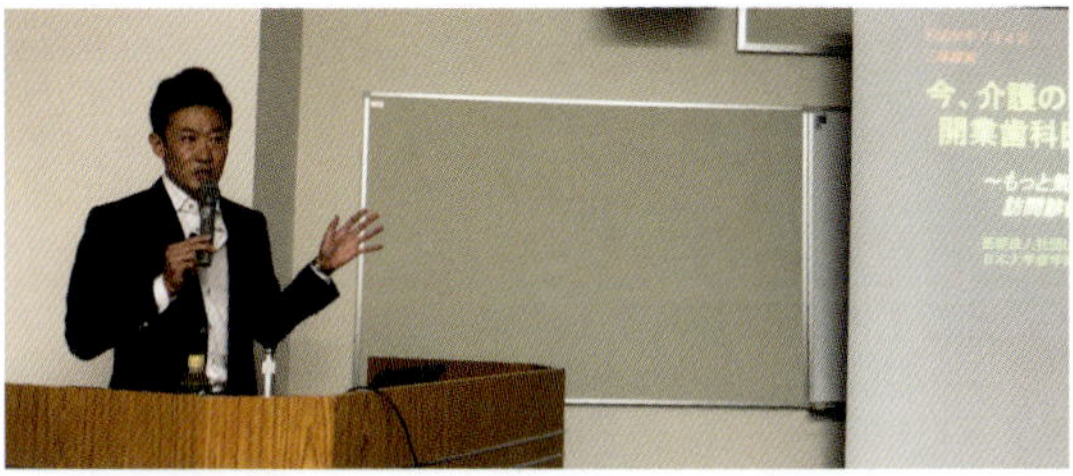

後進を育成するためのセミナー・講演活動も精力的に行う

さんでも人が言っていることは聞いて理解はできますので、説明はしっかり丁寧に行うといった、正確な知識に基づいた真の優しさです」

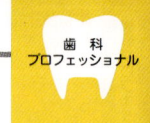

患者に寄り添う姿勢を常にもつ寺本院長は、治療と同等にコミュニケーションも大切にした歯科医療を実践。それだけに「技術や知識の研鑽とともに、ご高齢の方々に対して常に尊敬の念を抱きながら、我々スタッフの人間力を磨くことも必要不可欠」だと話す。

PROFESSIONAL DENTIST PROFESSIONAL DENTIST PROFESSIONAL DENTIST PROFESSIONAL DENTIST

父・民生医師の内科部門と連携し、ライフステージに合わせた医療を提供

「地域の患者さんを最期まで一生診るという歯科医療が理想」

医院1階では今、寺本院長の父である民生医師が内科の外来診療を行っている。「ここでは糖尿病や脳血管疾患、心疾患などいわゆる生活習慣病の予防に重きをおいた医療を提供していますと、主に運動療法や栄養指導で患者の状態をコントロールする。

「糖尿病と歯周病も密接な関わりがありますので、父と密接に連携を取りながらの医療提供も当院の強みの一つといえます」。独立開業から6年。これまで診療に講演活動、執筆にとエネルギッシュな活動を続けてきた寺本院長。

「今後は今の取り組みを継続するとともに、教育活動にも注力していきたい」と前を見据える。「全国の先生方に訪問歯科を取り入れて欲しいと思っていますが、あくまでも外来の延長と捉えて頂きたいのです。通院患者さんが何等かの理由で通えなくなったら訪問歯科で患者さんのライフステージを追う。いわば地域の患者さんを最期まで一生診て差し上げるというスタンスが理想ですね」

訪問歯科医療のパイオニアとして、寺本院長の飽くなき挑戦は続く。

Profile

寺本　浩平（てらもと・こうへい）

昭和 49 年生まれ。東京都出身。日本大学歯学部卒業。同大学大学院歯学研究科入学。トロント大学歯学部へ留学（痛みの研究）。平成 16 年日本大学歯学部摂食機能療法学講座助手（食べる機能の障害の専門講座）。同 19 年から助教。トロント Rehabiritation Institute へ留学（食べる機能の障害の専門講座）。日本摂食嚥下リハビリテーション学会認定士。日本大学歯学部摂食機能療法学講座兼任講師。平成 24 年寺本歯科クリニック開業。同 25 年に内科医の父親である寺本民生医師と提携し、医療法人社団 LSM（Life Style Modification）寺本内科歯科クリニックと改名。理事長・院長。歯学博士。

所属・活動

日本摂食嚥下リハビリテーション学会。日本静脈経腸栄養学会。老年歯科医学会。診療の傍ら全国の歯科医師に対して摂食機能療法に関する講演活動を行う。月 2 回、北海道の僻地医療へ赴くなど多忙な日々を送っている。

Information

医療法人社団 LSM　寺本内科歯科クリニック

所 在 地
〒 113-0033
東京都文京区本郷 5 － 25 － 13　SKY ビジョンビル 1F
TEL　03 － 6801 － 6936
予約番号：080 － 2599 － 8122
URL　http：//www.teramoto-mdc.com/

アクセス
大江戸線　本郷三丁目 徒歩 4 分
丸ノ内線　本郷三丁目 徒歩 5 分
三 田 線　春日 徒歩 10 分
南 北 線　東大前 徒歩 10 分
都営バス　東大赤門前 スグ

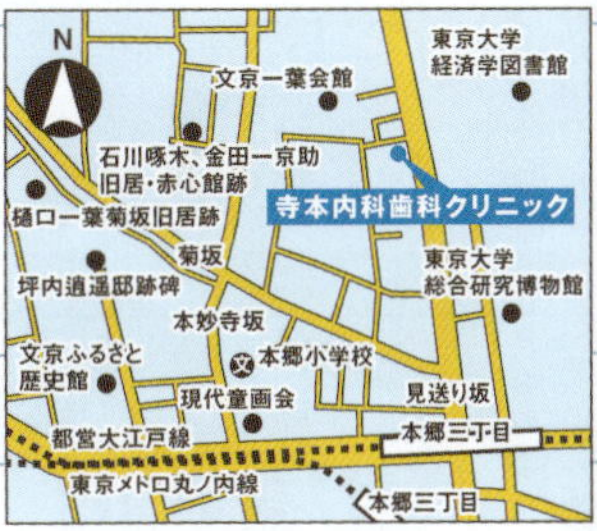

設　　立
平成 25 年

診療内容
『内科部門』
一般内科・糖尿病・高脂血症・高血圧・
動脈硬化・メタボリック症候群・脂肪肝など生活習慣病
『歯科部門』
一般歯科・訪問歯科・予防歯科・摂食機能療法科

診療時間
〈内科部門〉
月・火・水・金　9：00 ～ 12：30　14：00 ～ 17：00
土　9：00 ～ 11：30　**休診**　木・日・祝
〈歯科部門〉　歯科・訪問歯科ともに予約制
・歯　科　予　約（03‒5689‒5454）
・訪問診療予約（080‒2599‒8112）
平日は訪問診療を行っています。

地域住民から愛され親しまれる
静岡・沼津の地域密着型歯科医院

高度な技術とコミュニケーションを２本柱とした歯科医療を提供

デンタルオフィスみなと

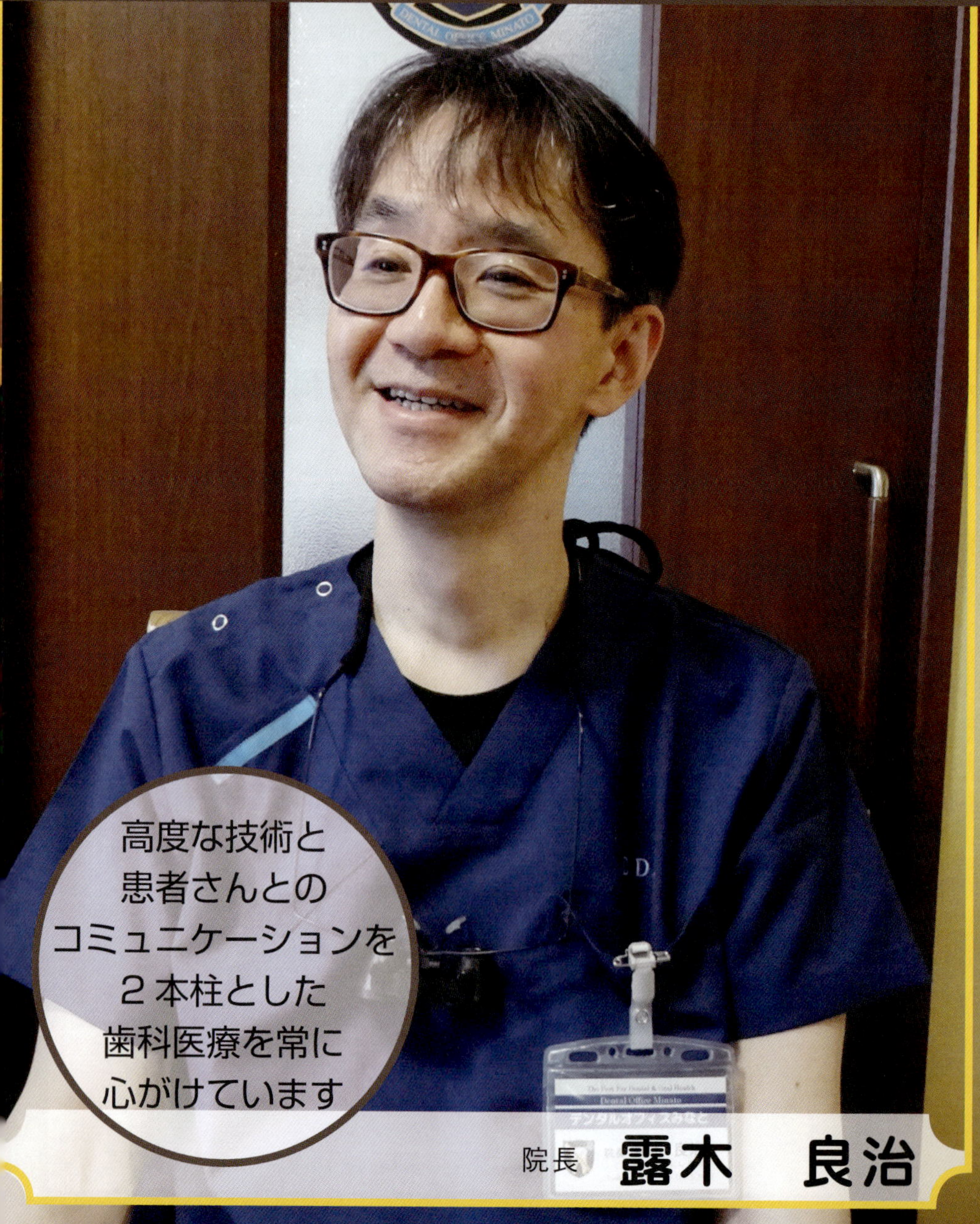

高度な技術と
患者さんとの
コミュニケーションを
２本柱とした
歯科医療を常に
心がけています

院長　**露木　良治**

デンタルオフィスみなと

静岡県沼津市のデンタルオフィスみなと。JR沼津駅から歩いて15分ほどの場所にある同院には、近隣住民を中心に多くの患者さんが来院、地域になくてはならない存在として親しまれている。

「高度な技術と患者さんとのコミュニケーションを2本柱とした歯科医療を常に心がけています」

穏やかな表情を浮かべて話すのは院長の露木良治さん。昭和39年生まれの露木院長は「人に喜ばれ、役に立つ仕事がしたかった」ため、歯科医師としてのキャリアをスタートさせた。それから10年以上、大学病院や関連病院などで技術向上を重ね、平成20年に独立。デンタルオフィスみなとを開院した。

「院名の〝みなと〟は、私自身海が好きだということと、『みなさんの笑顔のみなとでありたい』という願いを込めて名付けました」

露木院長独自のこだわりは院内の至る所に表れ、外観から待合室、診察室など全てが海や港を思わせる青と白を基調としたレイアウトに統一。床は木目調で、待合室は家庭のリビングルームの雰囲気が漂う。「歯科医院は皆さん基本的には行きたくない所だと思います。そうした中で、私たちは来てくださった患者さんに極力ストレスなく治療を受けていただける環境づくりに注力しています」

PROFESSIONAL DENTIST PROFESSIONAL DENTIST PROFESSIONAL DENTIST PROFESSIONAL DENTIST

動線や接遇、衛生面などあらゆる場面で独自のこだわり

「全ては患者さんに安心とリラックスを感じていただくため」

治療フロアに進んでも露木院長のこだわりは随所に散りばめられており「ステンレス部分を患者さんが目にすることのないように」と、治療器具を置く台を白くしたり、また、治療器具は患者さんの

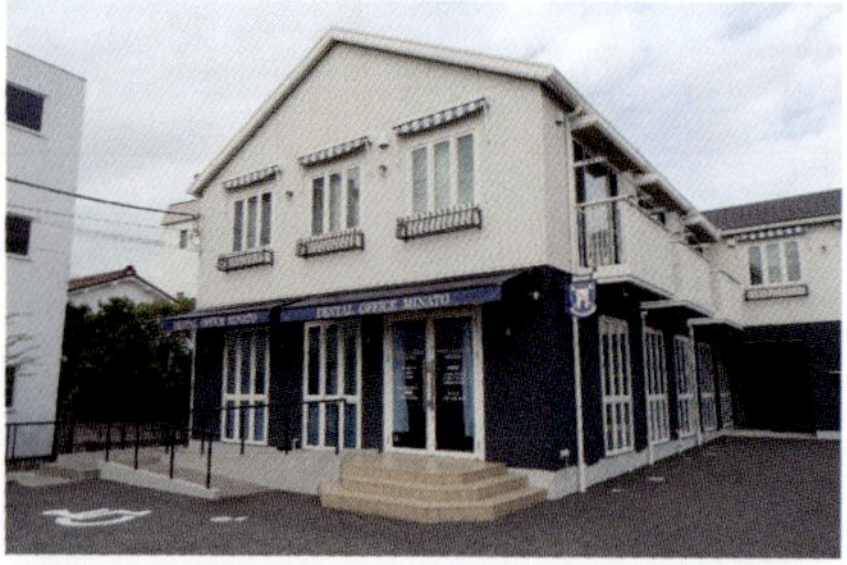

青と白を基調とした港を思わせる医院外観

見えない場所に収納されている。そして個々の診察チェアにテレビモニターや観葉植物、絵画を配置。さらに患者さんとスタッフの院内動線を完全に分離させ、患者さんの移動スペースから治療ルームが全く見えない角度に。この動線は特許取得済みで、医院の大きな特徴となっている。

患者さんへの配慮は設備面のみならず、露木院長含めスタッフ全員の接遇にも色濃く反映されている。「初めての患者さんには必ず名刺をお渡しします」と、露木院長自ら丁寧な自己紹介から初診をスタート。「あとは患者さんのお話をしっかり聞き、お話を絶対に否定しない。そしてこちらからはクリーニングや染め出しなど、これから何をするのか必ず説明するようにしています」

診療室の細部にまでこだわりを見せる露木院長は「今、目の前で診察チェアに座っている患者さんと自分が入れ替わっても良いか。これを常に頭に置きながら治療にあたっています」と話す。

こうした考えのもと、滅菌消毒にも力を入れ、治療器具の滅菌に用いるオートクレーブは、最高水準のクラスBのLisaを使用。ドリルやグローブの交換などは、患者さん毎に行い、衛生面に配慮する。このような院内環境や接遇への徹底的なこだわりは「全ては患者さんに安心とリラックスを感じていただくため」と露木院長は熱く語る。

PROFESSIONAL DENTIST PROFESSIONAL DENTIST PROFESSIONAL DENTIST PROFESSIONAL DENTIST

歯科口腔外科を標榜し、2000本以上の親知らずを抜歯

「親知らずの抜歯は若いうちに。20歳を超えたらレントゲン検査を」

デンタルオフィスみなとには、お子さんから高齢者まで幅広い世代の患者さんが訪れる。来院のきっかけも『歯が痛い』、『モノが噛めない』、『入れ歯が合わない』など多岐に渡り、それぞれ必要に応じた治療を行っていく。

医院では一般歯科から小児、インプラント、ブリッジ、入れ歯など一通りの治療に対応。「矯正が必要な患者さんだけは現状、連携する矯正専門医をご紹介しています」

こうした中、露木院長が得意とする分野が口腔外科だ。口腔外科の診る領域は主に親知らずや顎関節症、舌痛症、舌がんなどがある。「親知らずは、ちゃんと生える人は30％ほどで後の70％は不自然な状態です。これは日本人のあごが小さく、そもそも親知らずの生えるスペースが無いことが原因です」

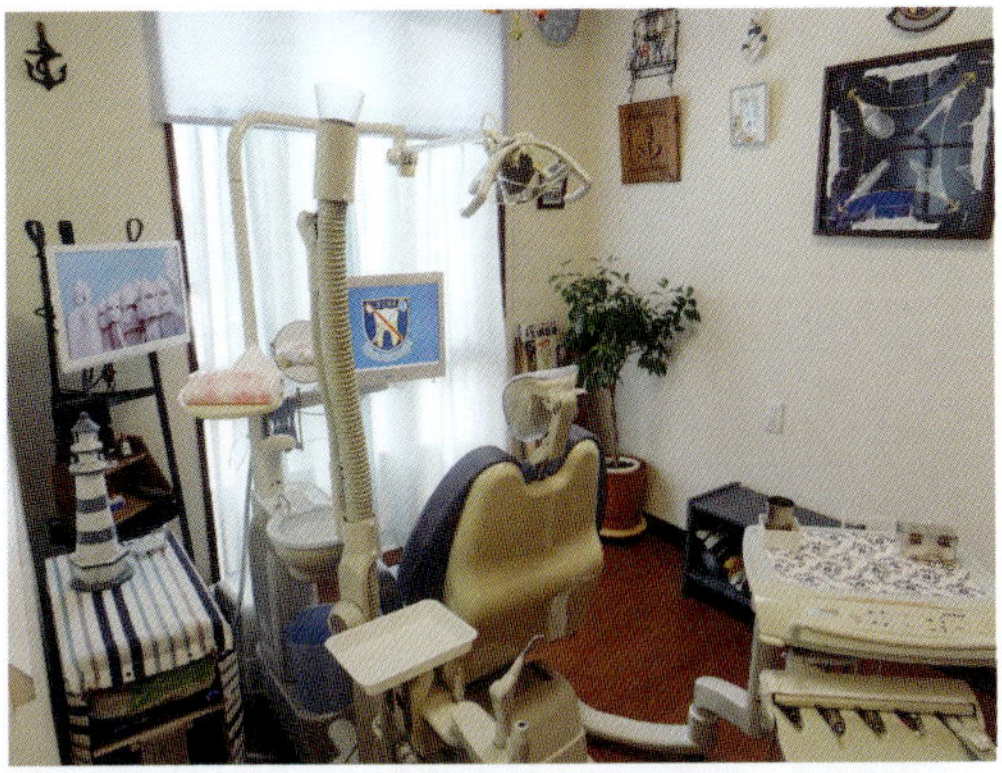
患者さんのリラックスと院長のこだわりが詰まった治療ルーム

しかし不自然に生えていても抜く必要のない親知らずもあるという。「親知らずの横にある7番目の歯が悪い場合は抜かない方がいい場合があります」

また親知らずは「若いうちに抜いておくことをお勧めしています」とも。「20代で抜いておくとキレイに治りますし、40代を過ぎると癒着が起こったり、抜くのが困難になってしまいます」

これまで2000本以上もの親知らずを抜いてきた実績をもつ露木院長は「親知らずは激しい痛みを伴う場合もあり、腫れがひどいと呼吸困難にもなったり、最悪、親知らずが原因で命にかかわることもあります。20歳を過ぎたら皆さん一度レントゲンを撮ることをお勧めします」という。顎関節症に関しては「現代病といってもいい位、最近増えています」といい、治療はマウスピースを用いて行う。これに加え「患者さん自身で生活習慣を改善していただくことも大事です」と露木院長。舌に痛みが伴う舌痛症に対しても「カンジダ菌が原因の舌痛症に対しては、当院にある有効な治療薬を用いて治すことができます」と話す。この治療薬を開業医レベルで置いている所は少ないという。

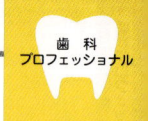

PROFESSIONAL DENTIST PROFESSIONAL DENTIST PROFESSIONAL DENTIST PROFESSIONAL DENTIST

「歯を大切に思う意識をもっと持って欲しい」

〝予防歯科の取り組み〟と〝後進の育成〟が当面の目標

デンタルオフィスみなとは今年で開業10周年を迎える。「これまでの10年は治療主体でしたが、これからの10年は予防にも力を入れていきたいと思っています」という露木院長は「皆さんには歯を大切に思う意識をもっと持ってほしいですね」と声高に呼びかける。

「歯の一本はダイヤモンドほどの価値があり、かけがえのない宝物です。虫歯になっても治療をすれば良いということではなく、削らずに済むよう歯を良い状態に保つことが大切。そういった意味でも予防歯科は私たち歯科医師のこれからやるべき使命だと思っています」

予防へのシフトともう一つ、露木院長が力を入れて取り組もうとするテーマが〝後進の育成〟だ。「私の考えや、ここでの治療ノウハウをマスターした歯科医師が全国に広がっていくことが私の夢であり目標。そのためにも若い歯科医師の先生に来ていただくことが急務。一緒にやってくれる先生を今、絶賛大募集中です」

露木院長の診療モットーである〝一歯入魂〟の精神を胸に、今後もオンリーワンの歯科医療道を邁進する。

Profile

露木　良治（つゆき・よしはる）

昭和 39 年生まれ。静岡県沼津市出身。横浜市立大学大学院医学研究科卒業。同大学医学部口腔外科助手、横浜市立脳血管医療センター歯科、横浜船員保険病院口腔外科、横浜市総合リハビリテーションセンター等を経て、デンタルオフィスみなとを開院。院長。医学博士。介護支援専門員。趣味は音楽、ラジカセ収集。

Information

デンタルオフィスみなと

所在地
〒 410-0004
静岡県沼津市本田町 5 － 17
TEL　055 － 926 － 8241
URL　http：//www.dentoffice-minato.com

アクセス
JR 東海道本線沼津駅 北口徒歩 15 分
JR 東海道本線片浜駅 北口車 8 分

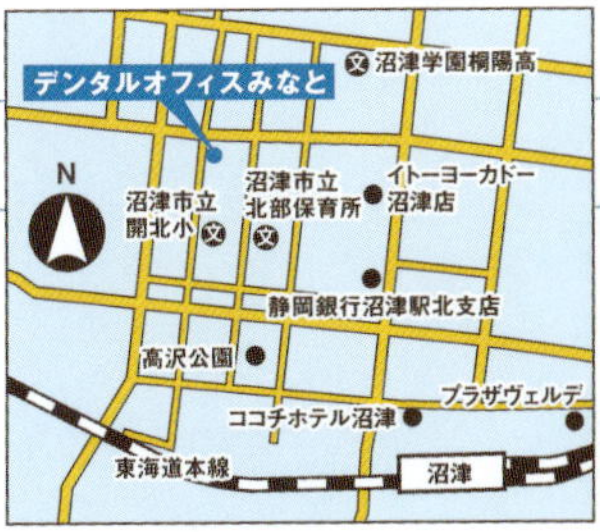

設立
平成 20 年

診療内容
一般歯科、小児歯科、歯科口腔外科、ドライマウス、予防歯科、インプラント、顎関節症、歯周病、ブリッジ

診療時間
9：30 ～ 13：00　15：00 ～ 19：00（土曜のみ～ 17：00 まで）

休診日
水・日・祝

デンタルオフィスみなとの 3 つのこだわり
1.〈充実したキッズルーム〉
お子さまが笑顔で帰れる医院を目指して
2.〈治療の事前説明〉
患者さまとのコミュニケーションを大切に最適な治療を
3.〈イチオシの院内設備〉
院内は患者さまのため細部までこだわっています。CT あり。

多くの歯を失った患者に再び“噛める喜び”を

総入れ歯とインプラント両方の特徴を活かした“ワンデイインプラント”

東京銀座歯科

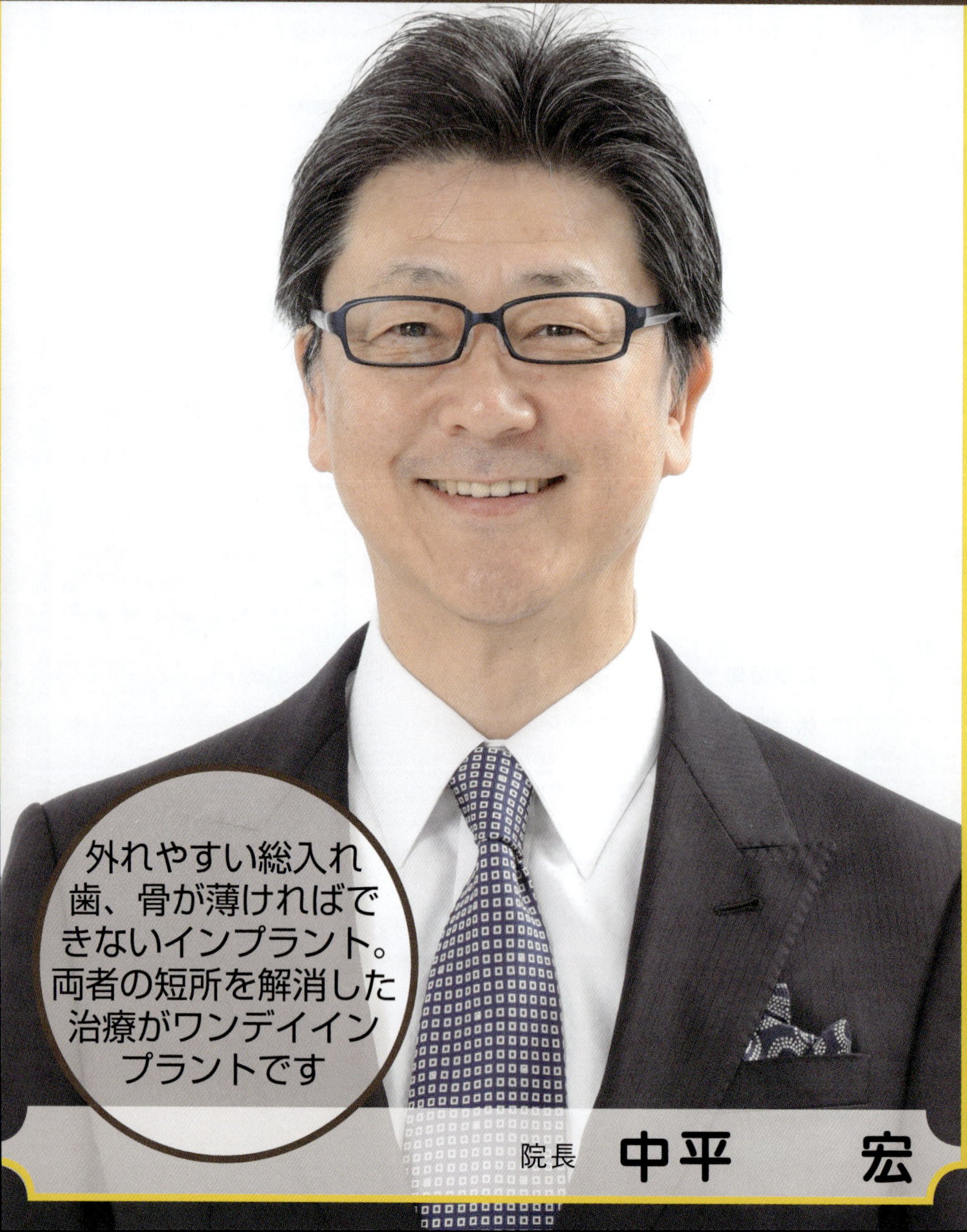

外れやすい総入れ歯、骨が薄ければできないインプラント。両者の短所を解消した治療がワンデイインプラントです

院長　中平　宏

食事をする上で不可欠な歯。歯を多く失うと、見た目の問題や満足な食事が叶わないことに加え、全身の健康にマイナスとなる様々な事態を引き起こす。例えば食習慣の変化による栄養の偏り、咀嚼能力の衰えによる栄養吸収の悪化、やがて生活習慣病や認知症、寝たきりなどにもつながり、ＱＯＬの著しい低下や命の危機をも招きかねない。

多くの歯を失った時の治療法には、入れ歯とインプラントがある。それぞれメリット・デメリットがあるが、顎全体となると取り組みやすさから総入れ歯が選ばれる傾向にある。

こうした中、総入れ歯とインプラント両方の特徴を活かした画期的ともいえる治療で、患者に再び噛める喜びを与える歯科医師がいる。東京銀座歯科院長の中平宏さんだ。その治療法は〝ワンデイインプラント〟と呼ばれる。

「外れやすい総入れ歯、骨が薄ければできないインプラント。両者の短所を解消した治療がワンデイインプラント。歯を失った患者さんのスタンダードとなり得る大きな可能性を秘めた治療法だと思っています」

PROFESSIONAL DENTIST PROFESSIONAL DENTIST PROFESSIONAL DENTIST

たった一日で、崩壊した口の中の審美と機能を回復

従来のインプラントにはない様々なメリット

中平院長は現在、東京銀座歯科に加え愛媛にある松山中平歯科、今治中平歯科の３ヵ所のほか、依頼を受けて全国に赴きワンデイインプラントを行っている。「この治療の大きな特徴はその名の通り、たった一日で崩壊した口の中を美しく、機能的にもある程度まで回復させることができる所にあります」

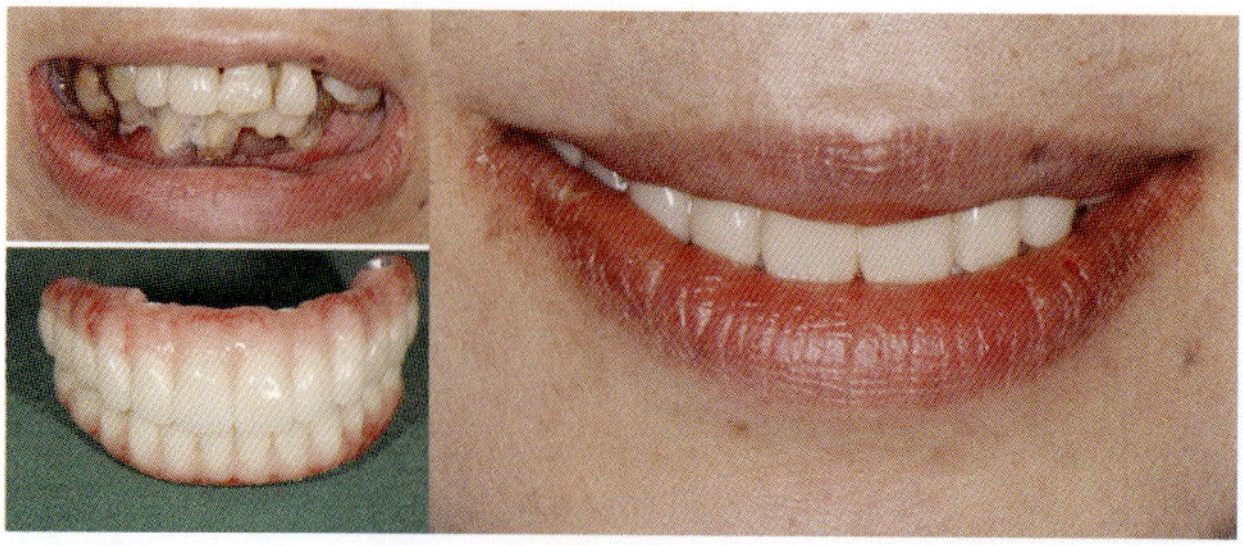

ワンデイインプラントの人工歯（左下）と治療による変化

片顎1時間半ほどの日帰り手術で、手術当日に固定式のきれいな仮歯が入る。これによって従来のインプラント治療に付きまとう何ヵ月も歯が無い期間を過ごすことなく、その日から軽い食事や人との会話を楽しむことができる。「術後にQOLを損ねることのない点は患者さんにとって大きなメリットです」

このワンデイインプラント。他にも従来のインプラント治療とは大きく異なる様々な特徴をもつ。その一つが〝インプラント＝人工の歯の根〟という概念がない点だ。

「インプラントで歯を1本ずつ再生するのではありません。人工の歯と歯茎の一塊、いわば入れ歯を数本のインプラントで固定するという考え方です」

この方法だと歯が全て無くなった患者に対して、インプラント手術の負担を大幅に軽減することができる。

「これまでなら片顎に10〜14本のインプラントを埋め込む必要がありましたが、ワンデイインプラントは4〜6本のインプラントで片顎全ての歯を固定することができます。テーブルの天板（＝入れ歯）と脚（＝インプラント）をイメージして頂けるとわかりやすいかもしれません」

そしてこうした方法を取ることで可能となるのが、〝骨が少ない患者へのインプラント〟だ。「通常のインプラント治療では骨にインプラントを埋めるだけの厚みと深さがなければ手術はできません。骨が薄い方は腰骨などから〝骨移植〟をする必要がありました。しかしワンデイインプラントなら骨質の良い部位に埋めたり、斜めに角度をつけてインプラントの長さ分の骨量を確保したりすることができるので、骨移植の必要がなくインプラントを行うことができるのです」

PROFESSIONAL DENTIST PROFESSIONAL DENTIST PROFESSIONAL DENTIST PROFESSIONAL DENTIST

総入れ歯をインプラントで固定。別名〝デンチャーミーツインプラント〟

「ほとんどの歯を失った人の第一選択肢となる治療法にしたい」

ワンデイインプラントのもう一つの特徴として〝固定式の歯〟があげられる。「総入れ歯は口の中の粘膜に吸着させて使いますが、固定源がないので例えばくしゃみをした時など、何かの拍子に外れることがあります。また、物を噛む強い力も十分に発揮できません。では入れ歯に固定源をつければいいのではないか。そこで顎骨と結合するインプラントで、入れ歯を固定しようと考えたのがワンデイインプラントです」

ワンデイインプラントを別名〝デンチャー（入れ歯）ミーツ（ｍｅｅｔｓ）インプラント〟と呼ぶ所以だ。「固定源があれば、入れ歯を吸着させるための床《しょう》という部分が不要になり、違和感なくしっかり噛めるようになります」

一方で中平院長は「全ての患者さんにワンデイインプラントがベストな方法という訳ではありません」とも。「患者さんの症状や全身状態、生活習慣などによって、ベストな治療法はそれぞれ違います」という。

「ほとんどの歯を失ったり、グラグラして噛めない患者さんにとっては、ワンデイインプラントがベストだと思います。そうした患者さんたちが治療の第一選択肢に挙げてく

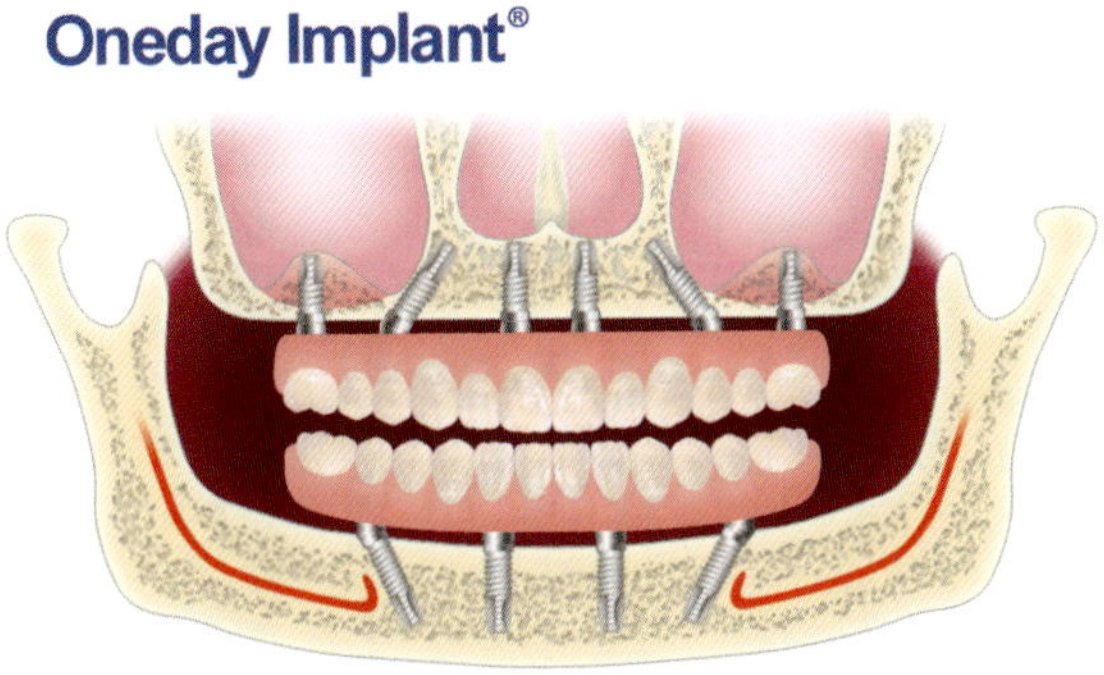

ワンデイインプラントのイメージ図

れるよう、もっと認知度を上げていきたい」

PROFESSIONAL DENTIST PROFESSIONAL DENTIST PROFESSIONAL DENTIST PROFESSIONAL DENTIST

実績を重ね〝ワンデイインプラント〟のスペシャリスト的存在へ

「現状に満足することなくデータ収集や検証を繰り返し治療の精度を高めていきたい」

歯科医師になって38年。当初からインプラントに力を入れた治療を行っていた中平院長が、ワンデイインプラントに出会ったのは平成12年。「海外で初めてこの治療を知った時は大きな感銘を受けました」

自身の治療に取り入れようと研修を重ね、平成14年から全国に先駆けて日本でワンデイインプラントを開始。これまでの手術実績は膨大な数に上り、師事する歯科医師も全国に広がるなど、今では日本におけるスペシャリスト的な存在となっている。「今後も現状に満足することなくデータ収集や検証を繰り返し、もっともっと治療の精度を高めていきたい」

どんなに実績を重ねても、奢ることなく常により良い歯科医療を追求する中平院長。こうした歯科医師としてのスタンスは「患者さんの健康に少しでも貢献したい」という強い想いが原動力となっている。

「今は高齢化が進み人生100年時代と呼ばれ、老後をいかに健康で楽しく生きていけるかということが重要テーマとなっています」

その中で中平院長は「年齢を重ねても、元気に人生を謳歌する人が増えるよう、歯科という天職を極めて社会に貢献することが、今後の私のライフワークです」と優しく微笑む。

Profile

中平　宏（なかひら・ひろし）

昭和 30 年生まれ。愛媛県出身。神奈川歯科大学卒業。USA ミシガン大学やUCLA、コペンハーゲンインプラントセンターでインプラント治療技術の研鑽に務めてきた。昭和 56 年中平歯科医院開業。平成元年医療法人中平歯科設立。平成 17 年東京銀座歯科開業。インプラントの治療実績は 5000 症例以上。手術当日に仮歯を固定する治療を“ワンデイインプラント”と名付け同 18 年に商標登録。これまで 1100 顎以上の手術を行ってきた。全顎にわたる治療法として高い評価を受け、同業歯科医からの紹介や手術依頼も多い。著書に『50 歳からの歯から若返る生き方 1 日でキレイな歯が入るワンデイインプラント』（幻冬舎）、『Dr. ナカヒラのワンデイインプラント ― その日から噛める』（ネコ･パブリッシング）、『Dr. ナカヒラのワンデイインプラント ― 1 日でキレイな歯が入る』（ネコ・パブリッシング）、『即時インプラント ― 補綴臨床 2005 年別冊』（論文掲載、医歯薬出版）がある。自身のモットーは“至誠一貫”。

Information

東京銀座歯科

所在地	〒 104-0061　東京都中央区銀座 1 － 7 － 6　銀座河合ビル 8F **TEL　03-3562-7877** URL　https://www.tg-ic.com/
アクセス	東京メトロ有楽町線 銀座 1 丁目駅すぐ 東京メトロ日比谷線、丸の内線、銀座線の銀座駅から徒歩 5 分
設　立	平成 17 年
診療内容	インプラント、ワンデイインプラント、iGO（前歯部矯正）、その他自費による歯科治療全般
診療時間	10：00：～ 18：00
休診日	木・隔週土日
3 つのお約束	1．お口全体がバランスよく噛めるようになることをゴールに見据えた治療計画を立案し、患者様にご満足いただける結果となるために最良と思われる治療法をご提案します。また治療期間や通院回数など、患者様のご希望にもできるだけ柔軟に対応いたします。 2．治療は安全に行うことを第一とし、不快感や痛みをできるだけ少なくして、患者様に安心して受診して頂けるように努めます。さらに、治療後だけではなく治療期間中の患者様の QOL（生活の質）も維持されるように配慮します。 3．完全予約制、完全個室の治療室で患者様のプライバシーをお守りします。

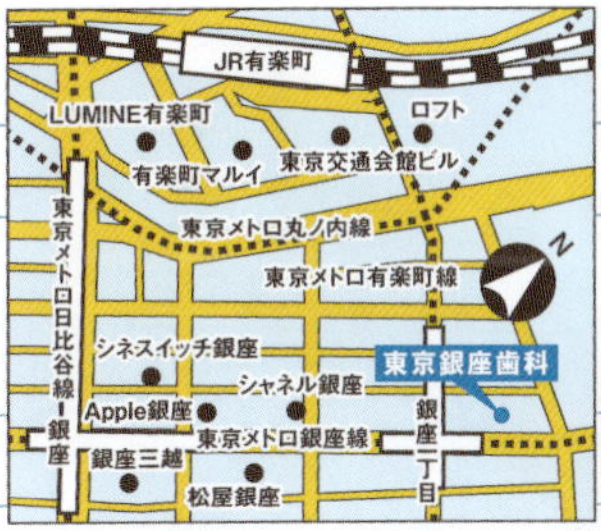

口腔外科分野のスペシャリスト

全国から患者が来院する国内有数の歯科医院

東京銀座シンタニ歯科口腔外科クリニック

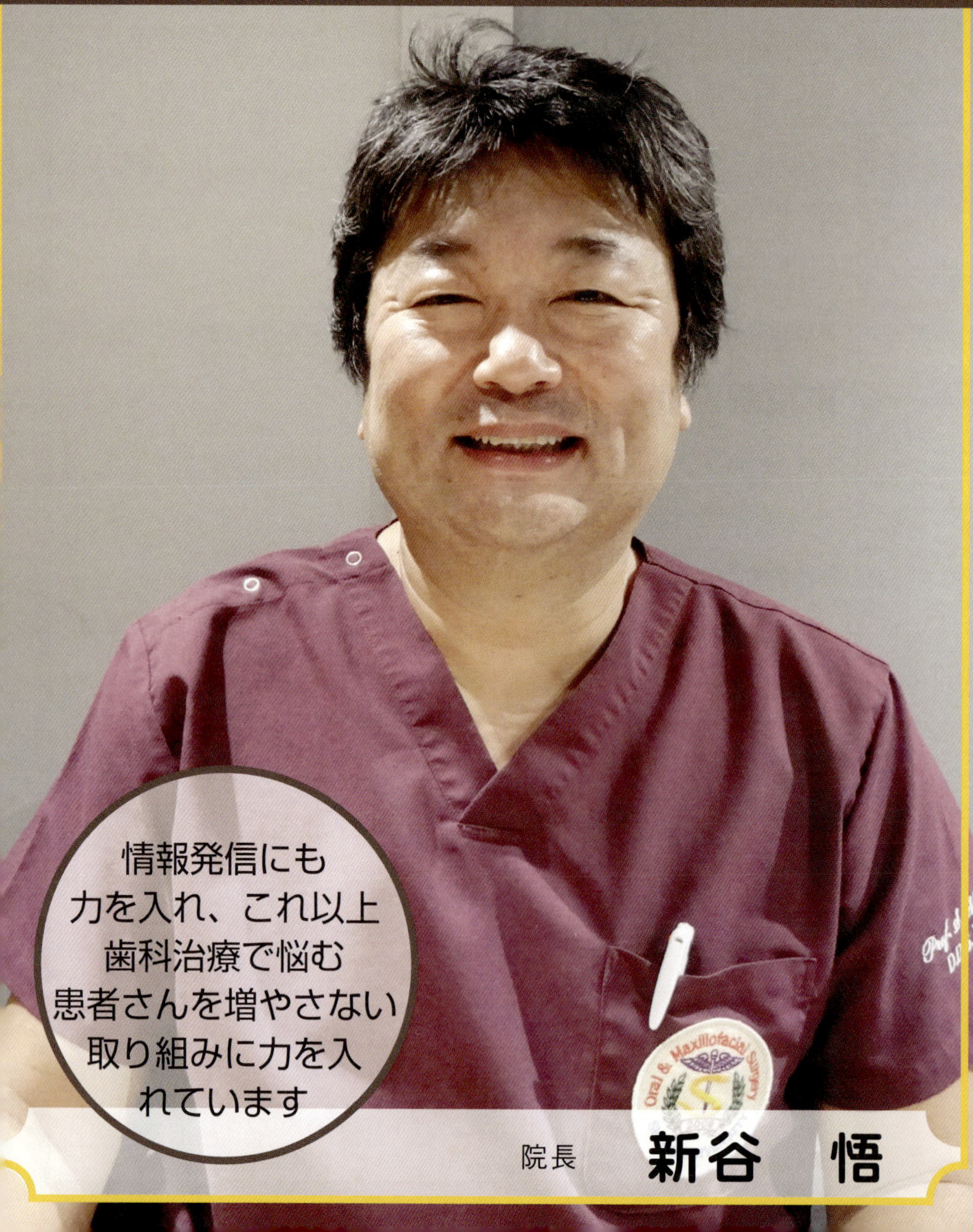
情報発信にも
力を入れ、これ以上
歯科治療で悩む
患者さんを増やさない
取り組みに力を入
れています
院長　新谷　悟

東京・銀座、様々なファッションビルが立ち並ぶ都会のど真ん中。常に情報、流行の先端をいくこの地に医院を構えるのは東京銀座シンタニ歯科口腔外科クリニック。ここには今、南は沖縄、北は北海道など全国から患者が来院。初診の予約は数ヵ月待ちという人気の歯科医院だ。

「当院には他の歯科医院でインプラントや歯科治療で失敗した患者さんが大勢やってきます。そうした患者さんの受け皿になることはもちろん、情報発信にも力を入れ、これ以上歯科治療で悩む患者さんを増やさない取り組みに力を入れています」

こう話すのは院長の新谷悟氏。口腔外科の専門医でありながら、虫歯や歯周病の治療にも長け、歯と口腔外科のスペシャリストとして患者から絶大な信頼を集めている。

PROFESSIONAL DENTIST PROFESSIONAL DENTIST PROFESSIONAL DENTIST PROFESSIONAL DENTIST

祖母を舌がんで亡くしたことをきっかけに口腔外科医を目指す

平成26年に東京・銀座の地で独立開院

口腔外科が診る領域は幅広く、親知らずをはじめとした抜歯や、腫瘍などの良性腫瘍、舌がんなどの悪性腫瘍、さらに唾液腺疾患、顎顔面外傷などがある。新谷院長は、大学時代に祖母を舌がんで亡くしたことをきっかけに口腔外科領域を目指すことを決意した。岡山大学歯学部を卒業後、大学院に進み口腔がんに関する研究に没頭。その後、愛知県がんセンター頭頸部外科へ。「松浦先生に師事し、口腔外科のみならず頭頸部分野の診療をみっちりと学ばせて頂きました」

同センターでの研修後、機会を得てハーバード大学へ留学。「ここでは主にがんの遺伝子治療を学びました」

2年間の留学から戻った新谷院長は再び岡山大学へ帰還。その後、米国での実績が評価され、

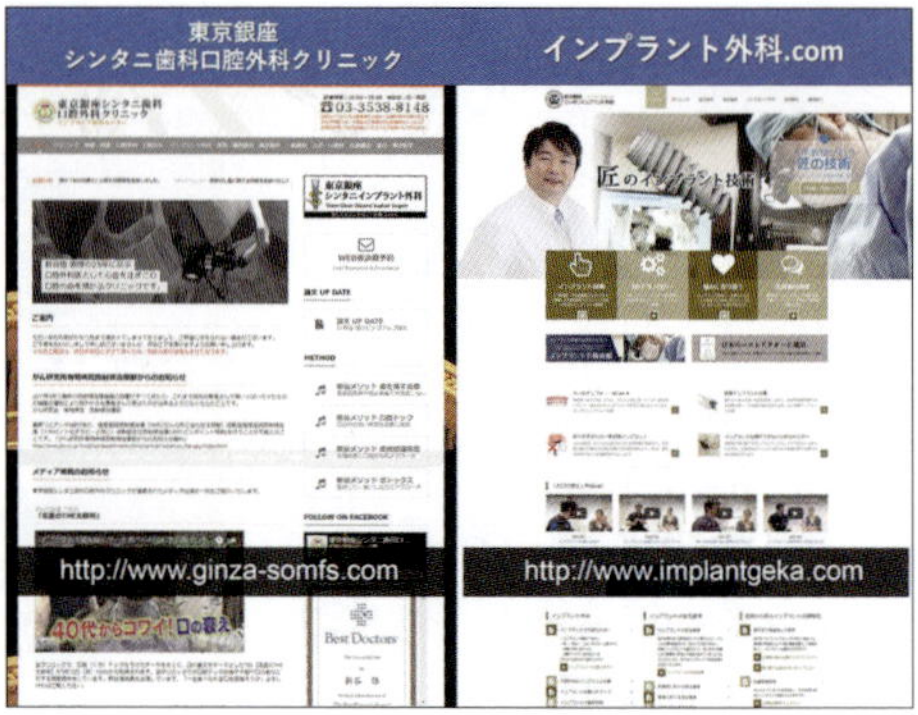

インプラントに関する情報を網羅した専門サイト
インプラント外科 .com

愛媛大学医学部助教授に着任する。「浜川教授に師事し、がんや顎関節、骨折、インプラントなど全ての手術を経験させて頂きました」

新谷院長は寝る間も惜しんで働き、臨床の傍ら、200以上の研究論文を発表。毎日手術と研究を繰り返し、技術と知識を常人の何倍もの密度とスピードで吸収していった。

こうした生活を約5年続け、多くの経験を積み上げた新谷院長は「昭和大学から声を掛けて頂いた」と、平成18年に教授として働くことに。同大学では、口腔外科難症例手術を幾度となく成功に導くなど実力を発揮。実績が評判を呼び、全国から新谷院長の治療を求めて患者が訪れるようになった。

患者数も右肩が上がりに増えるなど順風満帆だったが大きな転機が訪れる。「父が突然亡くなりまして……」

以前から大きな組織では理想の医療を思うようにできないもどかしさを感じていた新谷院長は、父の死をきっかけに独立を決意。平成26年に自身の集大成という形でクリニックを開業した。

PROFESSIONAL DENTIST ♥ PROFESSIONAL DENTIST ♥ PROFESSIONAL DENTIST ♥ PROFESSIONAL DENTIST ♥

ぶれずに貫くポリシーは『嘘をつかない歯科医療』『自分の家族にする治療』

「医療人として大切なことは〝徳を積むこと〟」

開業した医院は新谷院長の〝患者さんにとって本当にベストな医療を提供したい〟という想いが具現化された空間となっている。院内は全て滅菌対策が施され、治療ルームやカウンセリングルームは完全個室でプライバシーに配慮。設備機器にもこだわり、画像検査・診断に用いるCTスキャンは最先端のもの。インプラントの際にはコンピューターシュミレーションと、描いた治療計画を正確に遂行するためのサージカルガイドシステムを駆使する。これらは全て国内最高レベルの設備で、新谷院長は「全ては間違いのない完璧な歯科医療を提供するため」という。

さらに神経や血管など軟組織を傷つけずに骨だけを安全に削ることのできる〝ピエゾサージェリー〟という超音波機器を導入し、患者の治療時の負担軽減に繋げる。細部にまでこだわり質の高い歯科医療の提供に努める新谷院長が、患者に治療を行う上でぶれずに貫くポリシーがある。それが『嘘をつかない医療』、そして『自分の家族にする治療』だ。

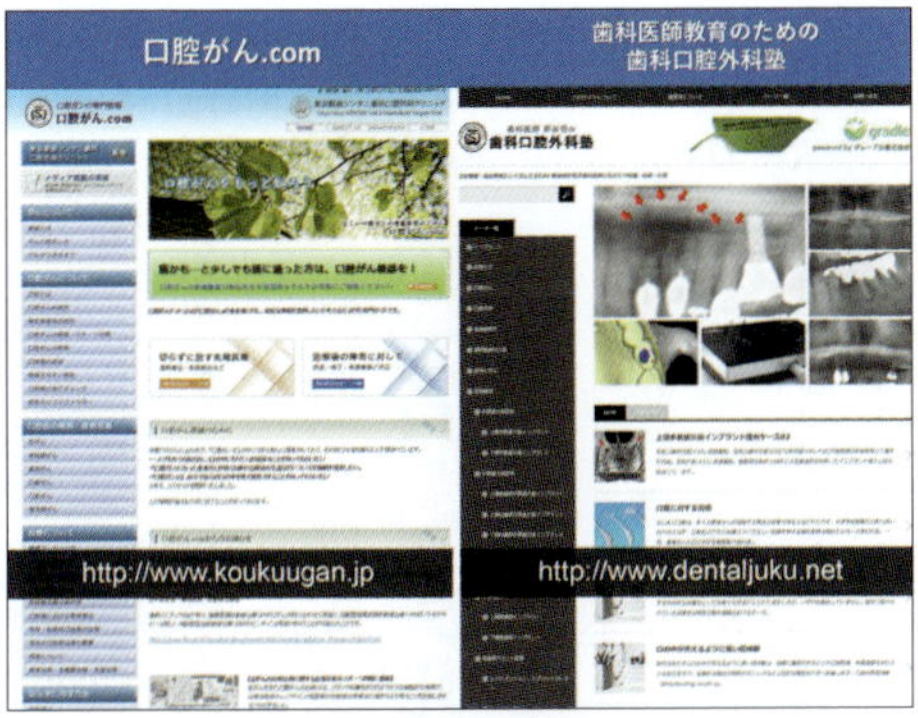

口腔がんに関する情報を網羅した専門サイト
口腔がん .com

「今現在、本邦の歯科治療は7割が再治療です。これは裏を返せば、ほとんどの歯科治療が完璧ではないということです」

実際医院にも、他院でインプラントやブリッジ、入れ歯治療などを受けて口の中が崩壊してしまった患者が大勢やってくる。「我々医療人は、仕事が人の喜びや幸せに直結する最たる職業だと思っています。だからこそ人生の中で数多くの徳を積まなければなりません」

こう力を込めて話す新谷院長は「現状、徳を積まない歯科医師が多過ぎる気がします」と嘆く。「その患者さんにとって本当に必要なことは何か。ここを考え実行してあげることが非常に大事」と、時として患者の予想・要望とは違った提案を行うことも。しかしこれは「患者さんにとってベストな方法を模索し、考えた結果」であり、院長自身の愛情の裏返しでもあるのだ。「歯科治療で不幸になる患者さんを撲滅するためにも、我々歯科医師の技術向上、そして患者さんご自身でも知識をもって欲しいと思います」

PROFESSIONAL DENTIST PROFESSIONAL DENTIST PROFESSIONAL DENTIST PROFESSIONAL DENTIST

4つのオリジナルサイトを駆使して情報発信

「日本の歯科医療のレベルアップに繋がるよう尽力していきたい」

独立開業から5年。多忙な日々を送る新谷院長が今後に向けて力を入れて取り組もうとするテーマがウェブ上からの情報発信だ。

「今は当院ホームページ、インプラント外科．ｃｏｍ、口腔がん．ｃｏｍ、〝新谷悟の歯科口腔外科塾〟という4つのサイトを運営しています」

これらの運営サイトから新谷院長は患者、歯科医師にとって有益な情報を制限なく提供している。「インターネットであれば多くの人が見ることができます。口腔がんや、インプラントのことなど、少しでもご自分の悩みと重なるものがあれば情報を得て欲しい」

今後も自身の行ってきた症例などを随時アップし、充実させていく予定だ。「これからも日本の歯科医療のレベルアップに繋がるよう尽力していきたい」という新谷院長は最後に、「歯科治療には詰め物や被せ物、入れ歯などを作る必要がありますがこれらの製作を一手に担うのは歯科技工士さん。歯の治療を行う上で技工士さんの存在がどれだけ重要かということも皆さんにぜひ知って頂きたい」とも。56歳。自信の裏に隠された人一倍の努力や探究心、治療に対する大きな使命感が印象的だった。

Profile

新谷　悟（しんたに・さとる）

昭和 36 年生まれ。香川県出身。岡山大学歯学部卒業後、大学院に進学。口腔がんに関する研究に従事し、博士号を取得。平成 6 年から愛知県がんセンターで外科医研修。同 9 年ハーバード大学に留学。帰国後同大学での臨床および研究が評価され愛媛大学医学部助教授に。同 18 年昭和大学顎口腔疾患制御外科学教室の主任教授・口腔外科科長に就任。東京大学とのがん免疫療法でスーパー医療特区における治療も行い診療実績をあげ、平成 22 年に口腔がんセンターのセンター長に就任。平同 26 年に父の死を機に独立を決意し東京銀座シンタニ歯科口腔外科クリニックを開院。診療の傍ら国内、ベトナム、中国などアジア各国の大学病院で手術や医療指導などを行う。島根大学医学部、山口大学医学部、富山大学医学部臨床教授。前昭和大学歯学部主任教授口腔がんセンター長。著書多数。

Information

東京銀座シンタニ歯科口腔外科クリニック

所在地　〒 104-0061
東京都中央区銀座 1 － 8 － 14　銀座大新ビル 5F
TEL　03 － 3538 － 8148
医院ホームページ
http://www.ginza-somfs.com/index.html
歯科医師新谷悟の歯科口腔外科塾
http://www.dentaljuku.net/
口腔がん .com　http://www.koukuugan.jp/
インプラント外科 .com　http://www.implantgeka.com/

アクセス　銀座一丁目駅（有楽町線）9 番出口 徒歩 1 分、
銀座駅（地下鉄各線）A13 番出口 徒歩 3 分、
京橋駅（銀座線）2 番出口 徒歩 3 分、
宝町駅（都営浅草線）A3 番出口 徒歩 3 分、
有楽町駅（JR）京橋口 徒歩 5 分

診療内容　口腔外科、口腔がん、インプラント外科、審美歯科、矯正歯科、一般歯科、スポーツ歯科、点滴療法、漢方・東洋医学

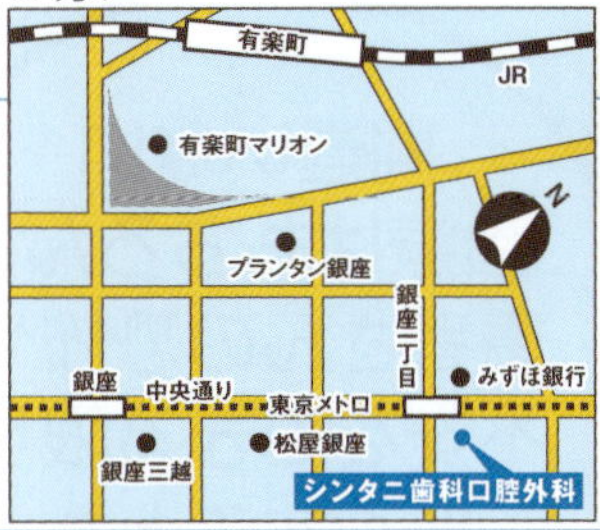

診療時間

月～金	10：00 ～ 13：00	14：30 ～ 19：00
土	10：00 ～ 13：00	14：30 ～ 18：00

休診日　日祝

「患者さんとの信頼関係を大切に」

モットーは“10 年先を見据えた歯科治療”

トラスト歯科

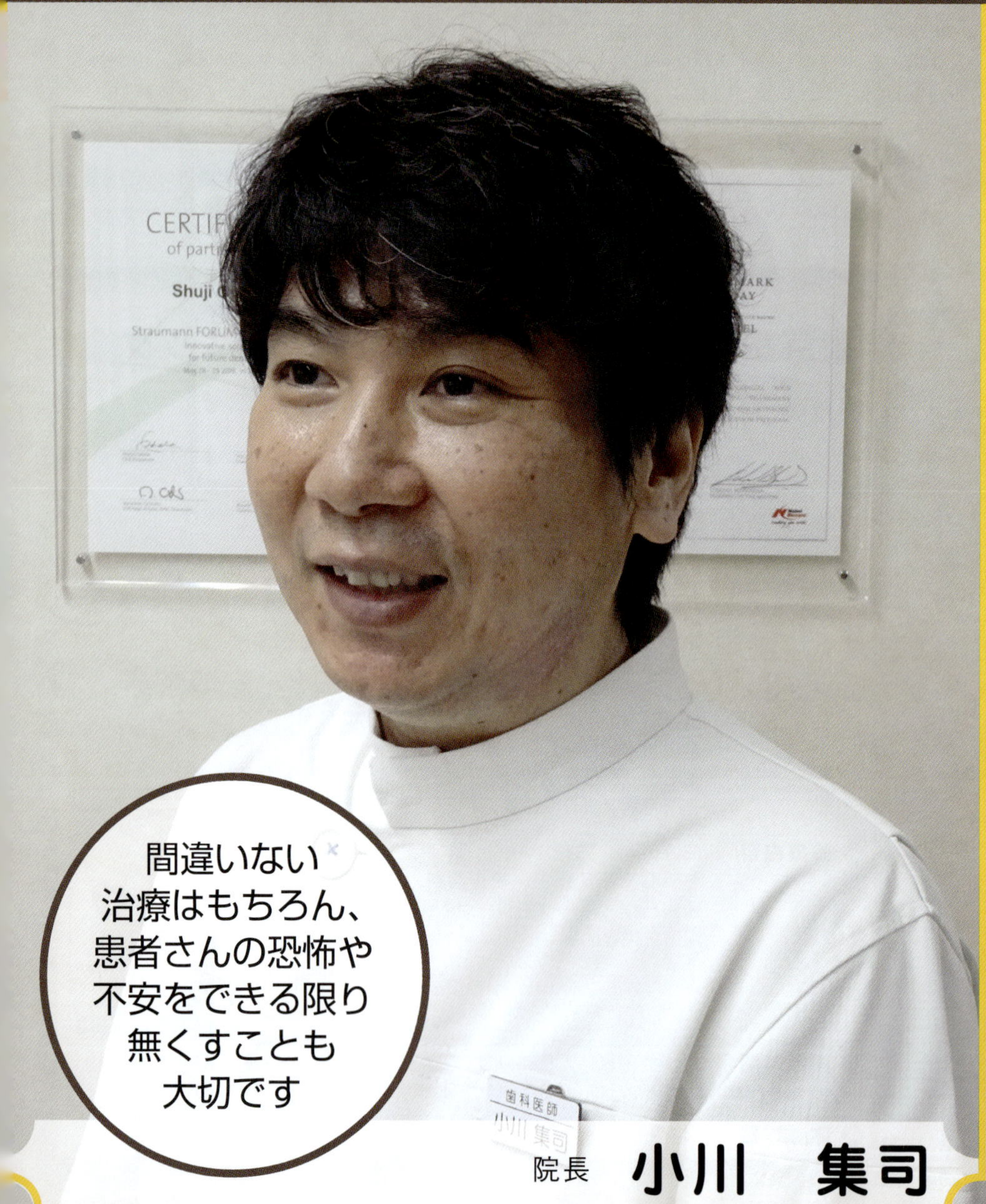

間違いない
治療はもちろん、
患者さんの恐怖や
不安をできる限り
無くすことも
大切です

院長 **小川　集司**

大阪市西区にあるトラスト歯科。大阪メトロ阿波座駅から歩いてすぐの所にある同院には、全国から患者が来院する。

そんなトラスト歯科に一歩足を踏み入れると、いつも治療を終えた患者とスタッフの気さくで和気あいあいとした会話が聞こえてくる。その光景はまるで身内同士のような、とてもフレンドリーなもので心温まる。

「患者さんとはあくまで対等な関係で接するようにしています。その上でお互い深い信頼関係を築くことが大切です。そうしなければ本当に良い歯科医療は提供できません」

穏やかな表情で話すのは、院長として治療を一手に担う小川集司さん。歯科医師になって18年。これまで口腔外科分野を中心に、多くの患者に治療を施してキャリアを積み上げてきた。

PROFESSIONAL DENTIST PROFESSIONAL DENTIST PROFESSIONAL DENTIST PROFESSIONAL DENTIST

最先端の設備で大学病院並みの高レベルな歯科医療を提供

口腔外科を専門として600を超えるインプラント実績

小川院長が歯科医師を志したのは大学生の時。「アメリカ留学で出会った歯科の先生にインプラントを教わったことがきっかけでした」

その後歯学部を卒業し、大学病院での研修医を経て大学院へ。「口腔外科領域を追求すると同時に、オールマイティーに診ることのできる歯科医師を目指していました」と、大学院での研究テーマをあえて〝歯周病菌〟とし、口腔外科の枠に留まらない幅広い知識を吸収。小川院長は「この時の経験は今の治療にかなり活かされています」という。こうして大学院で学ぶと同時に大学病院にも在籍し、口腔外科分野をはじめ様々な症例を経験していった。

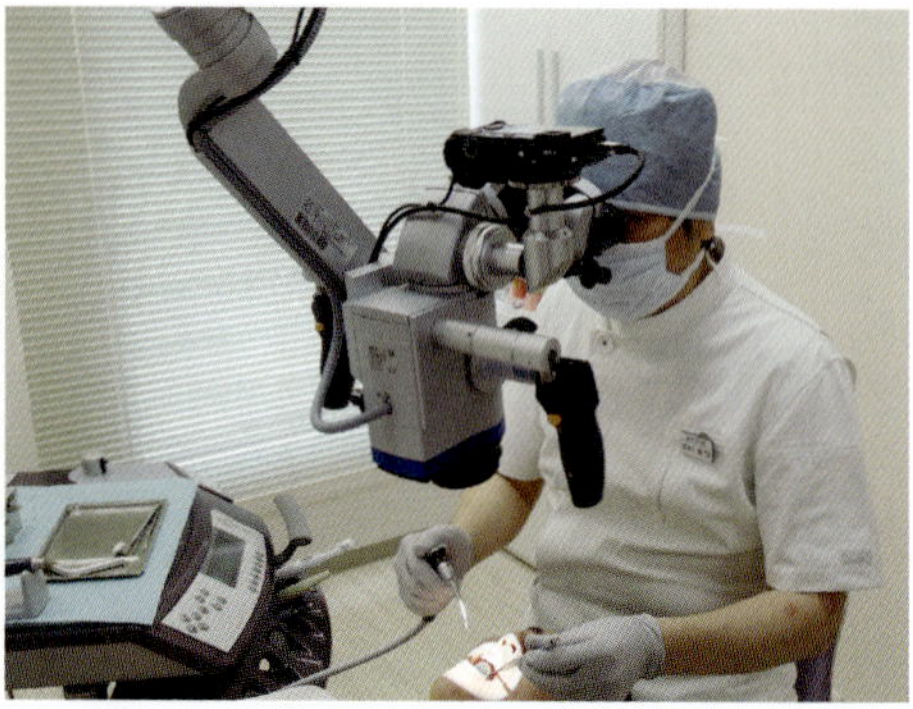

肉眼では見えないものを映しだし
的確な治療を可能にするマイクロスコープ

その後、5年間在籍した大学病院を離れ、民間の医療機関で勤務医として再スタート。勤務医で10年。この間も口腔外科分野を中心に、虫歯や歯周病などの一般歯科、噛み合わせ治療も含め膨大な数の患者を診てきた。こうして小川院長は、大学病院時代から着実に診療実績とノウハウを積み重ねていった。

そして平成29年、勤務していた医院を引き継ぐ形で独立。「患者さんとの信頼関係を大切に」と、トラスト（信頼）歯科と命名し、心機一転スタートした。

医院では万全な滅菌対策とマイクロスコープやCTなどを完備し、小川院長が提唱する〝最先端の設備で大学病院並みの高レベルな治療〟を実践する環境が整っている。

「手術用の顕微鏡であるマイクロスコープを使えば、肉眼では見えないものが鮮明に見え、的確な治療が可能になります」

手のひらを映せばしわや指紋、キラキラとした汗まで確認できるようになる。こうした高精細の鮮明な映像により、精密さが求められる虫歯治療や歯の亀裂の確認、根管治療の際に大きな力を発揮する。一方で「機器自体が高額で、扱うには相当なトレーニングが必要」ということから全国でまだ5%ほどしか普及していないという。こうした最先端の機器を駆使して、患者の悩みに応えた様々な治療を提供している。とりわけインプラント治療においては小川院長自身の経験と専門性が十全に発揮され、これまでのインプラント件数は優に500を超え、独立後もすでに100件近くのインプラントを患者に施している。

「間違いない治療はもちろん、患者さんの恐怖や不安をできる限り無くすことも大切です」

入念な準備と全神経を集中して間違いのないインプラント治療を実践

「インプラントは本来一本でも歯が抜けたら行うべき」

小川院長のインプラント埋入手術は、事前に7つの過程を経るなど、準備に多くの時間を割いた上で実施される。

「CTを駆使して患者さんの歯と顎の状態を把握します。そのうえでコンピューターによるシミュレーションを行います」

コンピューターガイドシステムを用いることで、ベストなポジションにインプラントを埋入することができるという。これにより、早いものなら10分程で手術を終えることも可能になる。さらに「希望される方には歯科麻酔専門医による静脈内鎮静を行います」と、麻酔で一切の不安や恐怖を取り除いていく。インプラント治療に関して小川院長は「医院によっては来院したその日に実施する所もあります。安くて早いというメリットはあるのかもしれませんが、リスクにも注意しなければいけません」と話す。骨にチタンを埋め込むインプラントは、一歩間違えると大きな事故に繋がる治療であり「安易にできるものではありません」と警鐘を鳴らす。だからこそ小川院長は準備に多くの時間をかけ「インプラントを始めとした外科処置的な治療の際は他の予約を一切入れません」と全精力をその患者だけに注ぐ。

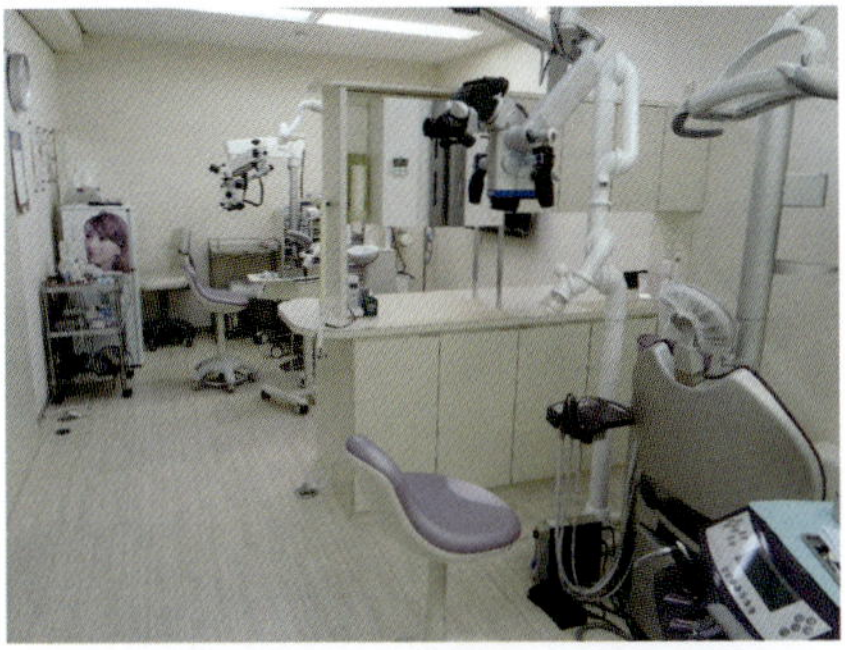

万全な滅菌対策と最新鋭の設備機器が揃った治療ルーム

インプラントは比較的高齢の患者が受けるケースが多いが、

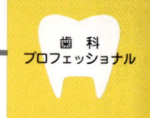

トラスト歯科では30~40代の若い世代が多い点が特徴だ。

「これには理由があります。インプラントは本来一本でも歯が抜けたらやるべき治療だと私は考えています」。入れ歯やブリッジは、他の健康な歯に大きな負担がかかり、5~10年スパンで将来的にダメになるリスクを抱えることになる。

「一本の内にインプラントをやっておけば、他の歯を守ることに繋がるのです」

PROFESSIONAL DENTIST PROFESSIONAL DENTIST PROFESSIONAL DENTIST PROFESSIONAL DENTIST

プロとして最高の歯科医療を提供

「皆さんに歯を大切にする意識を持ってもらいたい」

常に患者にとって最善の策を考えた治療を行う小川院長。「私のやるべきことは、プロとして最高の歯科医療を患者さんに提供すること」とサラリと言ってのける。さらに小川院長が強く訴えるテーマが〝患者自身の歯に対する意識向上〟だ。「欧米では予防で歯科医に行くのが当たり前という文化が根付いていますが、日本はまだまだです。皆さんにも欧米に負けない位歯を大切に思う気持ちを持っていただきたいと思います。そのためのアドバイスや情報提供を惜しみなくやっていきます」

トラスト歯科には今、沖縄や中国、アメリカなどの遠方からも患者が訪れる。「目先の治療ということではなく、患者さんの5~10年後の口の健康を考慮に入れた歯科治療が私の歯科医師としてのモットーです」。こう話す小川院長は「多くの患者さんの期待と信頼に応えられるように、これからも質の高い歯科医療にこだわっていきたい」と前を見据える。豊富な経験に裏打ちされた歯科医療に対する揺るぎない自信と、気さくで優しい人柄を併せ持つ小川院長の飽くなき挑戦は続く。

Profile

小川　集司（おがわ・しゅうじ）

昭和44年生まれ。兵庫県出身。朝日大学歯学部卒業。同大学歯学部付属病院口腔外科、福井赤十字病院で研修を経、朝日大学大学院歯学研究科修了。平成18年にバイオクリニックに入職。同29年にバイオクリニックを引き継ぐ形で独立。医院名をトラスト歯科に変更。院長。歯学博士。朝日大学歯学部非常勤講師。日本口腔外科学会所属。

Information

トラスト歯科

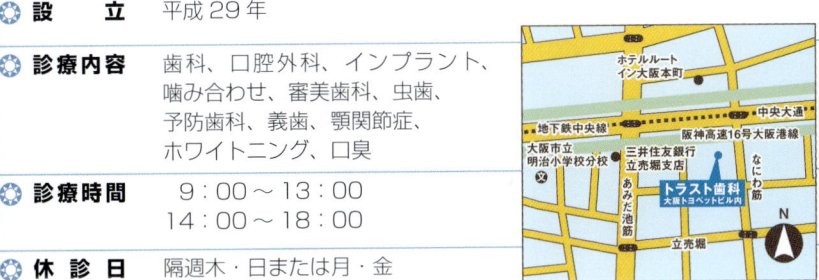

所在地	〒550-0012 大阪市西区立売堀3－1－1　大阪トヨペットビル5F **TEL　06-6536-1160** URL　http：//www.trustshika.com/
アクセス	・地下鉄 中央線・千日前線「阿波座駅」2号出口から徒歩1分
設立	平成29年
診療内容	歯科、口腔外科、インプラント、噛み合わせ、審美歯科、虫歯、予防歯科、義歯、顎関節症、ホワイトニング、口臭
診療時間	9：00～13：00 14：00～18：00
休診日	隔週木・日または月・金 （予約時にご確認ください）
当院の8つの特徴	・麻酔の方法にこだわり、痛くない治療を実践 ・感染予防対策を徹底した安心・安全な治療体制 ・治療歴18年・口腔外科出身の院長が外科治療を行います ・噛み合わせの治療により全身の不調を改善 ・ガイドサージェリーを用いた正確なインプラント治療 ・歯科麻酔専門医立会いによる手術の実施 ・歯科技工士立会いの下行われる審美歯科 ・スタッフは全員歯科衛生士

「ありがとう」の言葉と「笑顔」にあふれて26年

地域社会に貢献する歯科医療のエキスパート集団

医療法人　なかの歯科クリニック

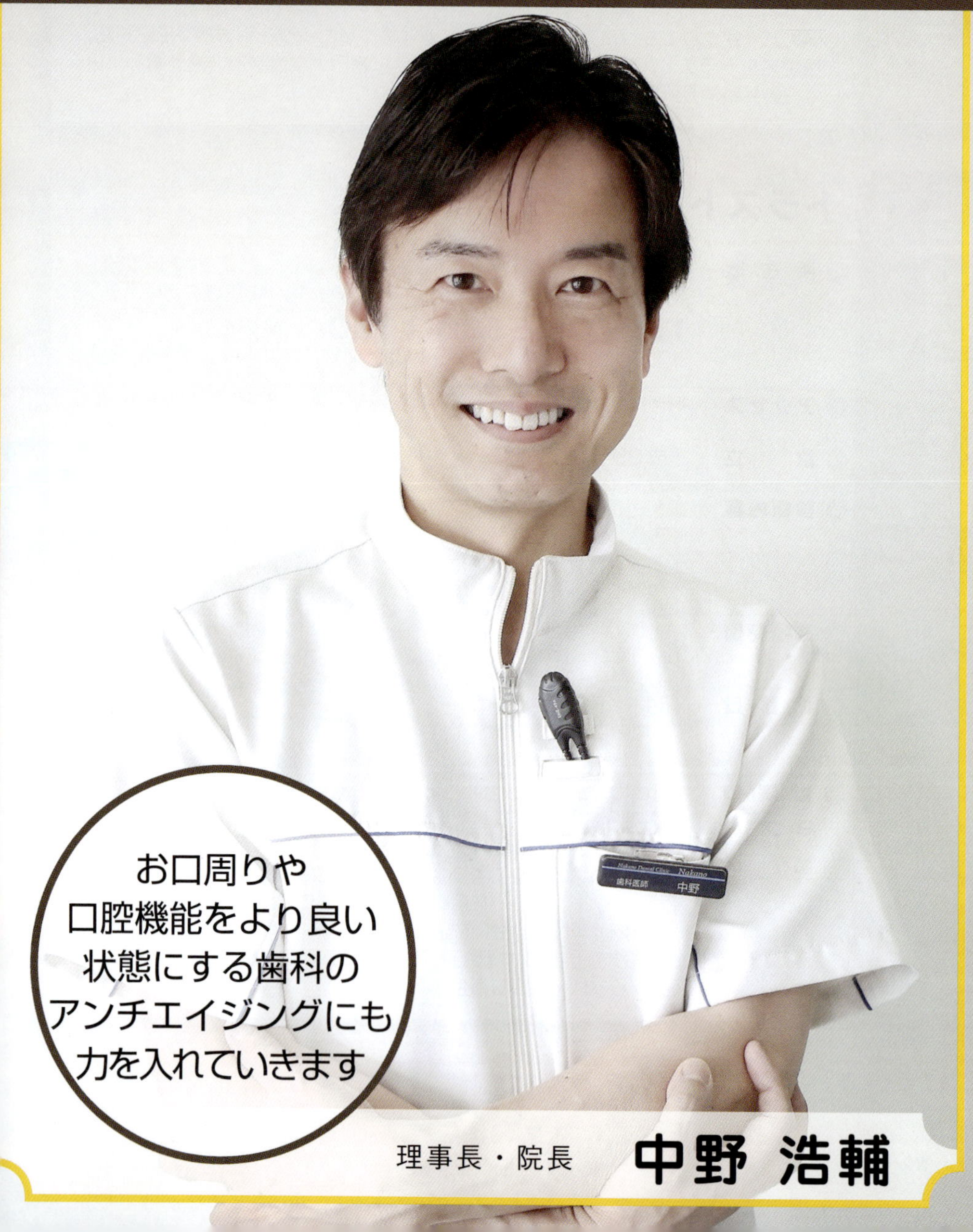

お口周りや
口腔機能をより良い
状態にする歯科の
アンチエイジングにも
力を入れていきます

理事長・院長　**中野　浩輔**

本格的な少子高齢社会を迎え、健康で長生きを喜べる社会、すなわち健康長寿社会の重要性が叫ばれて久しい。80歳になっても自分の歯を20本以上保つことを推奨する「8020運動」もその一環だが、平均寿命が延びる一方で、歯の寿命は伸び悩んでいるのが実情だ。

交通事故死よりも増えている高齢者の食べ物や入れ歯による窒息、あるいは誤嚥性肺炎が原因の突然死を防ぐための予防医療に取り組む身近なかかりつけ歯科医の存在がますます重要視されている。

こうした社会背景の中で、最新の治療法を駆使して地域の健康増進に貢献するだけでなく、患者とのコミュニケーションを重視し、地域の拠り所となっている歯科医院がある。岡山市北区にある「なかの歯科クリニック」がそれだ。

地元出身の中野浩輔院長を中心に、スタッフが一丸となって提供する「あたたかみ」のある歯科医療に惹かれ、連日老若男女を問わず多くの患者が訪れる。

PROFESSIONAL DENTIST　PROFESSIONAL DENTIST　PROFESSIONAL DENTIST　PROFESSIONAL DENTIST

開院以来のスローガン、「待たせない」「痛くしない」「よく説明する」

患者の想いを汲み取ったオーダーメイドの歯科医療を提供

欧米の先進国では口の中の定期点検とメンテナンスのために歯科に通うのが一般的だ。しかし日本では、歯科医院は「歯が痛くなってから行くところ」という意識が根強い。そればかりか幼い頃の「歯の治療は痛い」というトラウマから、「歯科恐怖症」に陥っている人も多く、自然に足が遠のく。

中野院長は開院当初から「インフォームドコンセント（説明と同意）」に力を入れ、患者が少

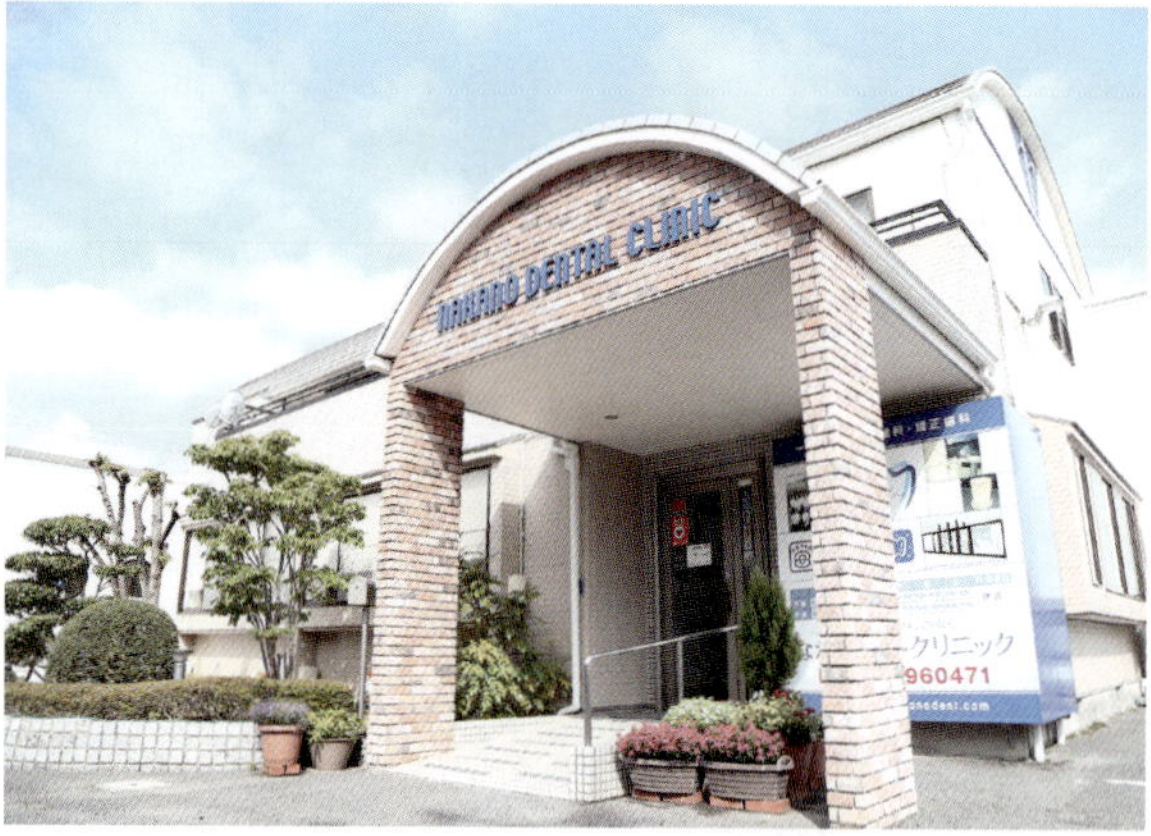

地域に根差した歯科として声望が高い

しでも快適に治療を受けられることに心を砕いてきた。

「歯科医院にはできることなら行きたくないというのが、多くの人の本音だと思います。このため開業時からカウンセリングルームを作り、全ての患者さんに治療計画書を提示して治療方法や費用、治療期間など診療に関する十分なカウンセリングを行なうことを使命としてきました」と中野院長は力を込める。

なかの歯科クリニックの待合室にはキッズルームがあり、保育士が預かる託児室も完備している。一般的な歯科医院の治療室と違って、サロンのような雰囲気で歯の予防やクリーニングが受けられる専用ルームの「スマイルクリエイトゾーン」や、珪藻土の土壁を使用し人と環境への優しさにこだわった治療空間「ＬＯＨＡＳルーム」など、訪れるすべての患者が安心して治療を受けられる配慮がなされている。

入れ歯、インプラント、歯周病治療、ホワイトニングなど、その時々の歯の症状に加え長期的な視野に立った口腔ケアができるのも、なかの歯科クリニックの大きな魅力だ。

PROFESSIONAL DENTIST PROFESSIONAL DENTIST PROFESSIONAL DENTIST PROFESSIONAL DENTIST

豊かなコミュニケーションが息づく地域密着の歯科医院

クリニックの自慢は一人ひとりの優秀なスタッフたち

こうした「患者さん一人ひとりに寄り添ったオーダーメイドの診療」の源となっているのが、なかの歯科クリニックのスタッフたちだ。中野院長を含め歯科医師5名、歯科衛生士16人、受付秘書5人、トリートメントコーディネーター一人、歯科助手5人、保育士2人を擁し、それぞれの専門分野におけるスタッフの充実を誇る。

「私たちのクリニックに来られる患者さんは、転院を繰り返しておられるなどそれぞれ理由を抱えていらっしゃいます。患者さんと医療に携わる私たちとの信頼に基づく絆は、治療技術はもちろんですが、プロ意識に裏打ちされた高い人間力、豊かな感性が求められます。こうした優れたスタッフを育成することが本当の地域密着であり、地域医療だと思います」と中野院長は熱く語る。

なかの歯科クリニックでは週に一度全体ミーティングを行い、スタッフとの個別面談も年3回行うなど院内での綿密なコミュニケーションづくりに努めている。多忙な日常の中で何となく流されるのではなく、目標や理想を高く持ち日々精進してほしいとの思いがそこにはある。

「私も55歳になり、後進の育成・指導を考えるようになりました。私の想いを汲み取って診療に

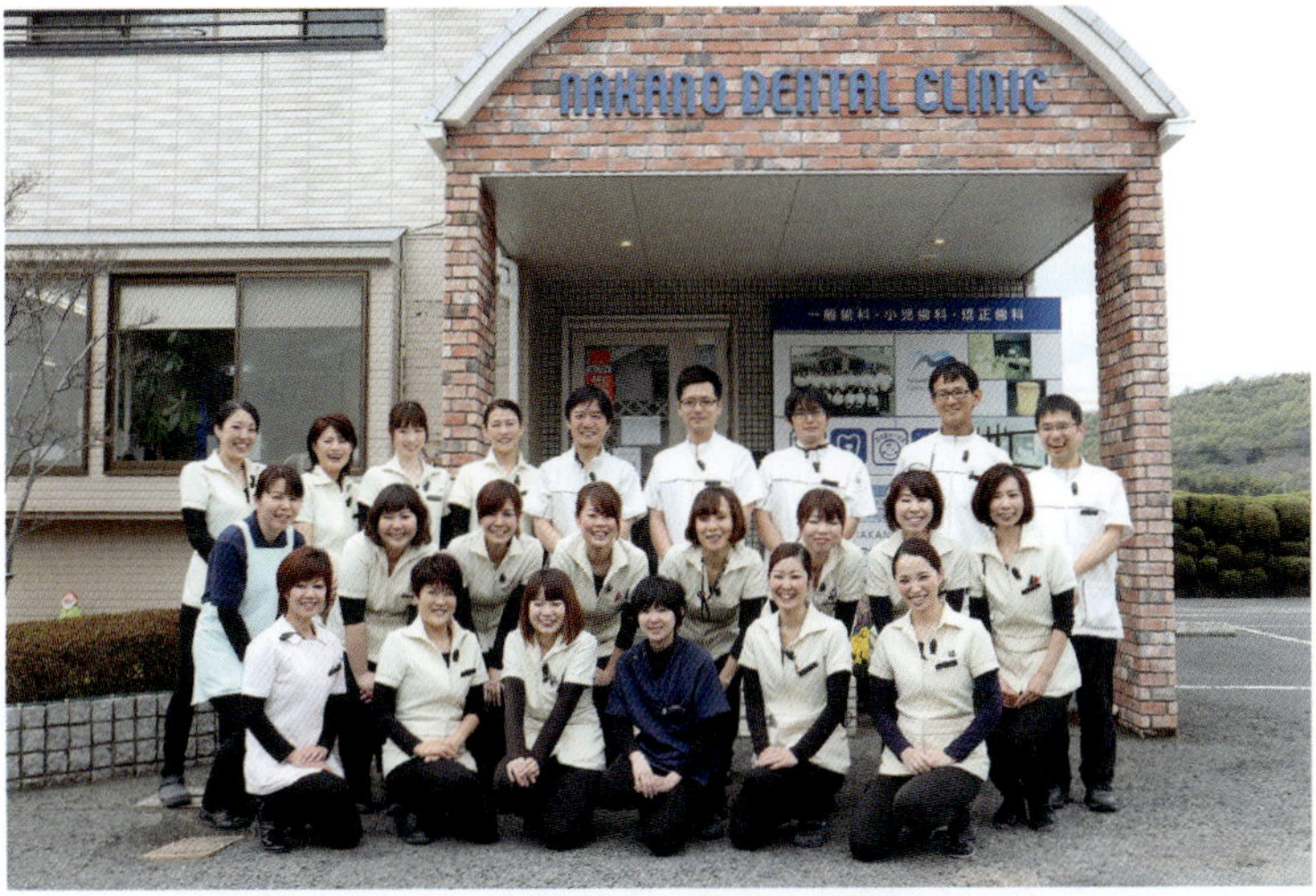

「心を込めたチーム医療」が魅力の自慢のスタッフ達

あたってくれるスタッフばかりですし、スタッフの成長を見守るのも喜びの一つです。初心を忘れず、プロフェッショナルとしての自覚と熱意を大切にして、共に成長していければと考えています」

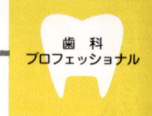

スタッフ一人ひとりと向き合い、さまざまな課題を克服しながら「心を込めたチーム医療」を進めてきた中野院長の言葉は重い。

人生の伴走者としてこれからも地域医療に邁進

PROFESSIONAL DENTIST PROFESSIONAL DENTIST PROFESSIONAL DENTIST PROFESSIONAL DENTIST

「ここに来てよかった」と心から喜んでもらえる歯科医院を

最近、口腔内の状態が糖尿病をはじめとした全身疾患と深く関わっているとの認識が高まってきた。しかし、歯の健康を維持するだけでなく口元を美しく保ち、お口の機能をより向上させるための、歯科分野におけるアンチエイジング医療はまだまだこれからだ。

「これまでの取り組みに加えて、今後はほうれい線や歯肉下がりにヒアルロン酸を注入する療法をはじめ、リップジェルの販売やマッサージなど、見た目を良くするだけでなく、お口周りや口腔機能をより良い状態にする歯科のアンチエイジングにも力を入れていきます」と抱負を語る。

将来的には岡山駅前に、美容に特化した女性だけの歯科医院を分院として開設するプランを温めている。

「『ここにいると心地いい』『ここにきてよかった』と心から思ってもらえるクリニックづくりにこれからも励んでいきます。人生の伴走者としてお役に立ち、地域の人々に喜んでいただければ」と穏やかながら力強い口調に、未来への強い意思と熱情を伺わせる。

Profile

中野　浩輔（なかの・こうすけ）

昭和 38 年岡山市生まれ、本人の虫歯の多さから幼少期より歯科医師を目指し、国立岡山大学歯学部を卒業後、平成４年なかの歯科クリニックを開業、ありがとうの言葉と笑顔があふれる日本一の歯科医院を目指す、40 人を超すスタッフはフレンドリー＆プロフェッショナルな対応が有名。歯科医師として診療する傍ら、地元のテレビ局では 11 年、ラジオ局では 14 年歯科のコーナーを受け持ち、積極的に歯科や美容の情報提供に努めている。国内外で歯科技術の向上と研究を精力的に行い続け、特にインプラント治療ではセミナー講師を努め多くの雑誌に紹介されるなど業界および患者からの評価も高く、美容の面でも再生医療を応用したアンチエイジングについて造詣が深い。

主な著書「より白く美しく　幸運を呼ぶあなたの白い歯」（吉備人出版）、「常識破りの歯科医院経営 1、2」（第一歯科出版）

所属団体、役職

ST 製薬顧問

岡山大学歯学部同窓会顧問、臨床研修指導医

JMM インプラント臨床マイスター、日本口腔インプラント学会認証医、介護支援専門員（ケアマネージャー）、リハビリテーション学会認定医、日本歯周病学会会員、日本抗加齢学会会員、岡山政経塾６期卒業、大前研一経営塾 16 期卒業

Information

医療法人 なかの歯科クリニック

所在地
〒700-0074
岡山市北区矢坂東町６－１
TEL　086-256-4618

アクセス
中鉄バス「平津橋」から徒歩７分。

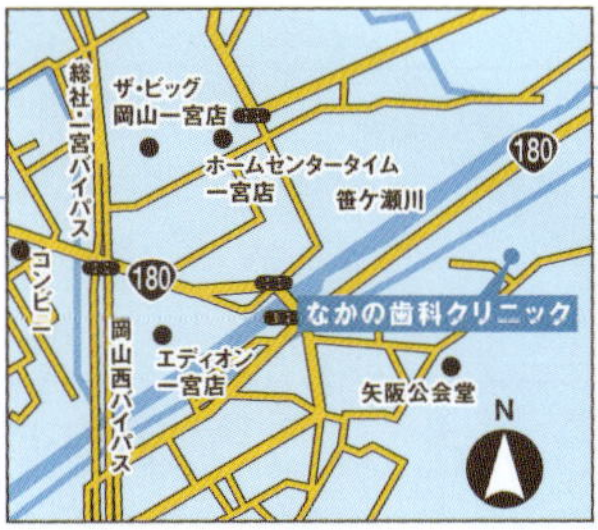

設　立
平成４年４月

治療内容
①私達の行う歯科医療を通じて、患者様に幸せになっていただくこと。
②患者様のステキな笑顔をプロデュースすること。

診療時間

月・火・金	9：30～13：00	14：30～19：00
水	9：30～12：30	14：30～19：30
木・土	9：30～13：00	14：00～17：00

休診日
日曜・祝日

患者一人ひとりの症状に合わせた最適の医療を提供

予防医療を大切に歯を長持ちさせる治療で患者と喜びを共有

西歯科クリニック

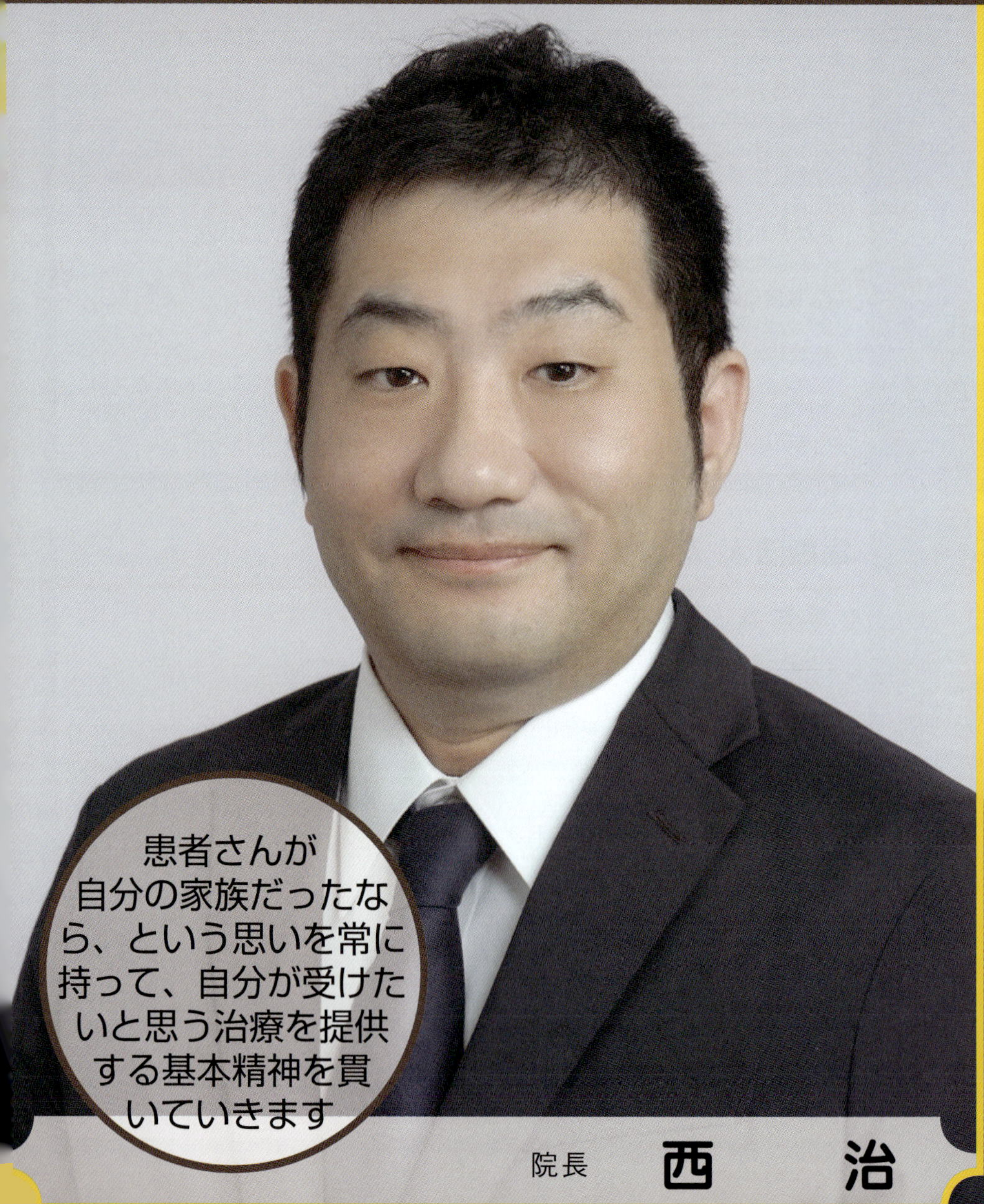
患者さんが自分の家族だったなら、という思いを常に持って、自分が受けたいと思う治療を提供する基本精神を貫いていきます

院長　西　治

人のイメージは90%が第一印象で決まると言われる。特に笑顔が見せる白い健康的な歯は、誰もが素敵な好印象を持つ。歌ったり、口を大きく開けたり、笑ったりした時、美しい白い歯は、人と接するとき自分に自信をもたらし、いきいきした日常生活を送ることができる。京都府木津川市にある西歯科クリニックの西治院長は、美しい歯を取り戻すための治療に精力的に取り組んでいる。審美歯科の研究会である「審美歯科BTA研究会」の理事としても活躍し、研究熱心で飾り気のない人柄が魅力的だ。予防歯科を大切に、いつまでも美しい歯を長持ちさせる医療に邁進する西歯科クリニックに、近隣だけでなく遠隔地からも「自分に合った診療」を求めて多くの患者が訪れる。

PROFESSIONAL DENTIST PROFESSIONAL DENTIST PROFESSIONAL DENTIST PROFESSIONAL DENTIST

審美歯科の画期的な治療法「BTAテクニック」

歯肉の再生力を高め、明るい笑顔を取り戻す

西院長が理事を務める審美歯科BTA研究会は、赤坂フォーラムデンタルクリニックの坪田院長が開発したBTA（Biological Tissue Adaptation）テクニックの臨床研究の発展、治療の普及啓発を目的として平成25年12月に発足した。それではBTAテクニックとはどういう治療法なのか。

「セラミック治療の際に特別の手術をおこなうことなく、同時に歯肉ラインを整える画期的な審美歯科の治療方法です。BTAテクニックを施した歯肉は再生力が高まるので、歯肉が退縮しにくくなり、治療後時間が経過しても歯頸部が黒く見える可能性をかなり低く抑えることができます。それだけではなく、歯根分基部（大臼歯の歯の根が分かれているところ）病変がある歯や破折した歯の保存にも効果がある場合があります」と西院長は説明する。

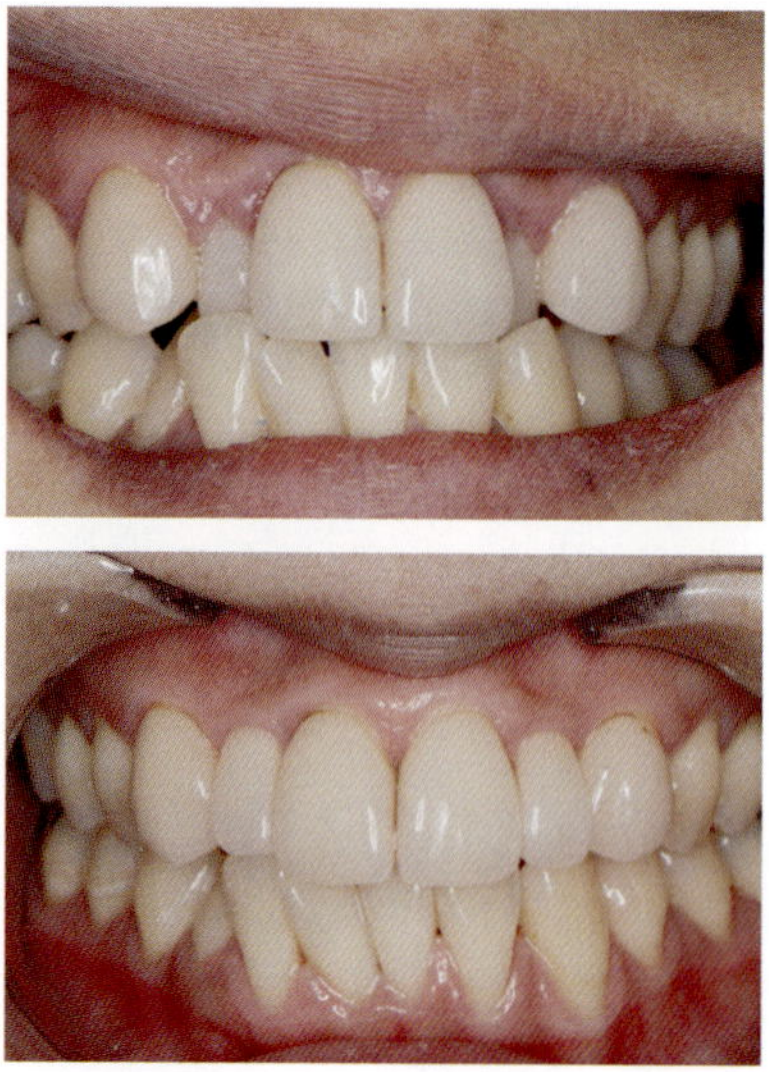

治療前『上』と治療後『下』
画期的な治療法「BTA テクニック」

審美歯科は若い女性のためにあると思われがちだが、必ずしもそうではない。高齢化社会が進む中で一人暮らしのお年寄りも増加している。いくつになっても美しくありたいと願う気持ちは、外見だけでなく内面の若さを保つことにもつながる。このため審美歯科についての正しい知識に基づく丁寧なヒアリングによって、患者が納得した上で適切な治療を施してくれる専門医の存在は大きい。

「審美歯科の治療に際しては、BTA研究会のメンバーでもある優秀な歯科技工士に制作をお願いしています。セラミックの補綴物はプラーク（歯垢）が付着しにくく、予防の意味でも効果があります。それぞれの患者さんのニーズに合わせた豊富な選択肢を用意しているので、是非一度ご相談下さい」とアピールする。

欧米先進国の多くでは、「歯並び」は身だしなみの一つとしてみなされ、「きれいな歯」はステータスの一つともいえる。「きれいな歯」は健康とともに、生活の質（QOL）を高める大切なポイントでもあり、審美歯科治療の革新的手法であるBTAテクニックとその研究会の重要性はますます高まっていく。

PROFESSIONAL DENTIST PROFESSIONAL DENTIST PROFESSIONAL DENTIST PROFESSIONAL DENTIST

生涯の財産であるかけがえのない大切な歯を守る

納得できる治療、予後が期待できる治療を提供

西歯科クリニックの一番の信念は、「その治療を自分は受けたいのか?」という自問自答の中にある。

「うわべだけでなく、長い目で見て良いと思われる治療法を提案するのが、プロフェッショナルとしての歯科医師の責務だと思います」と言い切る西院長だ。

通常の歯科医院だと予約制の場合、一つの枠に複数の予約を入れるのが普通だが、西院長は原則として同じ時間に治療の予約は一人しか入れない。

「効率を考えれば治療の予約を複数同じ時間に入れた方がいいのですが、それだとどうしても他の患者さんが診察台で待っていただくことになります」ということで、一つの枠に1人の予約という西院長の患者本位のこだわりが見て取れる。

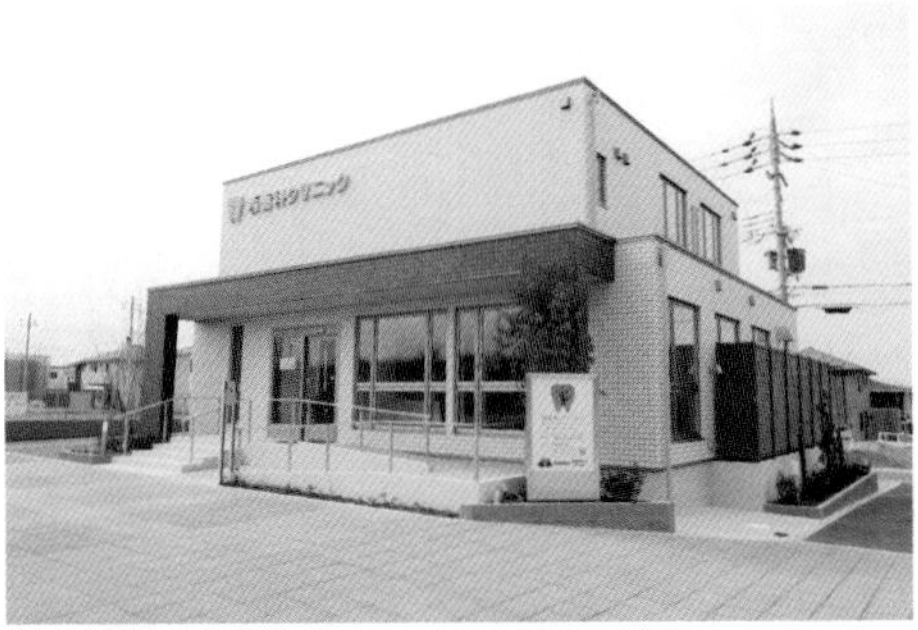

閑静な住宅街にある西歯科クリニック

また西院長は、保険診療だけでなく自由診療にも積極的に取り組んでいる。保険診療では限界と思われる場合について、自由診療による治療の選択肢を広げて無理のない形で患者の納得のいく形で提供しようというものだ。新しい治療法をいかに採用していくかということは、治療に当たる医師として大きな課題だが、西院長はいいと思った新しい治療法については、積極的に勉強会に参加して取り入れるようにしている。

「例えば、ほんだ式口臭治療をもとにした歯磨き指導なども進んで取り入れています。患者さんが自分の家族だったなら、という思いを常に持って、自分が受けたいと思う治療を提供するという基本精神を貫いていきます」ときっぱり語る。

コンビニより歯科医院の数が多い昨今だが、患者にとっても常に患者の目線に立って、患者本位に納得のいく治療をしてくれる良い歯科医にかかりつけ医となってもらうことは大切だ。

無料託児サービスの導入で安心して診療が受けられる

「自分が受けたい治療」を提供して患者さんに喜んでいただけるクリニックづくりを

西院長には忘れられないエピソードがある。

「勤務医時代、幼いお子さんと連れ立って来院された母親に日常の口腔ケアについて説明したところ、子供を指さして『この子がいるのに無理ですわ』といわれました。その時のこどものしょんぼりした顔が忘れられません」と噛みしめるように語る。

自分が開院する時には、幼い子供と一緒に来院されても、安心して治療が受けられるように、歯科医院内に保育士による無料託児サービス（要予約）を導入した。患者に寄り添った西院長ならではの診療スタンスが伺えるが、「患者さんに寄り添うということと、わがままを聞くということは違うと思います」と言い切る。

「来院する患者さんに少しでも早く良くなってほしい。治って快適に過ごしてほしい」との思いから「ときには熱く、時には厳しいお話をすることがあります」とのことだ。

医師のキャリアは単に経験年数で決まるものではなく、どれだけ多くの患者に真正面から向き合い、真摯に患者の想いに的確に応えてきたかで決まるという。

「向上心を失うことなく、一つひとつの治療についてより習熟度を高め、より良い医療を提供して患者さんに喜んでいただきたいと思います」

西院長の率直な語りの中に、地域の健康と豊かな暮らしに貢献しようと頑張る医療人の真髄を見る。

Profile

西　治（にし・おさむ）

大阪府寝屋川市出身。平成９年北海道医療大学卒業。大阪歯科大学附属病院臨床研修歯科医師。同 10 年大阪歯科大学附属病院総合診療部。同 11 年同口腔外科第２科。同 13 年日本生命済生会付属日生病院歯科口腔外科。同 16 年大阪歯科大学附属病院口腔外科第２科。同 17 年仁泉会阪奈病院歯科。同 22 年医真会八尾総合病院歯科口腔外科。同 25 年医療法人安井歯科副院長。同 28 年３月西歯科クリニック開設。

所属・資格・活動

日本顎関節学会専門医、日本歯科放射線学会准認定医、産業歯科医、EBAC（ほんだ式口臭治療）認定ドクター、日本アンチエイジング歯科学会認定医、BTA 研究会理事・認定医、スプリントデンチャー研究会理事、日本口腔外科学会会員、日本歯科審美学会会員、日本口腔インプラント学会会員。

Information

西歯科クリニック

所在地	〒619-0218 京都府木津川市城山台１丁目１４－１ **TEL　0774-73-6767** http://nishi-dc.net/
設　立	平成 28 年３月
アクセス	JR 木津駅から徒歩 13 分 駐車場完備
診療科目	歯科、小児歯科 歯科口腔外科　審美歯科、予防歯科、ホワイトニング、入れ歯治療、歯周病治療、低侵襲治療、スポーツスプリント
診療時間	月・火・水・金　9：30 ～ 13：00　15：00 ～ 19：30 土　9：00 ～ 13：00　14：30 ～ 17：30
休診日	木・日・祝 （祝日・臨時休診がある週は木曜診療を行う場合あり）
西歯クリニックの６つのこだわり	・院内感染防止に対策に力を入れています。 ・できる限り痛くない、長持ちする治療を目指しています。 ・残せる歯は出来る限り残す努力をしています。 ・虫歯や歯周病の予防を重視しています。 ・白い歯で笑顔を魅力的にする長持ちするこだわりのセラミック治療！ ・託児サービスもあり、お子様連れでも通いやすい。

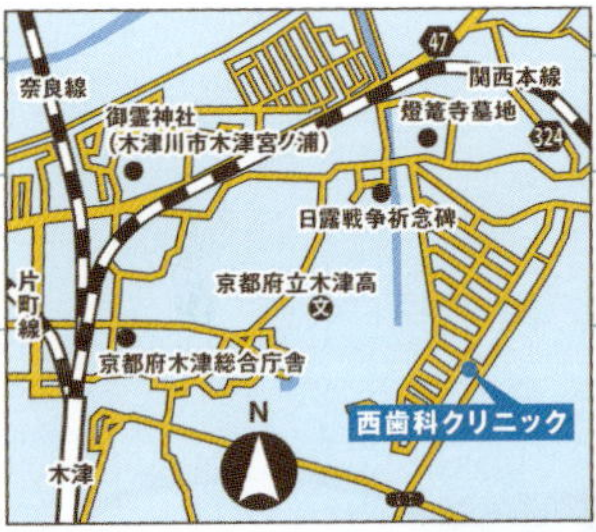

小さな子供からお年寄りまで
幅広い患者に愛される歯科医院

患者の幸せを望んで日々歯科医療に邁進

医療法人光風会 **平賀歯科医院**

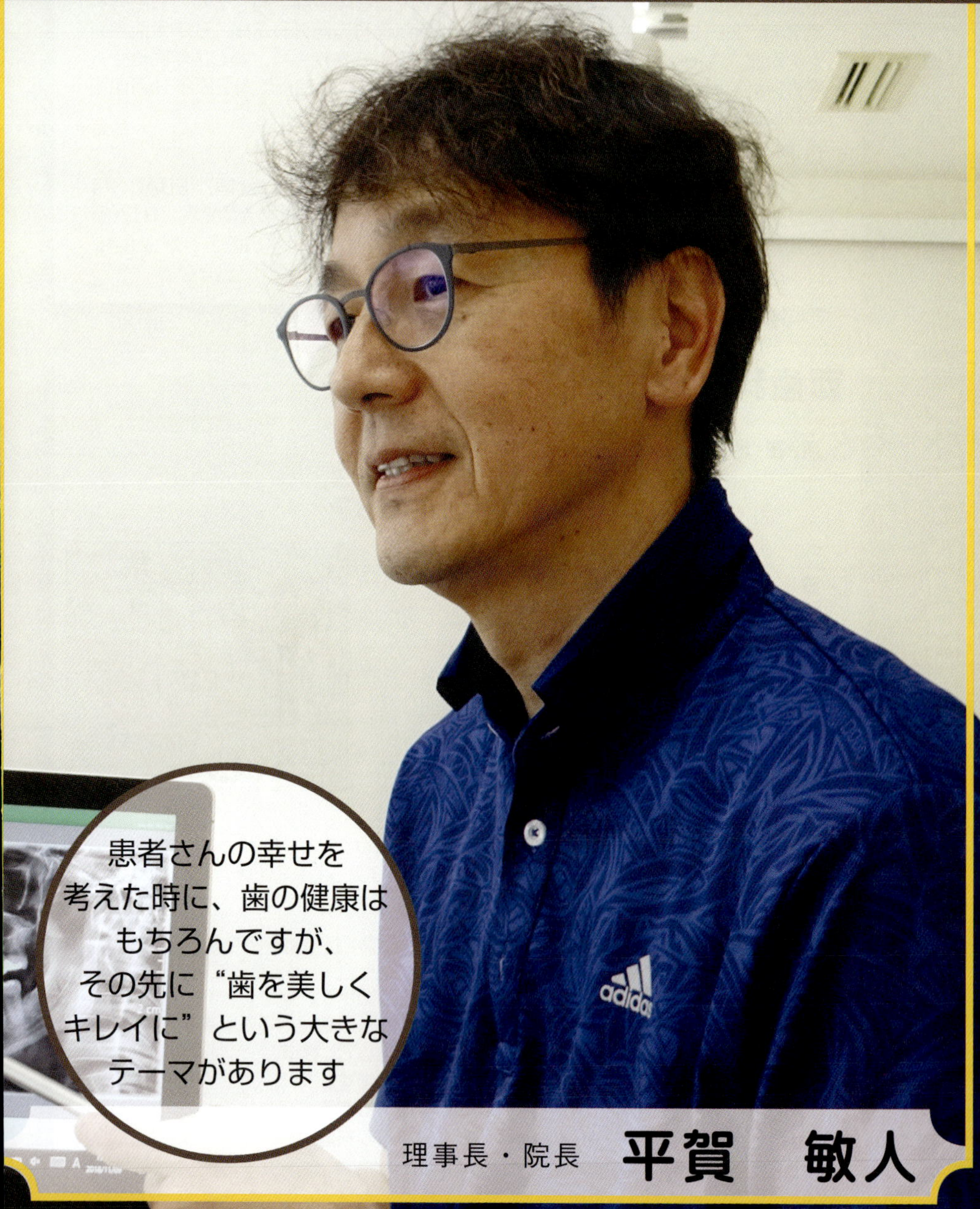

患者さんの幸せを
考えた時に、歯の健康は
もちろんですが、
その先に“歯を美しく
キレイに”という大きな
テーマがあります

理事長・院長 **平賀　敏人**

大阪府東大阪市にある医療法人光風会平賀歯科医院。近鉄奈良線八戸ノ里駅からすぐの所に立地する同院には、小さな子供からお年寄りまで幅広い患者が訪れ、今地域になくてはならない存在となっている。

「歯科医療を通して患者さんを幸せにするというのが私の実践する医療の形です」

こう話すのは理事長、院長として日々治療に励む平賀敏人歯科医師。平成9年に平賀歯科医院を引き継いで親子2代にわたって50年以上、東大阪の地で地域住民の歯の健康を懸命に支えてきた。

PROFESSIONAL DENTIST PROFESSIONAL DENTIST PROFESSIONAL DENTIST PROFESSIONAL DENTIST

3DCTの導入で歯科治療の診断・検査制度が劇的に変化

早く確実な治療で患者の負担を大幅に軽減

幅広い年齢層の患者が来院する平賀歯科医院では、患者のニーズに応えるために、虫歯・歯周治療、根管治療、顎関節症やかみ合わせ治療、親知らずの抜歯、予防歯科、さらに小児矯正、成人矯正といった様々な歯科医療を提供している。

「歯医者というのは皆さん行きたくない場所だと思いますが、その中でもできる限り嫌な思いをさせず、早く確実に治療を行い、来院された患者さんには気持ちよく帰っていただくことを念頭に置いています」

こうした考えから平賀院長は歯科治療を行う上で、ベーシックな治療を何より大切にする。「再生治療やインプラントなど最先端の治療というものももちろん必要ですが、多くの患者さんに喜んでいただくためにはやはり基本的な治療を確実に行うことが大事。日々治療をしていて強く実感します」

〝基本に忠実に〟。この診療モットーを胸に、患者にとっての良質な歯科医療を常に追求する平賀院長は、平成30年に「歯科治療の診断・検査精度が劇的に変わった」という程の設備機器を新たに導入した。それが〝歯科用CT〟だ。

従来からあるレントゲンが2次元の平面的な画像なのに対し、CTは3Dの立体的な画像で歯の状態を確認でき、従来のレントゲンの何百倍もの情報を得ることができるという。

「例えば根管治療を行う際、レントゲンでは歯の根っこのどこに膿が溜まっているかがわからず、全ての根っこを開けて確認をする工程が必要でした。しかしCTだと根っこの状態を画像でしっかり確認することができるので、何も問題のない所に手を加える必要がなくなり、原因部分をピンポイントに治療することが可能になります」

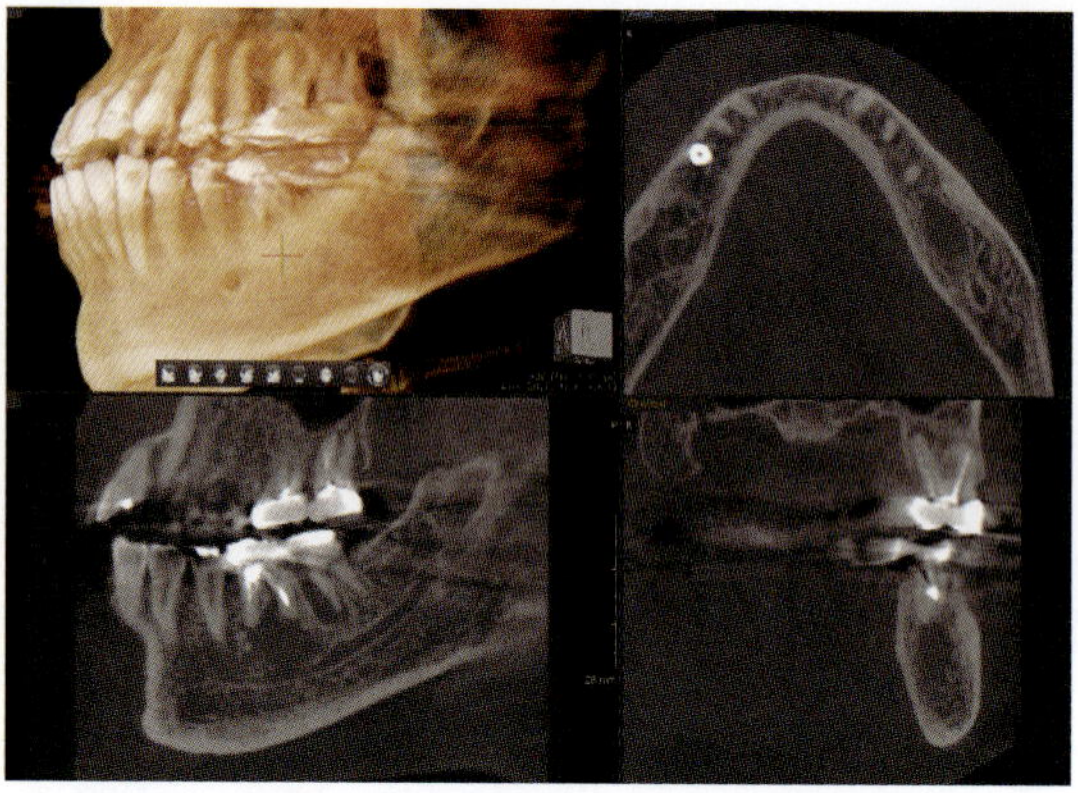

CT画像で早く確実な治療が可能に

歯の内部の状態を詳細に確認できるCTは親知らずや歯周病治療、さらに歯が原因となる蓄膿症の診断も可能だという。

「早く確実な治療に繋げられるので、患者さんの負担を大幅に減らすことができ、最新型では被爆量も少ないため、安心して歯を治療することができています」

このように、レントゲンとは比較にならないほどの精度で診断できる歯科用CTだが、実際日本の歯科医院で普及しているのは10％ほどで、まだまだ少ないのが現状だ。「歯科治療のレベルを引き上げてくれる優れた検査機器なので、もっと普及して活用する医院が増えて欲しいと思います」

PROFESSIONAL DENTIST PROFESSIONAL DENTIST PROFESSIONAL DENTIST PROFESSIONAL DENTIST

審美専用フロアで〝歯を美しくキレイに〟

ホワイトエッセンスに加盟し、質を追求したサービスを提供

ＣＴの導入により平賀歯科医院での治療は劇的に変化したが、もう一つ医院で力を入れている取り組みが審美歯科だ。

「患者さんの幸せを考えた時に、歯の健康はもちろんですが、その先に〝歯を美しくキレイに〟という大きなテーマがあります」

これを実現するため、平成23年に導入したのが医院を拡張して作った審美専用フロアだ。そしてこのフロア開設と同時にホワイトエッセンスというグループにも加盟し、質を追求したサービスの提供に繋げている。審美専用フロアでのサービスは完全自費診療で、患者のニーズに合わせて歯のホワイトニングやデンタルエステなどを行う。

「デンタルエステは歯のクリーニングから歯茎や唇のエステ、プラセンタ。そして虫歯予防のフッ素コーティングなど、健康と美しさを得るためのメニューが揃っています」

これらのメニューを患者に提供するのは、平賀院長ではなく医院に所属する歯科衛生士たちだ。

「私が院内にこうした環境を作ったのは患者さんに喜んで頂くためというのはもちろんですが、歯科衛生士たちの

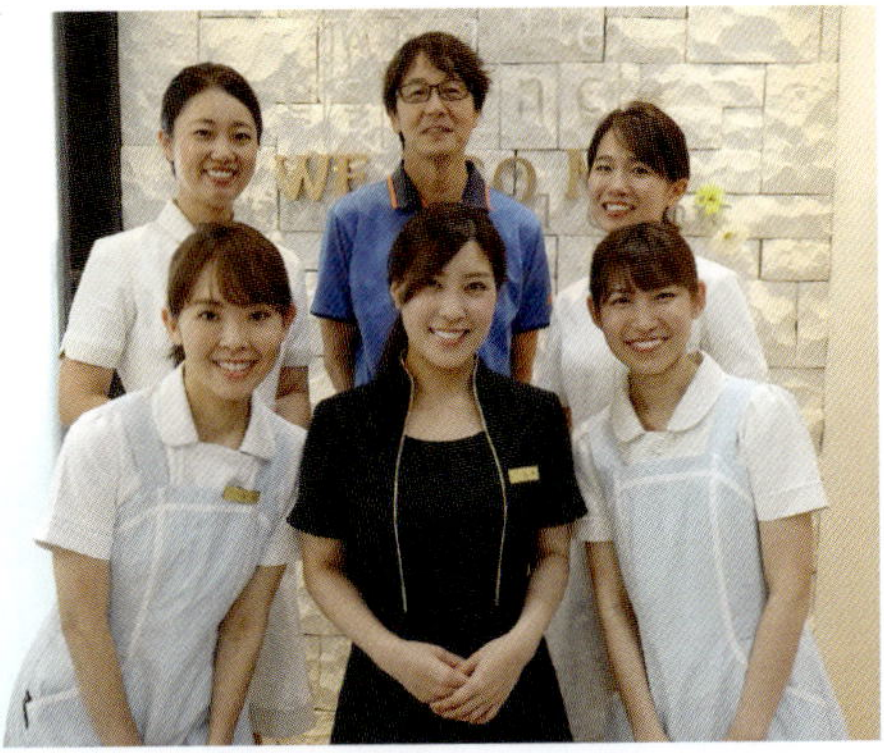

患者の幸せのためにスタッフ一丸で
良質な歯科医療を提供する

活躍の場を作ってあげたいという想いもありました」

接遇・サービスレベル向上のためミーティングや研修を実施

PROFESSIONAL DENTIST PROFESSIONAL DENTIST PROFESSIONAL DENTIST PROFESSIONAL DENTIST

スタッフ一丸で患者に〝歯ッピー〟を提供

平賀院長は診療の傍ら15年以上の長きにわたって衛生士学校の講師として衛生士の卵たちに教鞭をふるい、医院でも長く衛生士とともに仕事を行ってきた。その中で「様々な理由から5年以内でやめてしまう衛生士が今は非常に多い」という。

「歯科衛生士の仕事は歯科医師が行う治療の補助がメインで、実際の仕事は歯科助手とほとんど変わらないのが現状です。せっかく勉強をして資格を取ったのに、それを活かせるフィールドが現場では少な過ぎると感じていました」

平賀院長は「もっと衛生士に責任感とやりがいを持たせ、魅力ある仕事だと実感できる環境を作ってあげたい」と強く望むようになる。このため衛生士に全てを任せる形の審美フロアを立ち上げたというわけだ。導入して7年あまり。「何事も常に患者さんのことを第一に考えて行動し、接遇・対応も向上し、仕事に対する姿勢も皆変わってきたなと思います」と平賀院長は一定の手応えを感じている。今も現状に満足することなく、接遇・サービスレベルを向上させるため、ミーティングや研修などを頻繁に実施している。

「大変な部分はありますが、全ては患者さんのためと思って皆頑張ってくれています」

〝患者を歯ッピーに〟。この究極的な目的を達成させるため、平賀院長と衛生士たちスタッフが一丸となって、今後も歯科医療と真摯に向き合っていく。

Profile

平賀　敏人（ひらが・としひと）

昭和 38 年生まれ。平成元年大阪大学歯学部卒業。同大学で研究生として 3 年間研修。小児歯科専門医、インプラント専門医などの下で研修を積む。平成 9 年父親の後を継ぎ平賀歯科医院院長就任。同 10 年大阪大学博士（歯学）を取得。同 14 年から大阪大学非常勤講師をつとめる。同 15 年より新大阪歯科衛生士専門学校講師。大阪大学非常勤講師、新大阪歯科衛生士専門学校非常勤講師、西日本歯科研究会講師、日本歯周病学会会員。

Information

医療法人光風会 平賀歯科医院

所在地	〒 577-0801 大阪府東大阪市小阪 2 － 19 － 8　YM 八戸ノ里ビル 2F **TEL　06-6788-0282** URL　http：//www.hiraga-dental.com/
アクセス	近鉄奈良線　八戸ノ里駅　徒歩　1 分
設立	昭和 43 年
診療内容	一般歯科、小児矯正、成人矯正、インプラント、入れ歯、親知らず、審美歯科
診療時間	月・火・木・金 9：00 ～ 12：00 14：00 ～ 19：00 土 9：00 ～ 12：00 14：00 ～ 17：00
休診日	水午後・日・祝
3 つのお約束	① 当院は患者様が生涯、ご自分の歯でおいしく食事をして頂くことができるように、しっかりとカウンセリングし、患者様お一人おひとりに合った最善の治療方法を提案することで、健康な口腔環境づくりに貢献します。 ② 患者様が安心・リラックスして治療を受けられるように、スタッフ一同、おもてなしの心を大切に、明るい院内環境をつくります。 ③ 患者様に常に最高の医療を提供できるように、知識と技術向上のため努力します。

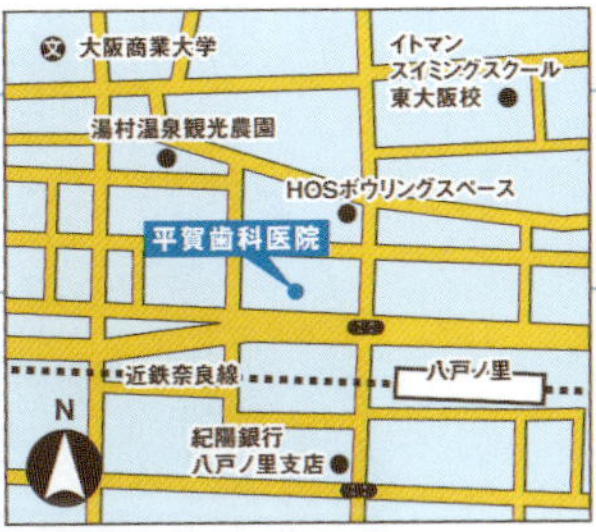

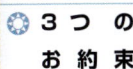

大阪府枚方市の地域密着型歯科医院

患者本位の姿勢で口の健康をサポート

医療法人 **本多歯科**

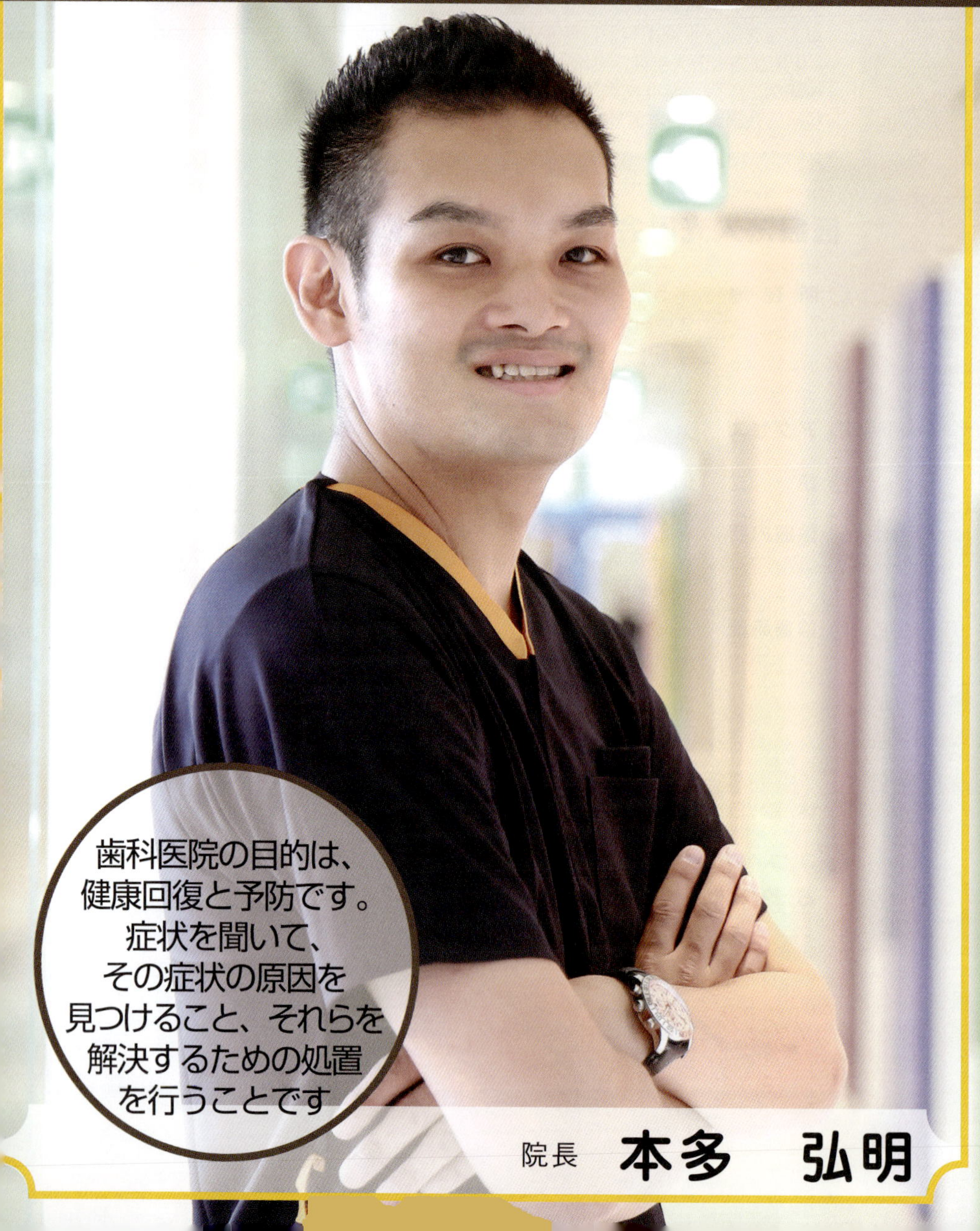

歯科医院の目的は、
健康回復と予防です。
症状を聞いて、
その症状の原因を
見つけること、それらを
解決するための処置
を行うことです

院長 **本多　弘明**

大阪府枚方市、京阪電車宮之阪駅を降りて少し歩くと、一際目立つ建物が見えてくる。この地で開業37年、リニューアルから2年の本多歯科だ。建物は一面ガラス張りで、入り口にはスロープ。天井高く待合には大きな観葉植物がそびえ立つ。一見歯科医院とは思えない雰囲気を持つここには今、近隣住民を中心に京阪沿線からも多くの患者が通ってくる。

「歯医者さんはみんなできるだけ行きたくない所だと思います。だから少しでも親しみやすい環境、雰囲気の医院にしたかった」こう話すのは平成28年のリニューアル開院以来院長として医院を引っ張る本多弘明さん。この、カフェのような洗練された内装や外観の考案者でもある。

PROFESSIONAL DENTIST PROFESSIONAL DENTIST PROFESSIONAL DENTIST PROFESSIONAL DENTIST

平成28年のリニューアルオープンと同時に院長就任

治療の前に方針とゴールを決める〝本多流歯科医療〟

枚方市出身の本多院長が歯科医師を志したのは高校生の頃。「父の歯科医師の姿を見て漠然と楽しそうだなと思ったのが目指すきっかけでした」

学校を卒業し、歯科医師としてキャリアをスタートさせた後は約8年間勤務医で経験を重ねた。「家族で話し合った結果、父の医院を継ぐことに決めました」

平成28年に本多院長の想いやこだわりが詰まった新生、本多歯科がスタート、同時に院長に就任した。医院では現在、虫歯や歯周病治療などの一般歯科から小児、矯正、インプラント、入れ歯、口腔外科など患者の悩みに合わせた様々な歯科医療を提供する。

そんな本多歯科の大きな特徴といえるのが『本多弘明』という人物そのもの。本多院長の歯科医師としての考えはとにかく独特で、一言で言い表すならば〝庶民派歯科医師〟という言葉だ。「歯

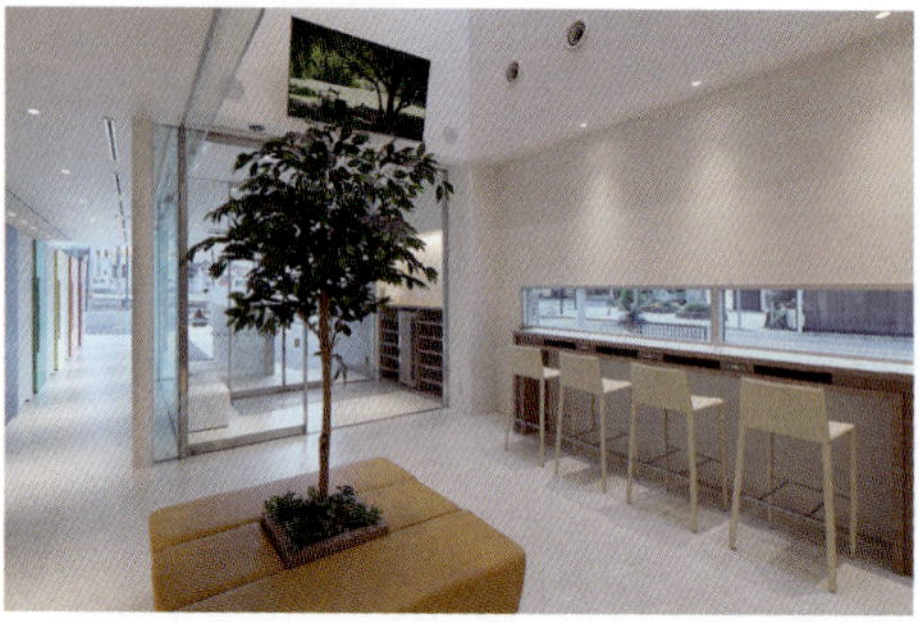
解放感がありリラックスできる空間が広がる医院待合室

医者は痛いし、お金も時間もかかるし出来ることなら行きたくない。だからこそ治療は出来るだけ短期間で終わらせることを常に心がけています」

どこまでも頑なに、治療を受ける患者のことを考えた歯科医療を提供する本多院長。この考えの根っこは自身の過去に遡る。「私自身も昔は虫歯が多く、顎関節症にも悩まされるなどよく歯医者にお世話になっていました。その時感じていたのが〝あまり行きたくないな〟という印象でした」

自らもよく歯科治療を受けてきたからこそ、治療に来る患者の気持ちがわかるのだ。「色々な動機や理由で歯科医院に来て下さった患者さんに対して、必ず来てよかったと思って頂ける医療を提供しなければいけません」

こう力強く話す本多院長が大切にしていること。それは治療の前に行う、診断と治療計画、そして治療のゴールを決めることだ。「人は皆骨格も顔も違うことから治療のゴールは同じになりません。その中でおひとりおひとりにとってベストなゴールをまずはしっかり決めることが重要です」

PROFESSIONAL DENTIST PROFESSIONAL DENTIST PROFESSIONAL DENTIST PROFESSIONAL DENTIST

矯正やインプラントが必要な治療は1カ月以上をかけプランやゴールを設定

虫歯治療のゴールは「今後虫歯にならない状態にまでもっていくこと」

ゴールを決めればそこに辿り着くまでの手段、いわゆる治療方針を立てていく。矯正やインプラントなど様々な治療が関わるような場合は１ヵ月以上をかけて、患者と綿密に話し合って決めることもあるそうだ。

「ゴールまでの治療を現時点で全て行うかどうか、これもまた人それぞれです。治療にかかる期間や費用なども考慮頂き、最終的な判断は患者さんご自身に委ねます」という本多院長は「ゴールまでの治療を必ずしも行う必要はありません」とも。

「歯科医院の目的は、健康回復と予防です。症状を聞いて、その症状の原因を見つけること、それらを解決するための処置を行うことです。患者さんの将来にとって利益となる治療内容を提供することが基本であると考えています。〝各個人の将来性を考慮したゴール〟と、〝現時点での背景を考慮したゴール〟は、まったく違います。ダメなのは我々歯科医師側が現時点の患者さんの背景だけを考えてゴールを設定してしまうことです」

場合によっては、今後将来性を考慮したゴールを目指しにくくなってしまう可能性があるという。「そういう意味でも治療を始める前に行なう各個人のゴールの設定は非常に重要です」

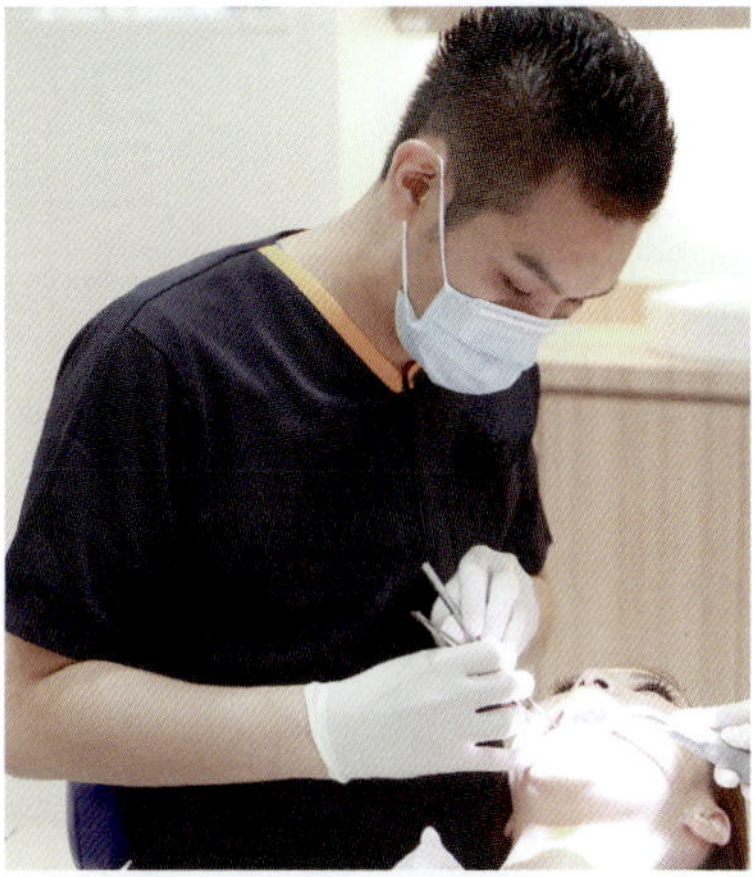

個々の患者の将来を考えた上で歯科治療を行っていく

例えば虫歯患者の場合、本多院長は虫歯を治した地点を将来性のあるゴールに設定しない。「虫歯を治した上で、その方が今後虫歯にならない状態が私の考えるゴール地点です」

そのために何故そもそも虫歯になったのか、原因を探り虫歯リスクを排除していく。「食生活など日々の生活スタイルをお聞きして、虫歯にならないような生活習慣をアドバイス。これを患者さん自身が実践して初めてゴールに辿り着けるのです」

PROFESSIONAL DENTIST PROFESSIONAL DENTIST PROFESSIONAL DENTIST PROFESSIONAL DENTIST

コミュニケーションと説明を大切にして患者に安心を提供

「目標は託児施設や分院を作ることによる地域社会への貢献」

治療と同等かそれ以上に、患者とのコミュニケーションや説明も大切にする本多院長は「患者さんが『歯を抜かれた』と思うのではなく『歯を抜いてもらった』という風に思って頂けるよう、説明は時間をかけて丁寧に行います」と話す。こうして納得と理解を得た上での治療であれば、患者側の治療に対する恐怖感も和らぎ、リラックスした気持ちで治療に臨むことができる。

ただ技術を提供するだけではない、おもてなしの精神でホスピタリティ溢れるサービスも同時に提供する本多歯科のスタッフは今、本多院長含め16人。「患者さんはもちろんですが、うちで働くスタッフ達も皆幸せになってもらいたいと思っています」

スタッフの幸せを願う本多院長は「医院に患者さんやスタッフの子供を預けられる託児施設を併設したい」との将来展望を明かす。さらに「今医院のある枚方地域で、今後分院を出すことができればと考えています。そうすれば雇用が増えて、地域社会の貢献にも繋がります」

こうした高い目標を掲げて、日々奮闘する本多院長。「本当の理想は患者さんご自身で歯の健康をコントロールすること。その上で、トラブルが起こった時や自分ではどうしようも無くなった時に私達の歯科医院を頼って頂けたらと思います」

歯科医院に行こうと思うタイミングは人の価値観により様々だといえる。その中で本多院長は「患者さんがどんなタイミングで来院しても最良の歯科医療を提供できるようスタッフ一丸となって毎日準備をしっかりしておきます」と瞳を輝かせる。

Profile

本多　弘明（ほんだ・ひろあき）

昭和 58 年生まれ。大阪歯科大学卒業後、同大学附属病院口腔外科、西川デンタルクリニック（大阪市北区）、やまぐち歯科クリニック（吹田市江坂）を経て医療法人本多歯科院長就任。日本口腔インプラント学会、大阪口腔インプラント研究会、京都 SJCD、FTA 所属。

Information

医療法人 本多歯科

所在地　〒 573-0022
大阪府枚方市宮之阪 2 － 1 － 5
TEL　072 － 847 － 8241
URL　http：//hondashika.jp/

アクセス　京阪電車 交野線 宮之阪駅 徒歩 2 分
京阪バス 宮之阪 下車すぐ

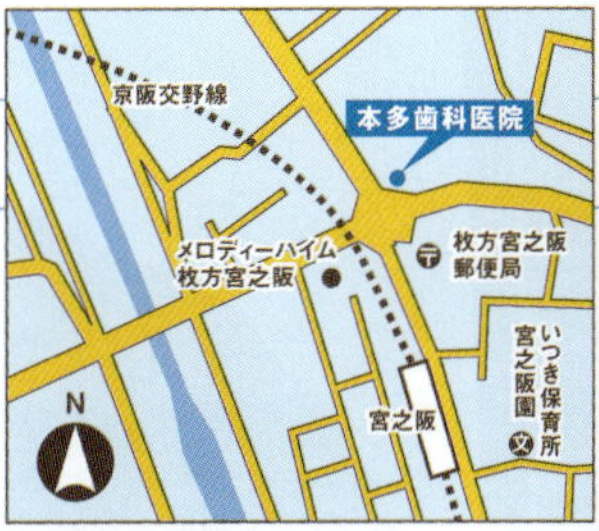

設立　昭和 56 年

診療内容　虫歯、歯内治療、歯周病、補綴、口腔外科、顎関節症、小児歯科、インプラント、矯正、予防歯科

診療時間　月～金　9：30 ～ 13：00　15：00 ～ 19：30
土　9：00 ～ 13：00

休診日　日・祝

歯科治療に対する考え

《口腔ケアを通じ、患者さまの健やかで安心できる生活に関わり続けます》

本多歯科は、患者さまのお口の健康を守るため、総合的な歯科治療の提供を心がけています。小さなお子さんからご年配の方まで、年齢性別を問わず笑顔で健康的な生活をお送りいただけるよう、その方に合った治療方針をご提案いたします。

兄弟で力を合わせた「医科歯科介護連携」で地域社会に貢献

より高度で身近な総合医療サービスの提供に心を尽くす

まつざき歯科クリニック

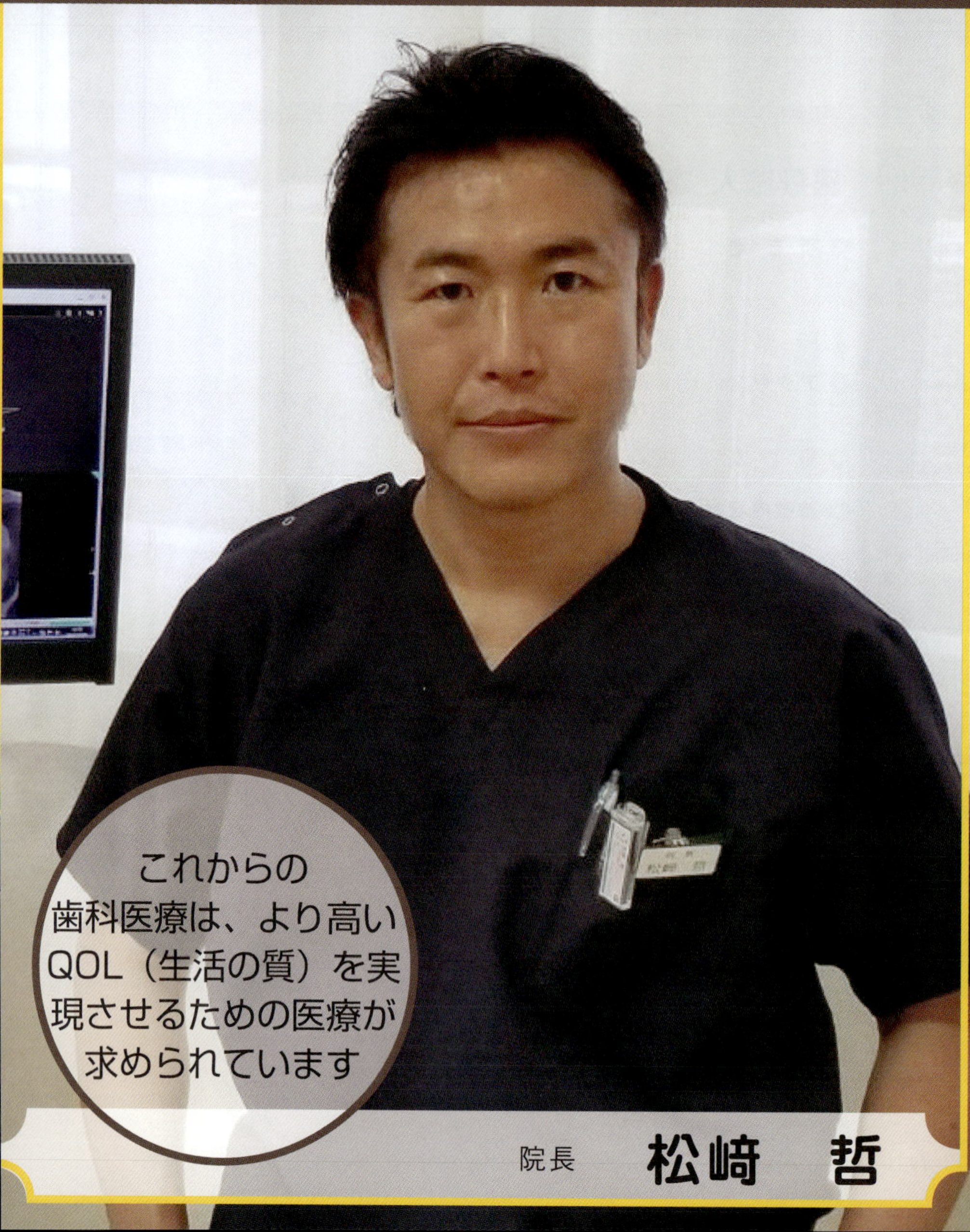

これからの歯科医療は、より高いQOL（生活の質）を実現させるための医療が求められています

院長　**松﨑　哲**

埼玉県の東部中央に位置する北本市は、中山道の宿場である鴻巣宿があった歴史ある街だ。日本五大桜に数えられる東光寺の石戸蒲ザクラ、赤ちゃんの健やかな成長を祈願する「初山例大祭」で有名な浅間神社など、古い歴史を持つ文化財や緑豊かな美しい自然に恵まれている。

この歴史溢れる北本市の旧中山道沿いに、全国でも珍しい「医科歯科介護連携」に取り組んで地域の健康増進に貢献している歯科医院がある。今年4月に開院13年目を迎えた「まつざき歯科クリニック」がそれだ。松﨑哲院長のスポーツマンらしい明るく気さくな人柄が、様々な症状を抱えて来院する患者の心を癒してくれる。

PROFESSIONAL DENTIST PROFESSIONAL DENTIST PROFESSIONAL DENTIST PROFESSIONAL DENTIST

超高齢化社会の未来を見据えた「グリーンパークグループ」の取り組み

受け継がれ光り輝く親子鷹の「地域発展を願うDNA」

日本の人口構成で最大のボリュームゾーンを形成している団塊の世代が後期高齢者になり、間もなく全人口の4分の1が75歳以上という超高齢化社会の到来、いわゆる「2025年問題」が話題になっている。地元出身の松﨑院長は、単に長く生きることだけを目指すのではなく、食べる、話す、笑うという生活の基本的な機能を失わず人生を最後まで全うできるよう、健康寿命の延伸を重視した治療に取り組んでいる。

「これからの歯科医療は、従来の疾病治療だけではなく、より高いQOL（生活の質）を実現させるための医療が求められています。いかに快適に、安心に、最良の歯科治療を提供できるかと同時に、医科や介護との連携をスムーズに行っていくことが地域医療には欠かせません」と松﨑院長は強調する。

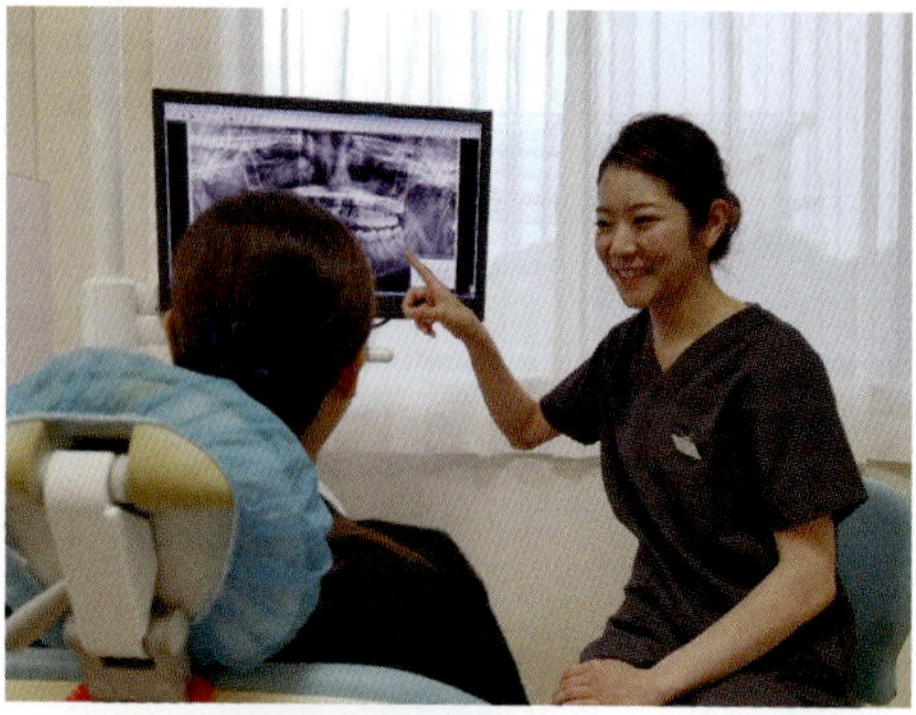

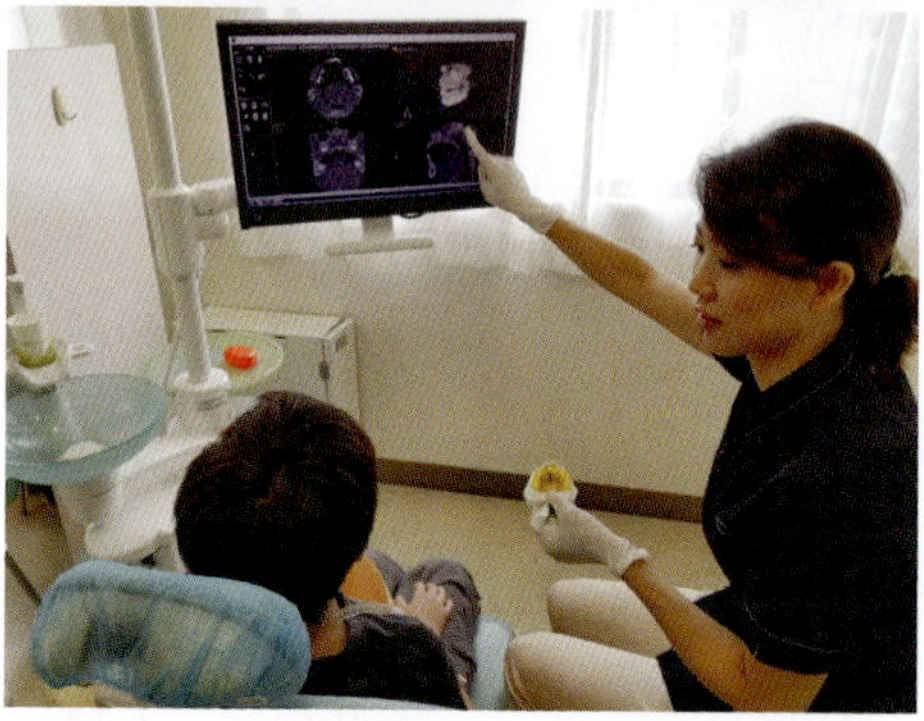

各科専門医と連携。
小児や矯正は副院長（下）が主に担当

　まつざき歯科クリニックに入ると、建物の右側に松﨑院長の兄が院長を務めるまつざき整形リウマチクリニックの受付がある。そして左側がまつざき歯科クリニックとなっていて、高齢者にとって通院しやすいレイアウトとなっている。

　また、隣接する「デイサービス松の家」をはじめ、埼玉県栃木県に計3ヵ所のデイサービスや居宅介護支援事業所および、住宅型有料老人ホーム「ケアホテル松の家 塩原温泉」は、松﨑院長の弟が経営している。医療と介護が連携して相乗効果のある治療を提供するという、地域医療の理想的な未来像を担う構成となっている「グリーンパークグループ」設立には、父親の影響が大きいという。

「兄弟が力を合わせて地域に貢献してほしいというのが昔からの父の願いでした。兄の整形外科と待合を一つにしたのも父のアイデアです。まだまだグリーンパークグループは発展途上ですが、父の想いを生かしていることに誇りを感じています」

　浅間神社の石碑は地域の発展と人々の健やかな生活を願って松﨑院長の祖父と父が建立したものだ。ジャンルこそ違え、地域の発展を願う親子鷹として日々奮闘する松﨑家のＤＮＡが受け継がれている証左と言える。

PROFESSIONAL DENTIST PROFESSIONAL DENTIST PROFESSIONAL DENTIST PROFESSIONAL DENTIST

最先端の設備、医療技術で安心・安全の治療を提供

後進の育成や学校・准看護学校での啓蒙活動にも尽力

まつざき歯科クリニックは、より高度の全身管理を可能にするため、全身管理モニターやAED、静脈内および笑気吸入鎮静法などの設備を整えているだけでなく、東京女子医科大学病院や日本大学歯学部付属歯科病院などから各科の専門医が訪れ、妻の松﨑文子副院長を含む5名の歯科医師による先端医療技術を駆使した専門治療が大きな特徴だ。厚生労働省の定める設備要件や基準を満たした施設しか選ばれない厚生労働省指定臨床研修施設・日本障害者歯科学会認定臨床経験施設に指定されており、新潟大学と日本大学からは臨床研修医も受け入れ、後進の育成にも力を入れている。

「高齢有病者・障がい者の患者さんに対して、適切な医療を提供しようとすれば、全身管理の知識は欠かせません。未来を担う研修医の皆さんに、全身管理の大切さを伝えていければと思っています」と松﨑院長は熱く語る。

また、松﨑院長は校医をしている小学校で、毎日の歯みがきやフッ素に関する講演などを行い、小さいうちから歯を大切にすることの重要性を広めている。そのほか、准看護学校でも非常勤講師を務め、口腔ケアの重要性に関する啓蒙活動を進めている。さらには専門書などからの執筆依頼を積極的に引き受け、掲載論文は30編以上に上るなど、様々な分野での情報発信

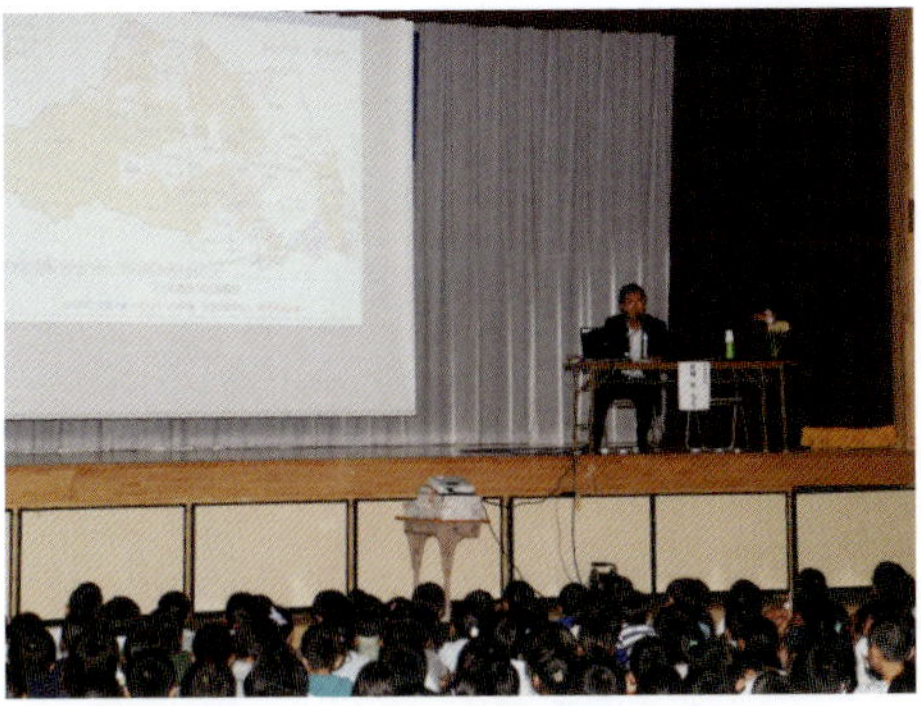
小学校で講演を行う松﨑院長

に余念がない。

「自分が話したり書いたりすることで、少しでも口腔ケアの重要性や多職種連携の大切さを次世代に引き継いで行ければ」と屈託なく語る。患者の病状だけではなく、そのバックグラウンドである生活そのもの、さらには将来を担う子供や若手医療従事者を想う松﨑院長の地域に根差した取り組みは、これからの地域医療の在り方を示唆している。

PROFESSIONAL DENTIST PROFESSIONAL DENTIST PROFESSIONAL DENTIST PROFESSIONAL DENTIST

今後さらに、より高度で身近な総合医療サービスを実践

地域に根差し、地域と共に歩み続ける姿勢を貫く

患者本位のオーダーメイド診療に努め、メディアを通して意欲的な啓蒙活動にも余念がない松﨑院長は今後の抱負を次のように語る。

「開業医が1次医療機関、総合病院が2次医療機関と言われる中、私たちは1・5次医療機関でありたいと研鑽を積んできました。今後はさらに設備の充実と医療技術の習得を進め、1・8次ぐらいの水準に近づければと思います」

地域医療とは何か。日本の医療システムはいまだに「病院完結型」であり、地域全体で病気に対処する「地域完結型」にはまだまだ至っていない。文字通り「ゆりかごから墓場まで」を実践するグリーンパークグループの「医科歯科介護連携」「多職種連携」の波が、全国に拡がっていくことを願ってやまない。

「これからも地域に根差し、地域に貢献できる診療を提供していきたいと思います」

力強く語る松﨑院長の視線は、理想とする地域医療の姿をはっきりと捉えている。

Profile

松﨑　哲（まつざき・さとし）

昭和49年埼玉県北本市生まれ。
平成16年日本大学大学院歯学研究科修了（歯学博士）。平成18年まつざき歯科クリニック開設。日本大学歯学部兼任講師。新潟大学医歯学総合病院歯科臨床研修管理委員会委員。桶川北本伊奈地区医師会立准看護学校非常勤講師。

所属・資格・活動

北足立歯科医師会、埼玉県歯科医師会、日本歯科医師会、日本障害者歯科学会代議員・指導医、日本歯科麻酔学会認定医、臨床研修指導歯科医（厚生労働省）、日本大学歯学部同窓会常任理事など。

Information

まつざき歯科クリニック

所在地
〒364-0007
埼玉県北本市東間6－71
TEL　048－540－6480
http://www.green-pk.jp/

アクセス
JR高崎線・湘南新宿ライン
北本駅から徒歩15分
東間バス停から徒歩3分
旧中山道沿い、東間歩道橋のそば

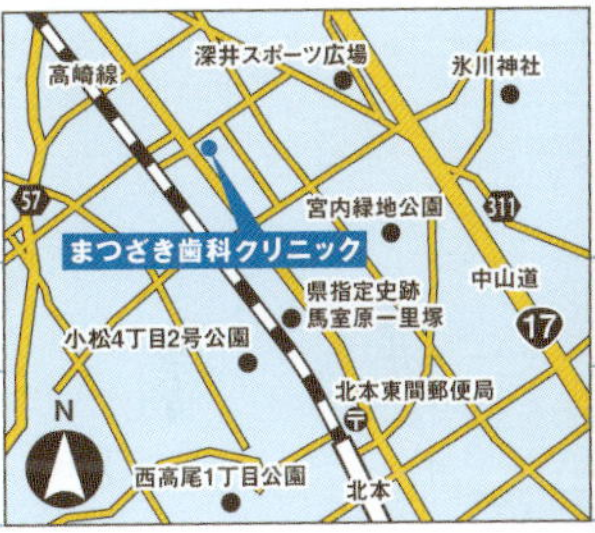

設立
平成18年4月

診療科目
歯科・小児歯科・口腔外科・矯正歯科

診療時間
月〜土　9：00〜13：00
15：00〜19：00

休診日
日曜・祝日

特殊診療
グリーンパーク口腔インプラントセンター、
審美歯科・ホワイトニング、高齢有病者科、スポーツ歯科、
リラックス歯科治療外来、口臭・ドライマウス外来、訪問歯科（要予約）、
心身障害者歯科（要予約）

関連施設
まつざき整形リウマチクリニック
TEL　048－540－6463
高齢者通所介護施設デイサービス松の家
TEL　048－541－8444

歯科治療を通して体全身の不調を改善

現役アスリートや病気の患者が全国から来院する歯科医院

三浦歯科医院

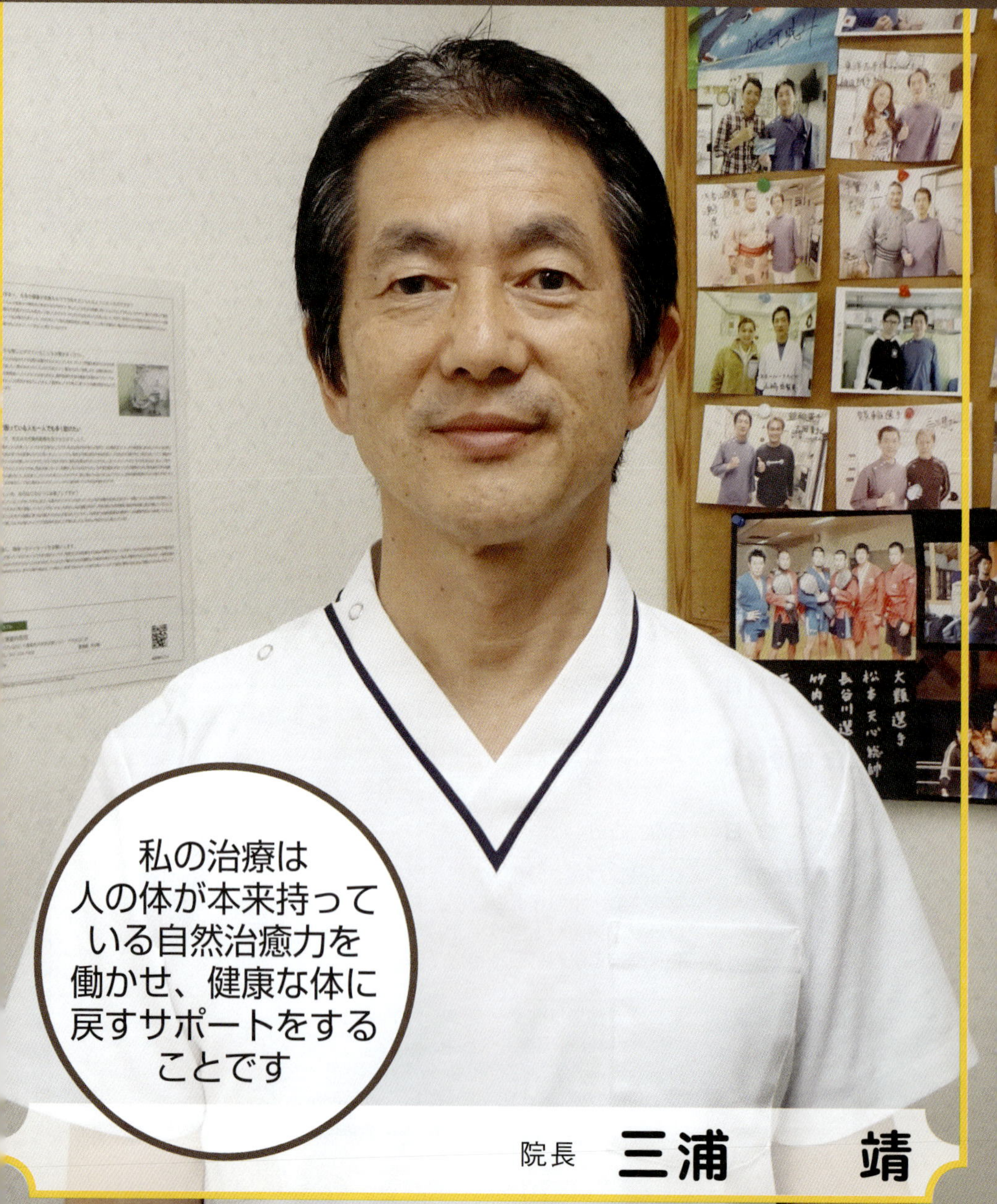

私の治療は
人の体が本来持って
いる自然治癒力を
働かせ、健康な体に
戻すサポートをする
ことです

院長　**三浦　靖**

千葉県市川市にある三浦歯科医院。ここには体のどこかに不調や病気を患った人、さらに現役アスリートが全国から訪れる。

「皆さんには筋肉や骨格、内臓、血管、神経、さらに脳や心といった全身全てが連動して繋がっているということ、口の中の健康と全身の健康とが密接にリンクしているということを知っていただきたいと思います」

こう穏やかな口調で話すのは院長として治療を一手に担う三浦靖歯科医師。平成3年の開院以来、歯科治療を通して体全身に起こる不調や病気を数多く治してきた実績をもつ〝歯科版ブラックジャック〟といえる人物だ。

PROFESSIONAL DENTIST PROFESSIONAL DENTIST PROFESSIONAL DENTIST PROFESSIONAL DENTIST

自然治癒力を働かせ健康な体に戻すサポート

サッカー界のレジェンド奥寺康彦氏や五輪金メダリスト、各界のチャンピオンも来院

病気で医院を訪れる患者は白内障や緑内障、難聴、耳鳴り、アトピーやうつ、リウマチ、がんなど実に多種多様で、三浦院長はこれらの患者を自身の歯科治療によって全て改善に導いてきた。

「まずは病気の原因がどこからきているか、ここを調べることが全ての治療のスタート地点です」

そのために三浦院長が取り入れているのが波動反射療法と呼ばれる診断法だ。「人の体に等しく備わる波動エネルギーの状態を調べることで、病気を引き起こしている箇所を見つけ出し、どのような歯科治療を施せば原因部分を治すことができるのかまで把握できます」

そもそも人が不調を自覚し、病気に至る主な原因は「血流の滞りによる免疫力の低下や、血

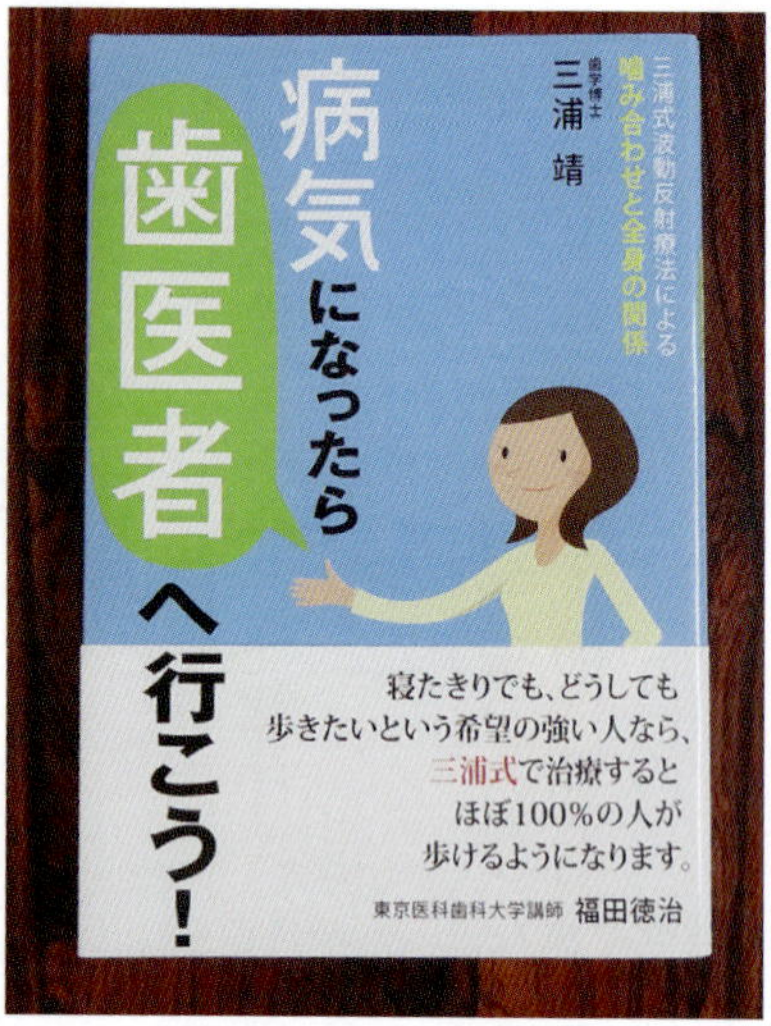

三浦院長の著書である
『病気になったら歯医者へ行こう！』

液の汚れ」だという。「これらの原因が口の中のトラブルである場合が実は非常に多いのです」という三浦院長はさらに「理由として歯と血管がダイレクトに繋がっていることが挙げられます。虫歯菌や歯周病菌が歯や歯肉から血管へと流れ込んでしまうのです」と説明する。

〝血液の汚れは万病の元〟といわれるように、菌が血中に入ることで健康が害され様々な病気が引き起こされるというわけだ。

「病気の元が発生しても普通はそれを倒す機能（＝免疫力）が働きますが、血流が滞っていれば免疫力が上手く機能せず、病気の元がどんどん力を強めていくのです」

こうした状況に対し三浦院長は虫歯・歯周病の治療。そして歯の位置、かみ合わせの調整、合っていない金属の除去などにより原因を根本から改善していく。

「私の治療は何か特別なことをしているわけではなく、人の体が本来持っている自然治癒力を働かせ、健康な体に戻すサポートをしているだけです」

これまで、『がんが治った』、『どこへ行っても治らなかったリウマチが治った』、『10年以上失聴していた耳が聞こえるようになった』、『治らないと言われていた緑内障が治った』、『膝の痛みのせいで長年歩くのもままならなかったが普通に歩けるようになった』と劇的な改善例がいくつもある。現在口コミや紹介などで著名人も足繁く通っており、サッカー界の生きる伝説奥寺康彦氏は悪かった視力が回復した。このように三浦院長の治療により、病院では治らなかった長年の悩みが、解消されている。

現役アスリートにはケガの治療と運動パフォーマンスの向上を

アスリートのパフォーマンスを高める三浦院長オリジナルのマウスピース

三浦院長の治療は現役アスリートに対しても大きな効果を発揮する。ケガの治療はもちろん、運動パフォーマンスの向上も実践しており、サンボやパンクラス、レスリングや柔道、ボクシングといった格闘界、さらにプロ野球やスキーなど幅広いジャンルで活躍するアスリートを力強くサポートしている。

三浦院長は波動反射療法によって不具合部分をピンポイントに見つけ出し、歯のかみ合わせの調整、そして『他のマウスピースとは質が全然違う』と各選手が声を揃える独自のマウスピースを作成する。

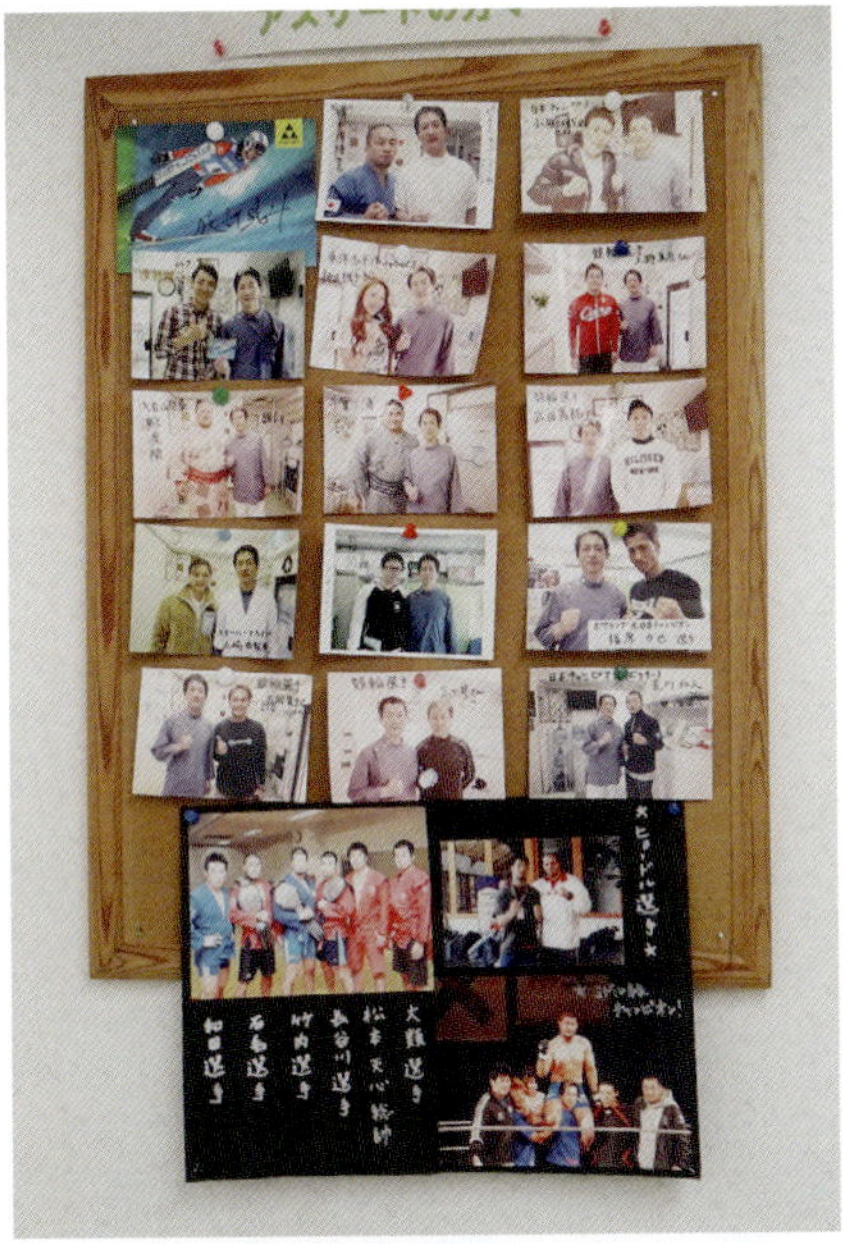

これまで多くの現役アスリートに治療を施してきた

これらによって、柔軟性やパワーが格段に上がり、1つの勝敗がその後の人生を大きく左右するシビアな世界で、多くの選手がそれぞれのステージで結果に反映させてきた。『先生のおかげで結果を残すことができました！』と、わざわざ報告に来てくれる選手もいて、今の治療をやっていて良かったなと思う瞬間です」と三浦院長。

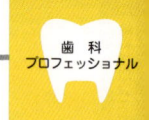

平成24年に『病気になったら歯医者へ行こう！』を出版

「体のどこかが不調になったら私の歯科治療を受けて頂きたい」

三浦式治療を始めて16年。これまで難病といえる疾患を含め、多くの患者の不調を解決に導いてきた三浦院長は、平成24年に自身の実績や治療の真髄をまとめた著書を出版している。そしてこの著書のタイトルには、三浦院長の歯科医療にかける熱い想いが凝縮されている。タイトルは『病気になったら歯医者へ行こう！』。

「皆さん目は眼科、膝や腰は整形外科、頭は脳神経外科、心は心療内科とそれぞれの症状・悩みに応じた病院にかかると思いますが、体と心は全て連動して繋がっていますので、全身を総合的に診ないと根本的に治すことはできません。そして私の経験上、体に起こる不調や病気は口の中にも何らかの原因があることは間違いないと思っています」と、書籍のタイトルにはこうした三浦院長の想いが込められているのだ。

「病院で処方される薬はあくまでその場しのぎの対処療法だということも知っておいて欲しい。体のどこかに起こった不調を根本から治したいと思った時は、口の中にも原因があると考え、私の歯科治療をぜひ受けてください」

多くの実績に裏打ちされた自身の治療に対する絶対の自信をもつ三浦院長。今後もアスリートのサポート、そして体に不調を抱えた人を一人でも多く救うべく、独自の歯科医療の道を歩んでいく。

Profile

三浦　靖（みうら・やすし）

昭和60年東京歯科大学卒業。平成2年同大学大学院修了。同3年三浦歯科医院開業。東京歯科大学講師を経て、現在は臨床歯科研究会講師、東京歯科研究会講師を務めている。開業後、波動エネルギーを活用する道を見出し“三浦式波動反射療法”を考案。これにより歯の治療はもとより全身の様々な病気も改善させることが可能になり多くの患者を快方に導いてきた。さらに現在多くの現役アスリートが口コミや紹介で医院に通い『治療を受けてケガが治った』、『ケガをしなくなった』、『パフォーマンスが向上した』と感謝の声が絶えない。三浦式波動研究所を主宰し、治療法の普及にも力を注いでいる。著書に『病気になったら歯医者へ行こう！』（現代書林）。院長。歯学博士。

Information

三浦歯科医院

所在地	〒272-0033 千葉県市川市市川南１－３－７　テラス137 **TEL　047-326-7408** URL　http://www.miurashika.com/
アクセス	JR総武本線 市川駅から徒歩５分
設立	平成３年
診療内容	一般歯科、顎咬合治療、マウスピース作成、三浦式波動反射療法、歯周病、口腔外科、小児歯科、歯科検診、ホワイトニング、顎関節症、クリーニング
診療時間	10：00～13：30 15：00～19：00
休診日	日・祝
病気になったら歯医者へ行こう	病気の多くはお口の中の歯が関係しています。お口の中の治療をすることで、全身の病気も予防、治療が期待できます。また、お口の中を治療する事により運動パフォーマンスが格段に上がり怪我の予防になります。

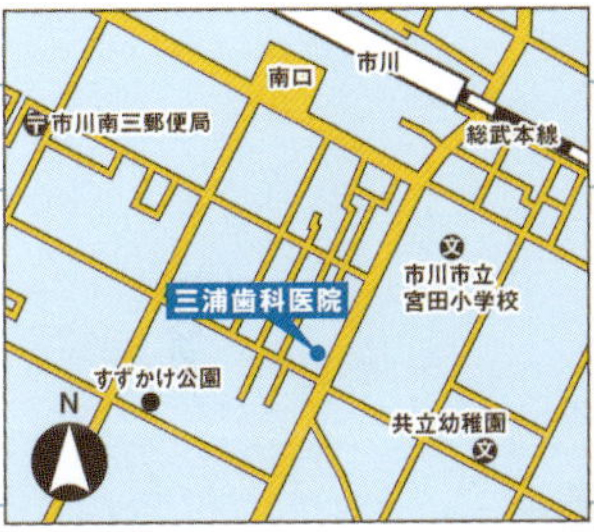

基本に忠実な診療で〝歯を残したい〟患者の悩みを解決する

自分の歯を守る「最後の拠り所」として来院が絶えない歯科医院

南林間ひまわり歯科

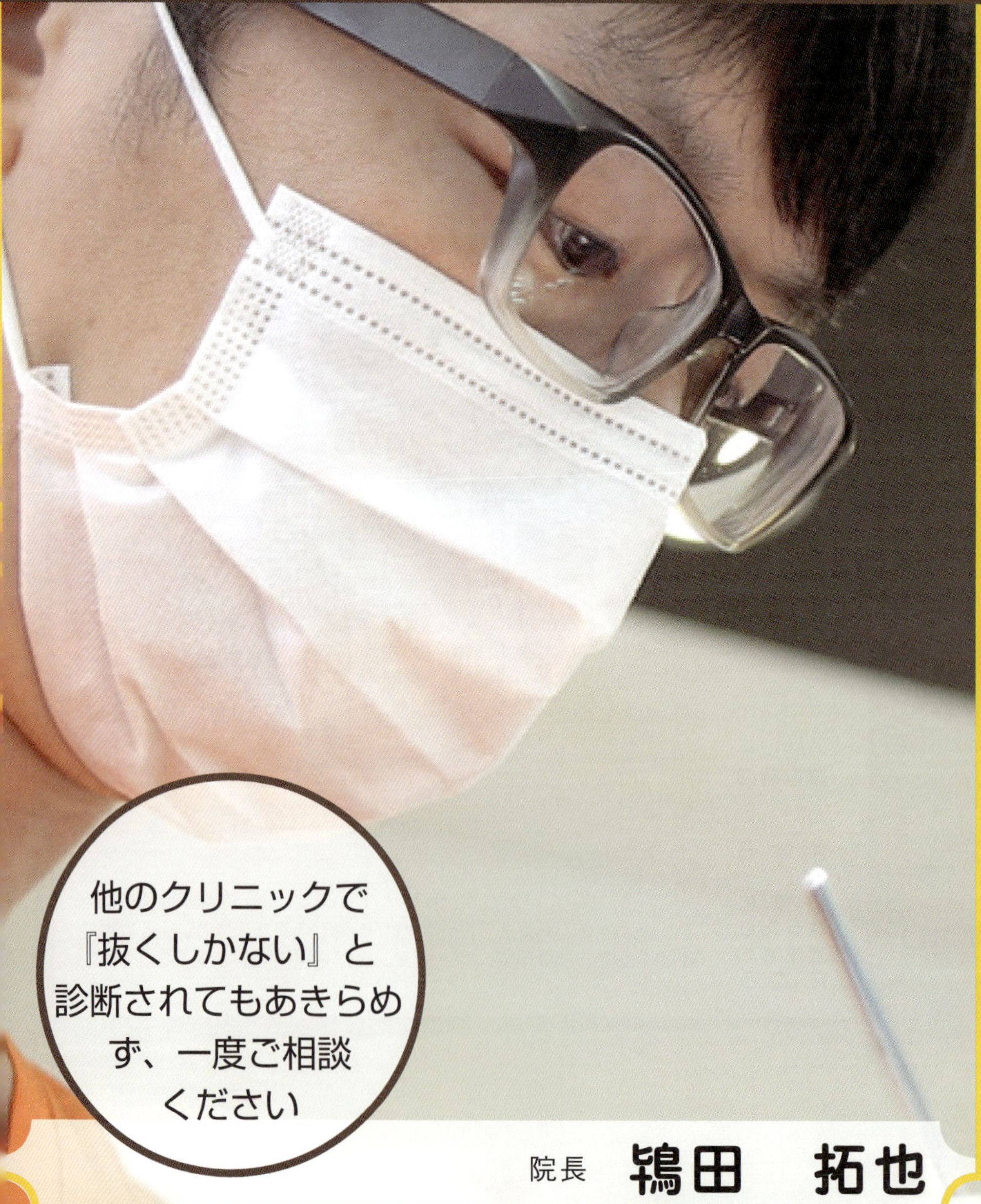

他のクリニックで『抜くしかない』と診断されてもあきらめず、一度ご相談ください

院長　鴇田　拓也

「80歳になっても20本以上自分の歯を保とう」と1989年に『8020運動』がスタートして30年。健康で長生きするために自分の歯を多く残すことの重要性は広く認識されるようになった。

その一方で、「この歯はダメですね。抜きましょう」と医師に言われた時、「本当に抜かなければいけないのか」という不安や疑問を感じることも少なくない。

こうした人たちの「最後の拠り所」として、近隣はもとより遠方からも来院が絶えない歯科医院が、平成27年11月に開院した神奈川県大和市にある「南林間ひまわり歯科」だ。

現状に満足する事なく日々研鑽に勤しむ鴇田拓也院長のもとに、従来なら抜歯しかないと診断された患者たちが、歯を残せる可能性を求めて足繁く訪れる。

PROFESSIONAL DENTIST PROFESSIONAL DENTIST PROFESSIONAL DENTIST PROFESSIONAL DENTIST PROFESSIONAL DENTIST

重度の虫歯も抜かずに残せる「歯根端切除術」を実施

世界トップクラスの症例実績を誇る顧問を迎え海外からも多数来院

南林間ひまわり歯科の最大の特徴は、歯を残す根管治療がうまくいかず、従来なら抜歯するしかないほど進行した歯でも残すことができる「歯根端切除術」を実施していることだ。

「通常、虫歯が神経にまで及んでいる場合、虫歯菌に侵された神経や血管を取り除く根管治療を行います。しかし、根管治療後に歯根の先端に膿がたまる『歯根嚢胞《しこんのうほう》』を発症してしまう場合があり、再根管治療では治せない難治性のケースがあります。この場合に行っているのが歯根端切除術です」と説明する鴇田院長。

具体的には歯肉を切開し、骨に小さな穴をあけて歯根の先にできた歯根嚢胞を取り除き、膿の

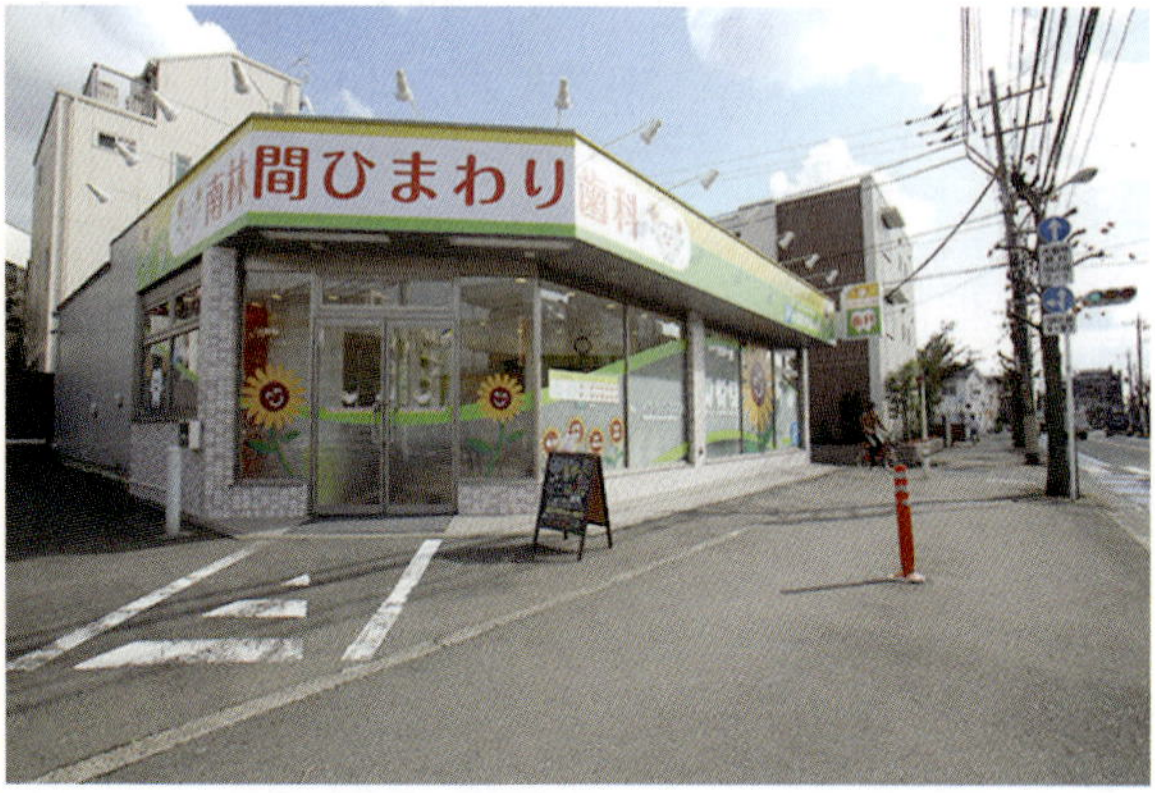

明るい雰囲気の外観もこだわりの一つ

袋ができる原因となった歯根の端を切断する。そして歯科用のセメントを入れ、細菌の繁殖部を閉じ込める治療法だ。

歯根嚢胞はほとんど無症状で経過することがあり、腫れた時には手遅れとなっていることも多い。

歯根端切除術は難易度の高い手術だが、鴇田院長は、世界でもトップクラスの症例数を誇る笠崎安則医師を顧問に招聘して治療に取り組んでいる。「歯を残す治療」ということで、国内をはじめ海外からも治療に訪れている。

「歯根端切除術は熟練した医師でも息を止めるほど繊細な作業を必要とする手術ですが、適応症であればほとんどの場合で手術が成功し、自分の歯を残すことが出来ます。他院で『抜くしかない』と診断されてもあきらめず、一度ご相談ください」と説明に力がこもる。

PROFESSIONAL DENTIST PROFESSIONAL DENTIST PROFESSIONAL DENTIST PROFESSIONAL DENTIST

入れ歯のエキスパートに師事して豊富な経験と技術を培う

症例や患者のニーズに応えたオーダーメイドの治療を提供

南林間ひまわり歯科のもう一つの特徴は、入れ歯治療に豊富な経験と実績を有していることだ。

鴇田院長が大学の医局時代に師事した早川巌博士（当時国立東京医科歯科大学歯学部附属病院病

院長、現国立東京医科歯科大学名誉教授）は、世界的に有名な全部床義歯補綴学の権威者で、その著書は世界中の歯科大学で教科書として使用されている。

「入れ歯の神様と言われる早川先生から直接ご指導頂いたことが私の歯科医師としてのすべての基本です。『入れ歯が痛い』『入れ歯が合わない』と悩んで当院に来られる患者さんが数多くいらっしゃいます。高齢の方が寝たきりになる前に筋力の低下などの前兆が現れるのですが、それは高齢の方の栄養状態と密接な関係があることがわかってきています。自分にあった入れ歯を入れることできちんとした食事をとることができ、寝たきりになることを防ぐことができます。しっかり食べることが健康の基本中の基本です」と鴇田院長は熱く語る。

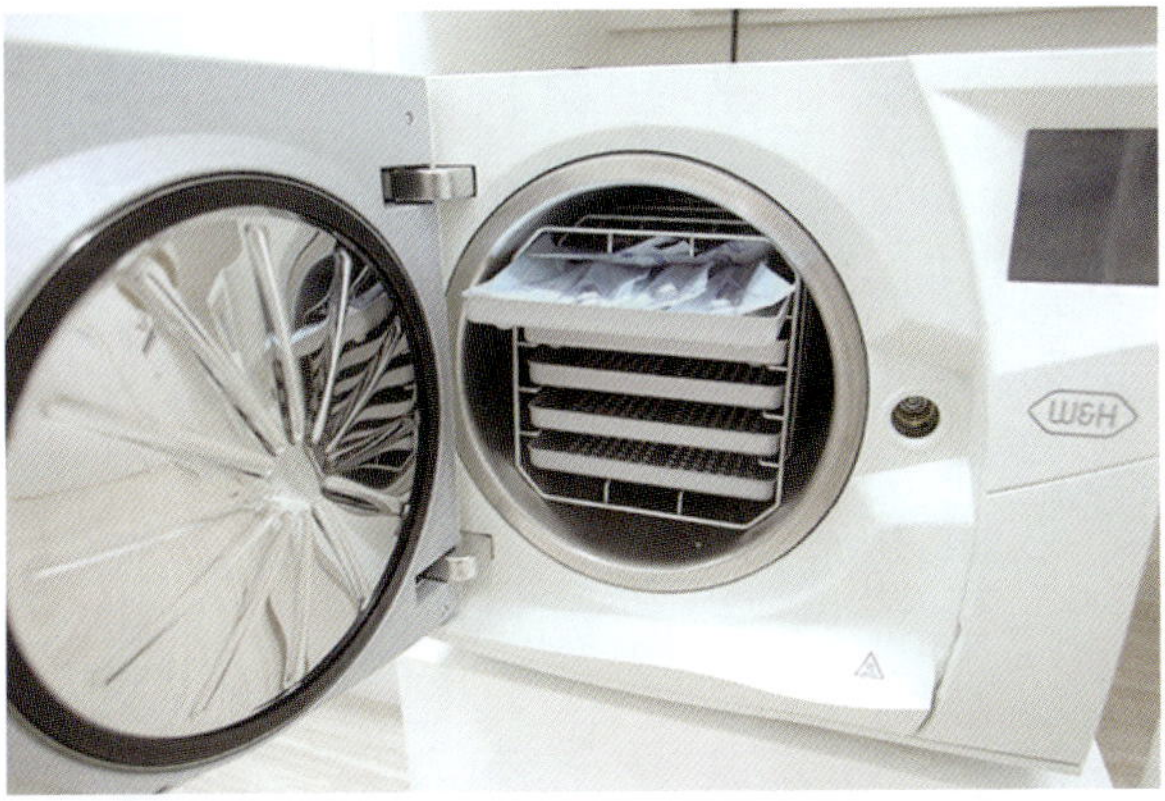

滅菌基準の厳しいヨーロッパ水準の滅菌体制

南林間ひまわり歯科では、セラミック治療やインプラント、予防歯科や小児歯科など、症例や患者のニーズに対応した幅広い治療を行っている。土日も診療しているため、平日は来ることの難しいサラリーマンや遠方からの来院が引きも切らない。

「患者さんの様々な悩みに応え、痛みの根本を治すためには細かな知識と経験が必要です。より一層の向上を目指して日々研鑽に励んでいます」と語る鴇田院長だが、こうした思いを共有するスタッフ一人ひとりのたゆまぬ努力も見逃せない。患者の声に真摯に耳を傾け、患者が求める最良の治療を提供する南林間ひまわり歯科の診療姿勢が、遠方からも多くの患者が詰めかける人気の秘密と言える。

PROFESSIONAL DENTIST PROFESSIONAL DENTIST PROFESSIONAL DENTIST PROFESSIONAL DENTIST

モットーは「基本に忠実」な「まごころの治療」

歯を残す可能性のある「歯根端切除術」を一人でも多くの人に

幼い頃から手先が器用だったことから、親戚の歯科医師に勧められ歯科医師の道を歩んだ鴇田院長。診療の基本理念は「基本に忠実であること」と言い切る。

「歯科医師は自分の経験から治療をアレンジすることも少なくありませんが、やはり複数の歯科医師が膨大な症例を重ねて導き出した基本的な治療法から学ぶべきことは多いです」

基本を大切にしたいという鴇田院長の思いは、治療内容だけでなく接遇や衛生管理など院内の隅々まで徹底されている。昨今、老若男女問わず倫理観の欠如が大きく取り上げられている。社会生活を営む上での利便性は大きく向上したものの、社会的マナーや思いやりの心など、人としての基本的な部分を置き去りにしてはいないだろうか。人間社会の在り方が鋭く問われている今日、鴇田院長をはじめとした南林間ひまわり歯科の基本スタンスは尊い。

「スタッフ全員が明るく清潔で、リラックスできる環境づくりに努めています。患者さんに『この先生なら安心して任せられる』と思っていただけるような治療を行っていければと思います。今後も地域の方に親しまれるクリニックを目指すとともに、『歯根端切除術』を広めていきます」

と語る鴇田院長から伺える誠実な人柄に、地域に根差した歯科医師の原風景とプロとしての矜持を見る。

Professional Dentist

Profile

鴇田　拓也（ときた・たくや）

昭和45年7月神奈川県生まれ。平成15年国立東京医科歯科大学歯学部歯学科卒業。平成19年国立東京医科歯科大学大学院医歯学総合研究科摂食機能評価学分野修了。歯学博士。国立東京医科歯科大学歯学部付属病院医員（義歯外来）。平成27年11月南林間ひまわり歯科開設。

所属・資格・活動

日本補綴歯科学会

Information

南林間ひまわり歯科

所在地	〒242-0001 神奈川県大和市下鶴間3005－1 **TEL　046－200－9904**
アクセス	小田急電鉄江ノ島線「南林間駅」東口から徒歩6分
設立	平成27年11月
診療内容	一般虫歯治療、無痛治療、根管治療、歯根端切除、小児歯科、歯周病治療、歯周外科治療、予防歯科、セラミック審美治療、成人矯正、小児矯正、インプラント治療、入れ歯治療、口腔外科、親知らず治療、咬み合わせ治療
診療時間	月・水～金　9：00～13：00　14：30～18：00 土・日　9：00～13：00　14：30～17：00
休診日	火曜・祝日
対応できる検査内容	PMTC治療、インプラント治療、歯列矯正、マウスピース型装置を用いた矯正、レントゲン検査、歯科検診、歯周ポケットの測定、動揺度検査、模型による検査、咬合検査

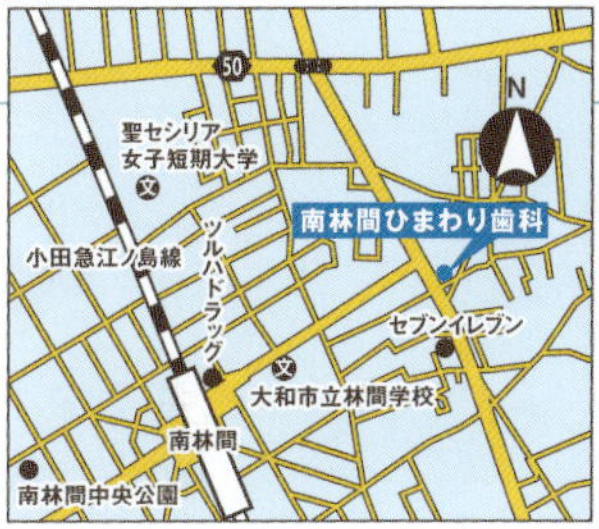

未来を担う子供たちの予防歯科に定評のある「また行きたくなる」歯科医院

最新の技術・設備・情報を取り入れて健康寿命の伸長に貢献

医療法人社団 モリタデンタルクリニック

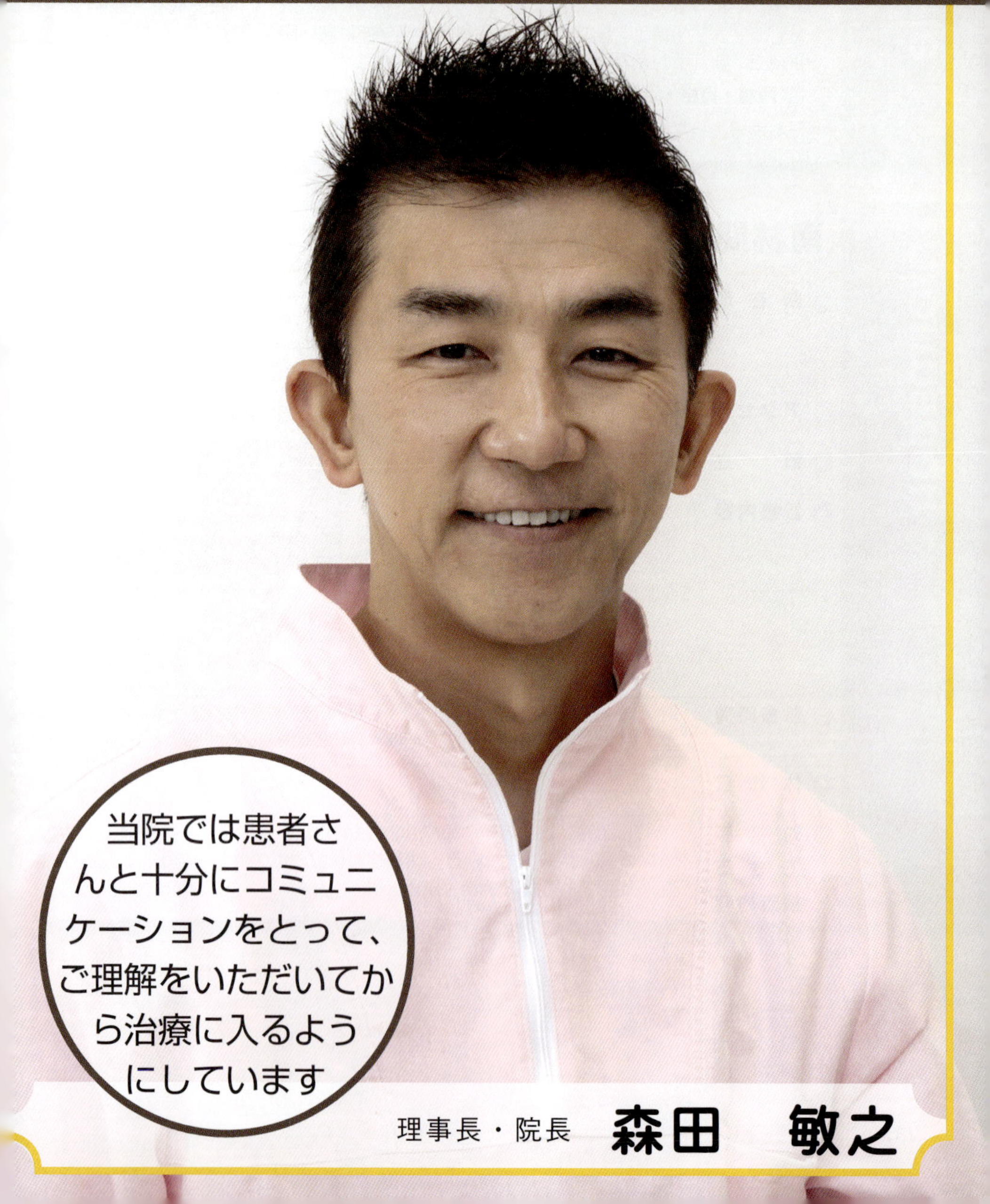

当院では患者さんと十分にコミュニケーションをとって、ご理解をいただいてから治療に入るようにしています

理事長・院長 **森田　敏之**

伊豆半島ほぼ中央に位置する伊豆市は、修善寺温泉や湯ヶ島温泉など古くから知られる湯治場が発展した歴史ある街だ。川端康成の「伊豆の踊子」を始め多くの文豪がこの地を訪れ、名作を発表している。

天城山の山麓では、江戸時代から清涼な湧き水によるわさび栽培が盛んで、椎茸栽培発祥の地としても知られる東海地方の代表的な観光名所だ。

豊かな自然と文化に育まれた伊豆市で、平成13年の開業以来、地域の健康増進に貢献しているのが「医療法人社団モリタデンタルクリニック」の森田敏之院長だ。

森田院長は、「患者さんにとって最良の治療をすること」をモットーに、現状に満足することなく日々研鑽を怠らない。医療に対する真摯な姿勢と誠実な人柄は、地域社会から絶大な信頼を集めている。

PROFESSIONAL DENTIST PROFESSIONAL DENTIST PROFESSIONAL DENTIST PROFESSIONAL DENTIST

子供に安全・安心な最先端の小児矯正「ネオキャップ・ビムラー矯正」

忙しい人に最適の1日で歯周病治療を行う「ワンデートリートメント」

モリタデンタルクリニックの特徴の一つに、こどもに負担をかけない最先端の「ネオキャップ・ビムラー矯正」の導入が挙げられる。矯正機具を夜寝るときに装着するだけで歯並びがよくなる最も進んだ歯科矯正法だ。

「お子さんの成長に合わせ、就寝時と昼間の2～3時間使用するだけで上下の歯を一緒に治療でき、歯並びの改善だけでなくあごや口の成長発育にも繋がります」とその効用を語る。

歯の矯正は他人の眼を気にして二の足を踏むことも多い。特に子供の場合は尚更だが、一般的

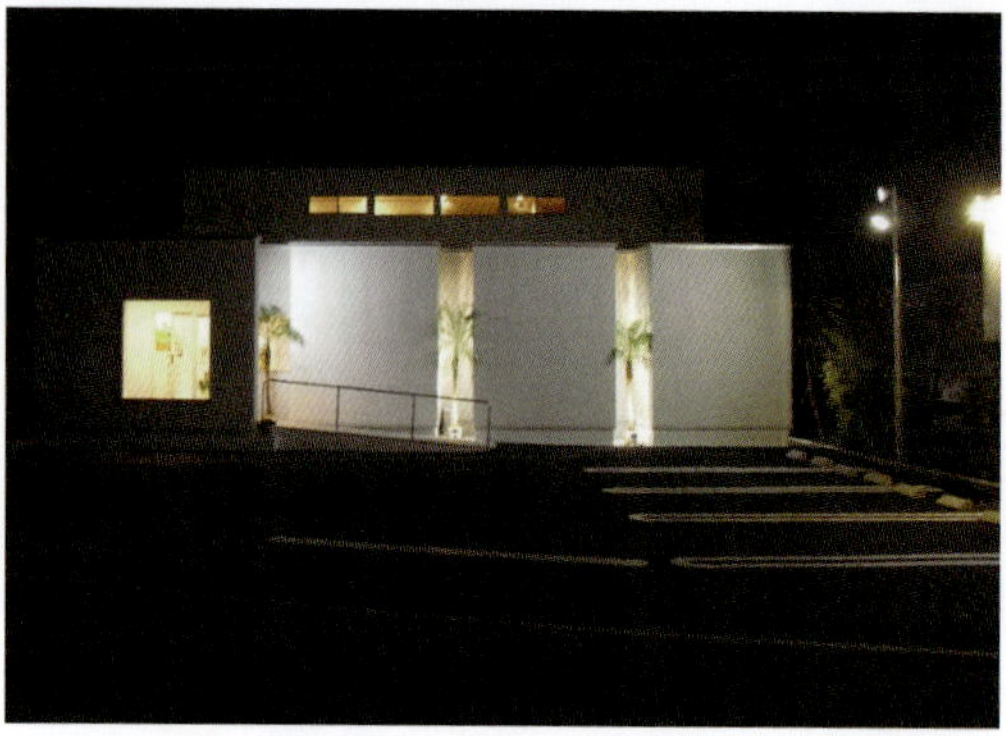

広い範囲から患者が訪れている

な矯正器具と違い「ネオキャップ・ビムラー矯正」は取り外し式なので人に知られず、学校や日常生活に何ら差しさわりなく歯並びを治療できるメリットは大きい。モリタデンタルクリニックでは、自費診療ながら比較的低価格に料金設定しているため、子供の歯並びに悩みを抱える親御さんから大変喜ばれている。

もう一つの特徴は、「何度も通院させられて面倒」というイメージの強い歯周病治療を、たった一日で終了することができる「ワンデートリートメント」を実施していることだ。

「最先端の『プラズマレーザー』と『殺菌水（高濃度次亜塩素酸水 POIC ウォーター）』を使用し、十分に時間をかけて治療を行うことで、1日で歯ぐきを清潔で健康な状態にすることができます。仕事が忙しくてなかなか通院時間が取れない方や、なるべく短期間で歯周病治療を行いたい方に好評です」と森田院長。

モリタデンタルクリニックでは、同じ疾患であっても画一的な治療に終始するのではなく、現状で最も効果的で最適な治療法を選択し、患者の多様な要望に応える形で柔軟な治療を行うスタンスを貫いている。

PROFESSIONAL DENTIST PROFESSIONAL DENTIST PROFESSIONAL DENTIST PROFESSIONAL DENTIST

医師と患者の架け橋となるトリートメントコーディネーターが常駐

患者と真摯に向き合い医院一体となった豊かなホスピタリティ

医院をあげて衛生管理の徹底に注力しているのもモリタデンタルクリニックの特徴だ。治療用の水や手洗いの水には中性機能水（殺菌水）を採用している。院内の様々な器具は完全滅菌し、滅菌できない機器類は使い捨てのビニールで覆い、スタッフ全員がゴム手袋を着用し、治療ごとに使い捨てを徹底している。その成果は厚生労働省認可「外来環境整備体制」施設基準をクリアしていることにも伺える。

「衛生管理は単に衛生機器を導入すればいいというものではなく、日常の動作や立ち振る舞いにも細心の気配りがなければ完ぺきとはいえません。普段目の届かないところであればこそ徹底しなければなりませんし、私たちは『衛生管理は医療を提供するものにとって最低限の義務』と考えています」と熱く語る。

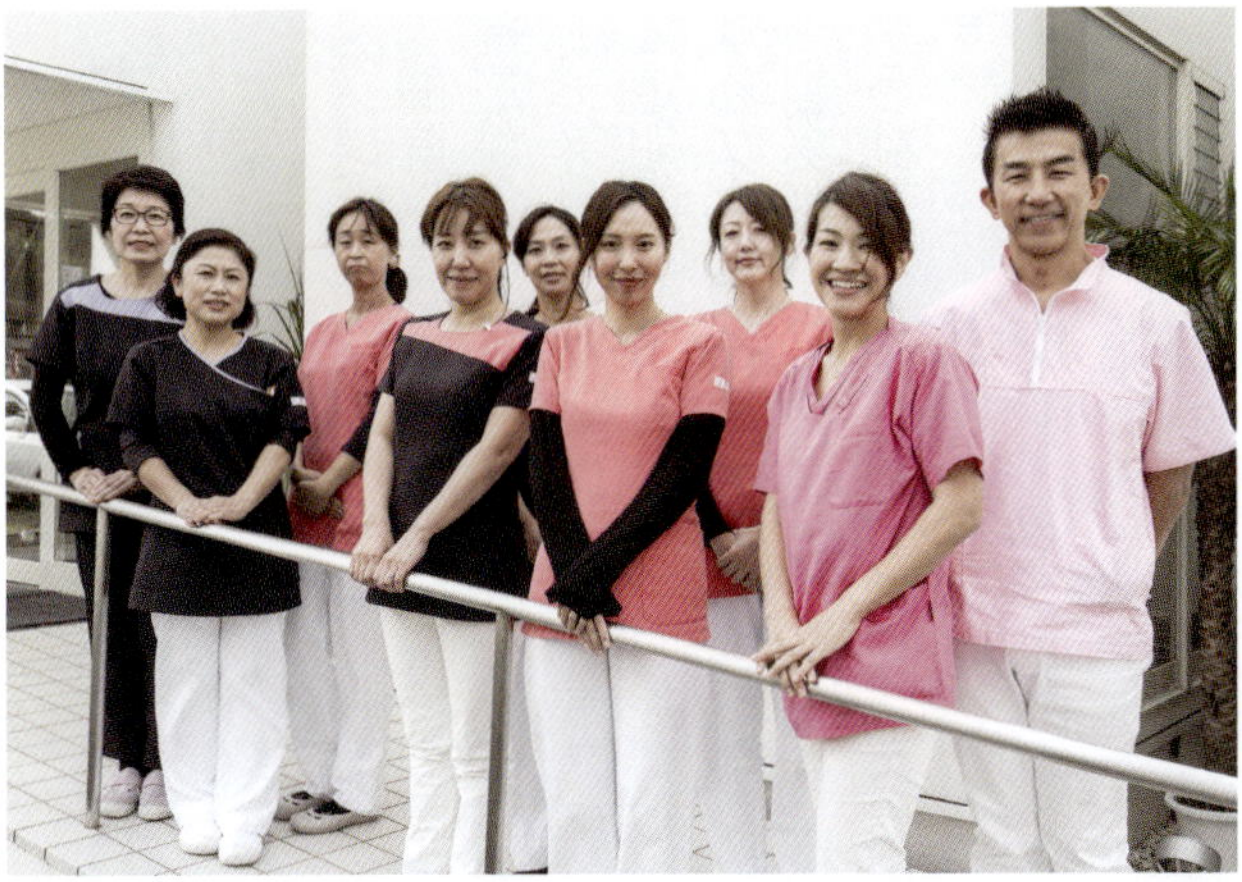

最良の医療を提供する充実のスタッフ

また、医師と患者との懸け橋となるトリートメントコーディネーターが常駐しており、十分な説明と納得のいく治療を提供している。

「１００人いれば１００通りの治療があります。当院ではまず患者さんと十分にコミュニケーションをとって、ご理解をいただいてから治療に入るようにしています」と森田院長。

このように患者一人ひとりの体質や生活習慣などにスタッフ全員が真摯に向き合い、最善の治療を提供するという医院が一体となった豊かなホスピタリティに魅せられ、家族ぐるみで来院する人たちも多い。

未来に起こる歯や口のトラブルを防ぐために

日常的な「予防」の大切さをもっと知ってもらいたい

開院以来、患者本位の最良の医療を提供することをモットーに地道な努力を重ねてきた森田院長だが、治療だけではなく「予防歯科」にも力を注いでいる。

アメリカを始め欧米の先進諸国では、自分自身の健康を守るために病気予防を目的として歯科に定期的に通うのが一般的だ。しかし日本においては、依然として歯の状態が悪化してから受診するケースが圧倒的に多い。

「ある時、フィリピン人の患者さんから、『来日した時日本人の歯が汚いのにびっくりした』という話を聞きました。つくづく日頃のデンタルケアの大切さ、予防歯科の重要性を痛感しています」

森田院長がハーバード大学の研修に参加して米国にいた時、老若男女問わず多くの人々が街のあちこちで、歯間の汚物や歯垢を除去する加工糸（デンタルフロス）で歯をケアしていたという。生涯健康な歯を保ち活き活きと暮らしていくためには、子供の頃からの予防歯科習慣を付けることが欠かせない。

「お子さんがお母さんの手を離れる前に、歯医者に通うことの必要性が、きちんと身につくような関わりが重要だと考えています。小児歯科や子供の歯並び、予防に力を入れることで地域の健康増進に貢献できれば」

穏やかな口調で語る森田院長に、寡黙な中に秘めた歯科医療にかける熱い闘志が見て取れる。

Profile

森田　敏之（もりた・としゆき）

静岡県立韮山高校、中央大学法学部法律学科卒業。昭和大学歯学部卒業。平成 13 年　モリタデンタルクリニック開院。
ハーバード大学歯学部 CE コース修了。Neo − Cap・System 最上位グレード取得。

所属・資格・活動

日本小児歯科学会、IFOCS（国際機能矯正臨床研究会）認定医

Information

医療法人社団 モリタデンタルクリニック

所在地	〒 410-2505 静岡県伊豆市八幡 256 − 2 **TEL　0558 − 75 − 2222**
アクセス	伊豆箱根鉄道「修善寺駅」よりバス約 15 分、タクシー 10 分。 伊豆スカイライン「冷川ＩＣ」から約 3 分。
設　立	平成 13 年
診療科目	歯科、小児歯科、矯正歯科、予防歯科、審美歯科、セラミック治療、1 日歯周病治療（ワンデートリートメント）、口臭治療、3MIX、歯周病 3DS、漢方薬治療、機能性義歯、小児矯正、レーザー治療、ドックスベストセメント
診療時間	月・火・木・金 9：20 〜 13：00、14：30 〜 19：00 土　9：20 〜 14：00
休診日	水・日・祝日
理念・診療方針	当院では、「信頼」「最善」「最新」「丁寧」の４つの診療方針を元に、皆さまに信頼されるような医院づくりを心がけております。

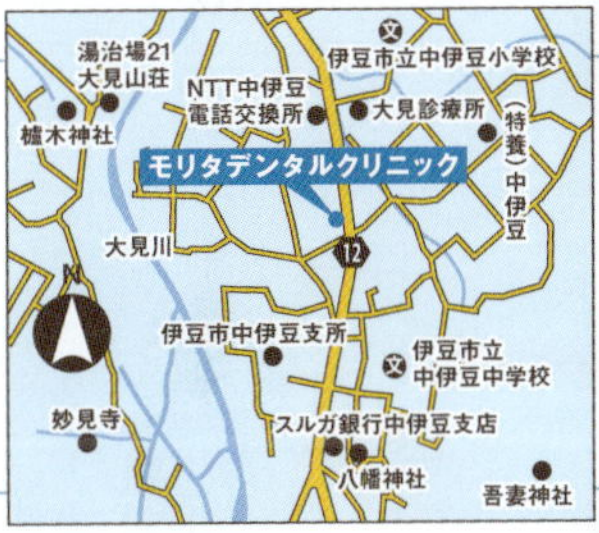

最新のテクノロジーと熟練の技術による歯の移植治療に高い実績

安心・安全で「ゆとり」ある治療を提供するスペシャリスト集団

ゆとり歯科医院

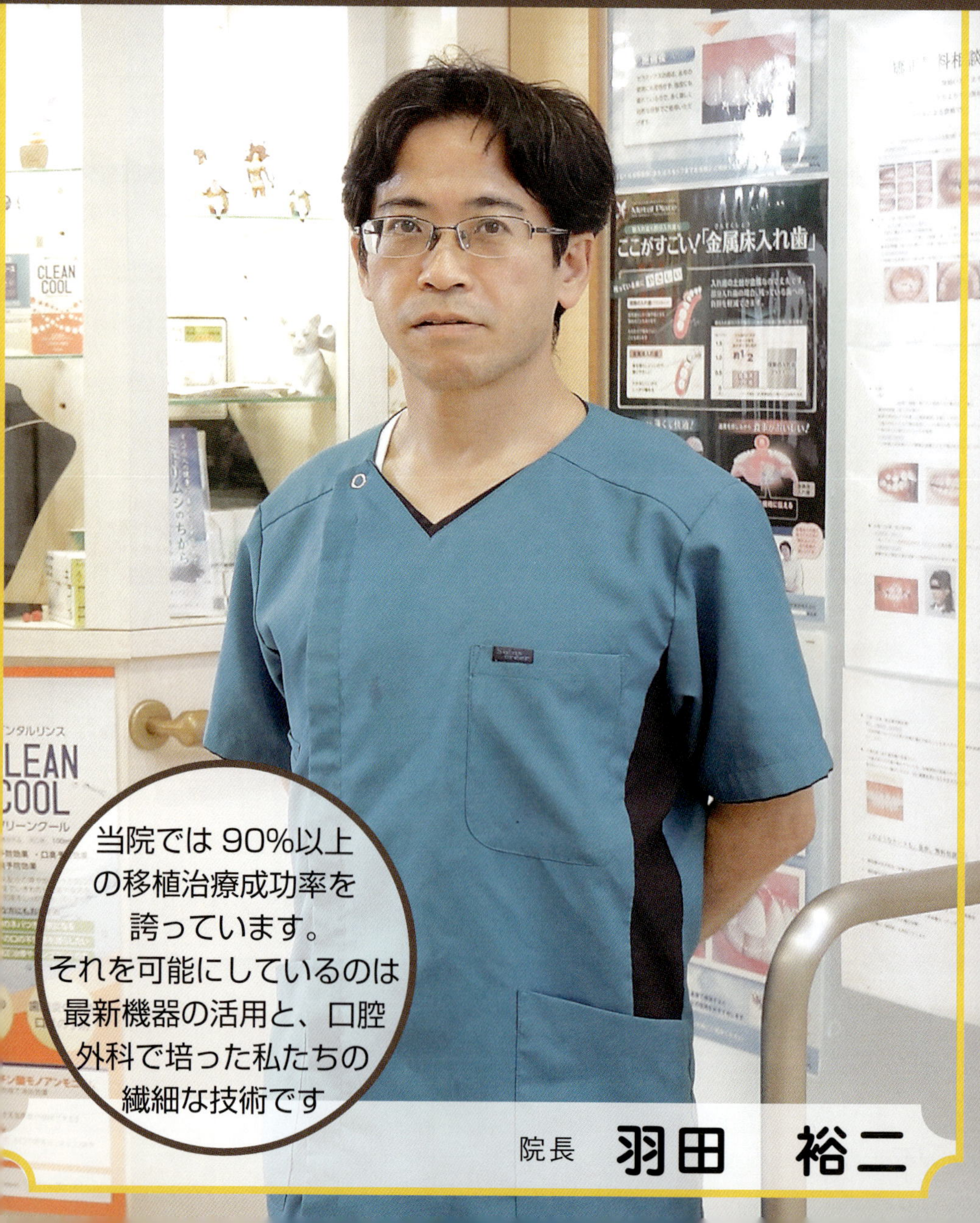

当院では90%以上の移植治療成功率を誇っています。それを可能にしているのは最新機器の活用と、口腔外科で培った私たちの繊細な技術です

院長　**羽田　裕二**

一般的に歯を失った場合の治療は、ブリッジか入れ歯、最近はインプラントを選択する人も増えている。しかし、もう一つ方法があることは情報化社会が進んでいるにも関わらず、ほとんど知られていない。

それは「歯の移植」という選択肢だ。移植というと肝臓や腎臓移植など第三者からの提供を受けた大掛かりなものを想像しがちだが、歯の移植は自分自身の歯を口の中の別な場所に移植する身近なものだ。

最先端の技術と最新の設備で高い移植成功率を誇り、全国から患者が訪れる実力派歯科医院がある。東京都国分寺市にある「ゆとり歯科医院」がそれだ。

歯の移植はどこの歯科医院でもできるわけではない。羽田裕二院長を中心とした充実のスタッフが、自分の歯で噛み続けたいという患者の想いに応えるべく、質の高い歯科医療の提供に日夜邁進している。

PROFESSIONAL DENTIST PROFESSIONAL DENTIST PROFESSIONAL DENTIST PROFESSIONAL DENTIST

歯根膜の存在の有無が歯の移植成功へのキーポイント

将来の健康への保険となる「歯の銀行（ティースバンク）」サービス

「歯の移植とインプラントの決定的な違いは、天然の歯が持つ歯根膜があるかないかということです。歯と歯茎を固定してハンモックのような役割を果たしてくれる歯根膜があるからこそ、周りの歯と同じような噛み心地を得ることができ、歯を失う前と同じようなお口の状態にすることが可能なのです」と羽田院長は歯の移植の効用を強調する。

移植には親知らずや、矯正治療で抜くことになった小臼歯、歯列からはみ出た歯を有効活用することができる。

「当院では90％以上の移植治療成功率を誇っています。それを可能にしているのは3Dプリンターなど最新機器の活用と、口腔外科で培った私たちの繊細な技術です。歯を失った時の最初の選択肢は、入れ歯でもインプラントでもなく歯の移植です」と移植にこだわる思いを語る羽田院長。

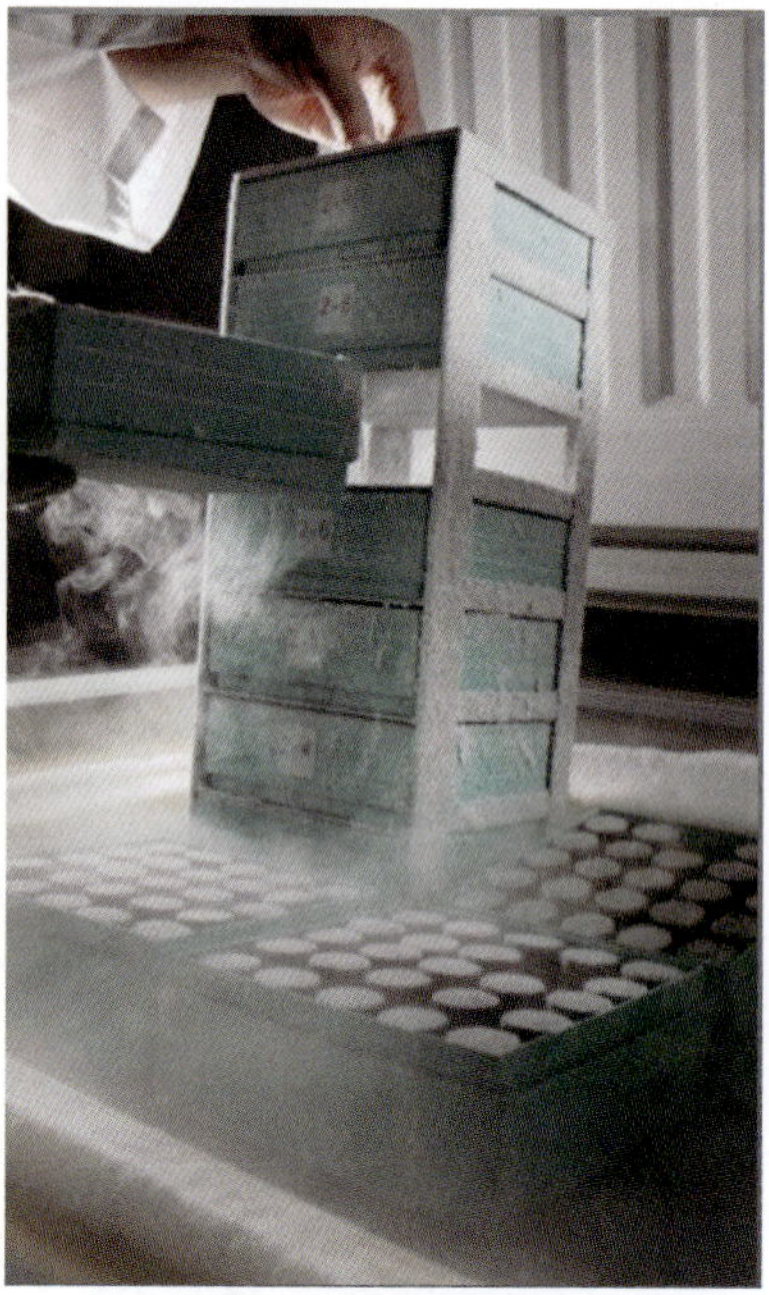

抜いた歯を保存する
「歯の銀行」サービス

ゆとり歯科では、親知らずや矯正で抜いた歯を冷凍保存し、将来虫歯や事故で歯を失った時に解凍して移植する「歯の銀行（ティースバンク）」サービスを行っている。これは広島大学発のベンチャー企業であるスリーブラケッツ社の事業で、羽田院長は研修会で講師を務めるなど普及に尽力している。

「歯の移植が適応できない方には、インプラントや入れ歯でも対応していますが、他院で歯を抜くと言われた方は一度ご相談下さい。あなたのお口の状態が、歯の移植に適応できるかどうかを見てからでも遅くはありません」と羽田院長は呼びかける。

PROFESSIONAL DENTIST PROFESSIONAL DENTIST PROFESSIONAL DENTIST PROFESSIONAL DENTIST

それぞれに高い専門性を発揮するチーム医療

クリニック名に込めた「ゆとり」ある治療への想い

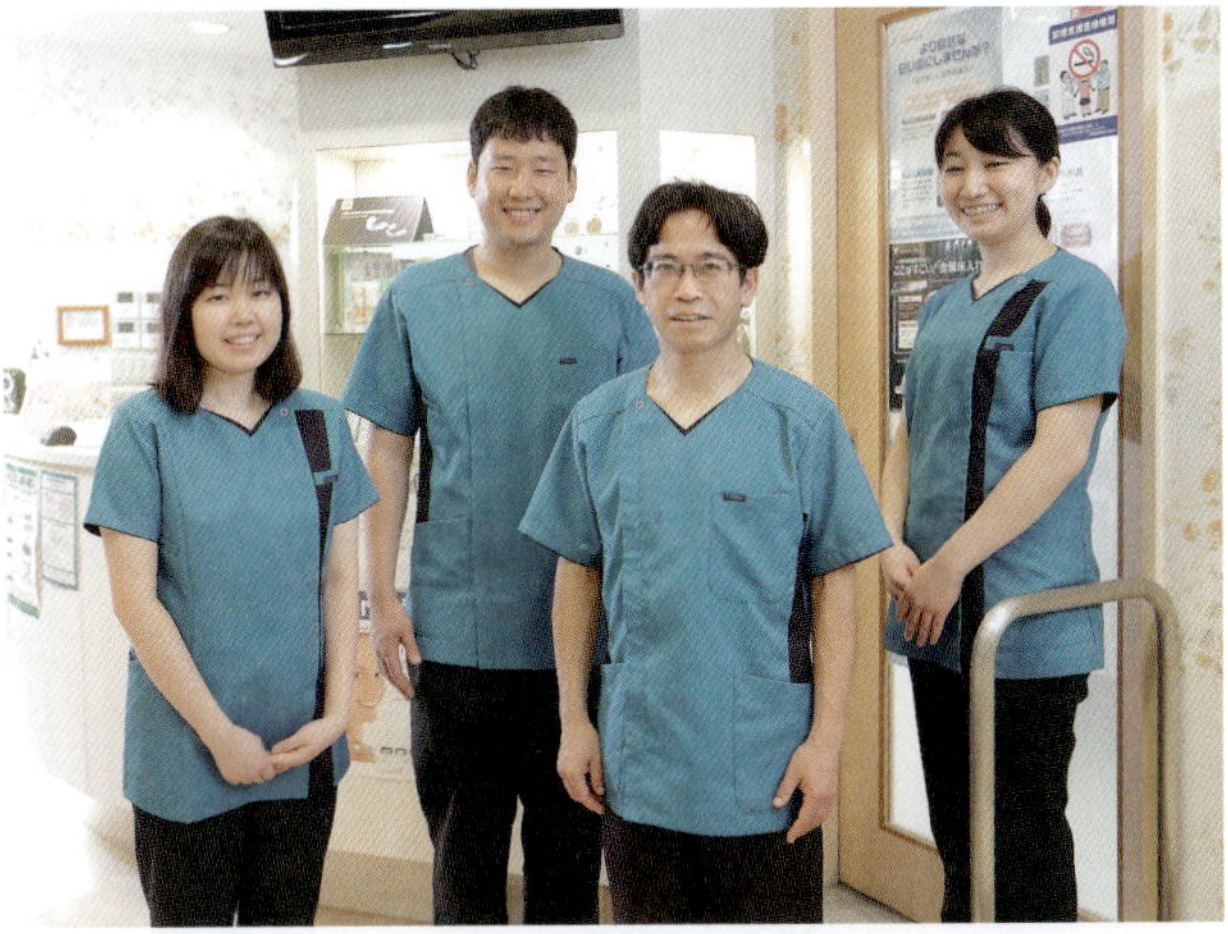
「ゆとり」ある治療を提供する充実のスタッフ

昨今「チーム医療」という言葉をよく耳にする。ますます高度化する治療法などに対処するため、医療に携わる多種多様な専門職がそれぞれの高い専門性を発揮して目的と情報を共有する医療への取り組みを指し、現代の医療現場では欠かせない。

「当院では、定期的なスタッフミーティングとトレーニングでチーム医療の質を高めています。治療には担当医制でコミュニケーションをとりやすい環境を整え、どのドクターでも、同じ品質で治療を提供することが可能です」と羽田院長。

ゆとり歯科では同じ疾患であっても画一的な治療ではなく、患者のさまざまなニーズに応える形で治療の選択肢を提供する診療スタンスを貫いている。

「自由で融通性のある丁寧な説明に努め、患者さんが十分納得したうえで治療をすることが何より大事だと思うからです」という羽田院長の理念に基づくものだ。

患者が窮屈に感じることのない「ゆとり」ある治療への想いは、少しでも温かく優しい雰囲気に浸れるように、イスやユニットをローズ色にしていることにも表れている。また、医院のトレードマークのネコが院内のいろいろなところにアレンジされて、訪れる患者の心を癒してくれる。

患者に幅広い選択肢を提示できる優れたチーム医療は、医療の質、患者サービスの向上につながると同時に、スタッフの能力を引き出し、個人の全人的な成長にも繋がる。羽田院長を先頭に志を一つにしたスタッフ一丸の気概がみなぎる。

ゆとり歯科のスローガン「噛天喜知：噛める8020」

PROFESSIONAL DENTIST PROFESSIONAL DENTIST PROFESSIONAL DENTIST PROFESSIONAL DENTIST

ただ歯を残すだけでなく、患者に噛める喜びを実感してもらうために全力投球

病気についての正しい知識や理解がなければ、いつまでも健康を維持することが難しい現代社会。老若男女問わず何らかの病気をかかえ、時にはその病気と上手に付き合いながら生きていく時代とも言える。

「全身の健康状態を把握しなければ、真の歯科医療はできません」と指摘する羽田院長が作り出したスローガンが、「噛天喜知：噛める8020」だ。語源である「歓天《カンテン》喜地《キチ》」は思わず小躍りするような大きな喜びという意味で、文豪・夏目漱石の「吾輩は猫である」にも使用されている四字熟語だ。

「自分の歯で噛めるということが、人生に大きな喜びを与えてくれるという意味です。噛む刺激はただおいしく食事が摂れるというだけでなく、脳の活性化や認知症予防など心身共に生活の充実をもたらしてくれます。国民の健康増進の一環として、『80歳で20本の歯を残しましょう』という8020運動のスローガンがあります。しかし私たちは、ただ歯を残すだけではなく、80歳で〝噛める〟20本の歯を目指し、噛める喜びを皆さんに提供していけるよう、これからもスタッフと共に頑張っていきます」

羽田院長の穏やかな口調に、患者への温かい想いがあふれる。

Profile

羽田　裕二（はねだ・ゆうじ）

昭和 34 年東京都生まれ。神奈川歯科大学卒業後、昭和 60 年都立荏原病院研修。同 62 年都立府中病院歯科口腔外科に 17 年勤務した後、平成 15 年 5 月ゆとり歯科医院を開院。同 18 年より「歯の銀行」を開始、歯の銀行セミナー講師をはじめ、歯の安全な移植技術や治療法の普及に努めている。平成 21 年歯の銀行講師。

Information

ゆとり歯科医院

所在地　〒 185 － 0024
東京都国分寺市泉町 3 － 1 － 17　カリーノ西国分寺 1 階
TEL　042-324-8812

アクセス　JR 西国分寺駅改札から徒歩 5 分

設　立　平成 15 年 5 月

診療内容　一般歯科、小児歯科、歯科口腔外科、矯正歯科、審美歯科・ホワイトニング、インプラント、予防歯科、歯の移植・再植、睡眠時無呼吸症候群、訪問診療

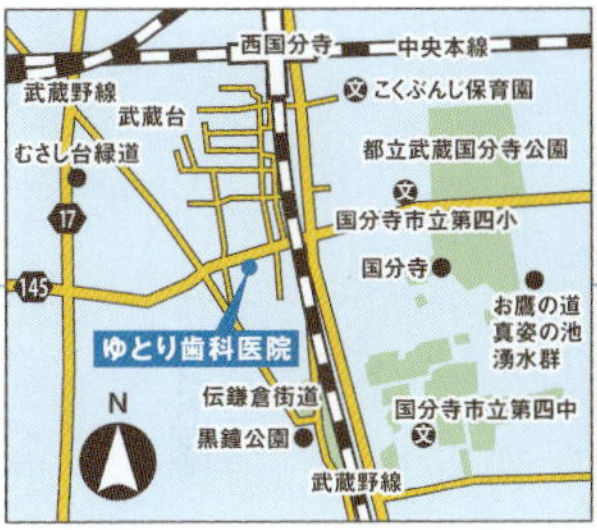

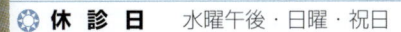

診療時間　月・火・木〜土
9：00 〜 13：00
15：00 〜 19：00
水　9：00 〜 13：00

休診日　水曜午後・日曜・祝日

ゆとり歯科医院の特長
1. 最新のテクノロジーを活用した歯の移植治療
2. 質の高いチーム医療で、治療もスムーズ
3. あなたに合った治療プランと説明
4. ゆとりの空間、ゆとりの診療時間

コミュニケーションを大切に
オーダーメイドの歯科医療

小児矯正とインプラントのスペシャリスト

よこづか歯科医院

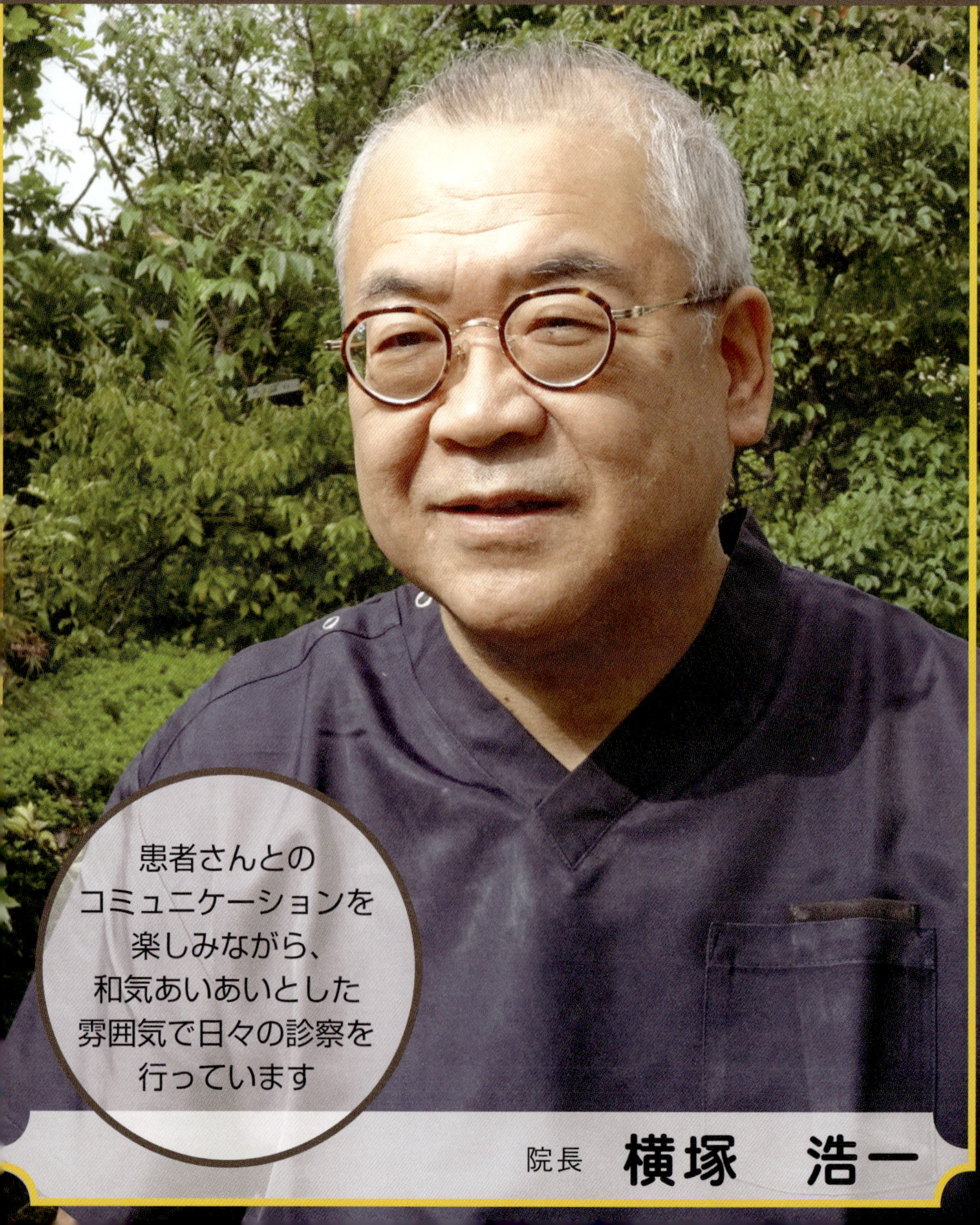
患者さんとの
コミュニケーションを
楽しみながら、
和気あいあいとした
雰囲気で日々の診察を
行っています

院長　**横塚　浩一**

栃木県佐野市に医院を構えるよこづか歯科医院。開院から30年以上の長い歴史を刻む同院には今、佐野市はもちろん隣接する足利市や館林市からも患者が訪れる。

「今は患者さんとのコミュニケーションを楽しみながら、和気あいあいとした雰囲気で日々の診察を行っています」

こう笑顔を浮かべて話すのは院長として治療を一手に担う横塚浩一歯科医師。医院での診療の傍ら、地元の高校で校医を務めるなど地域の歯科医療を長きにわたって支えている。

現在61歳の横塚院長は学生の頃に父親からの勧めもあり、そして「叔父が日本歯科大学の教授で、叔父のような歯科医師になりたかった」ことから歯科医師の道を志した。日本歯科大学に進み、卒業後は臨床や勤務医で経験を重ね、昭和61年に独立。よこづか歯科医院を開業した。

PROFESSIONAL DENTIST PROFESSIONAL DENTIST PROFESSIONAL DENTIST PROFESSIONAL DENTIST

滅菌対策が行き届いた清潔な環境と子供向けのキッズスペース

診察チェアの前に広がるのは美しい日本庭園

場所はJR佐野駅から車で5分ほどの所。看板が目印の医院は大きな駐車スペースがあり、20台の車を停めることができる。

院内は滅菌対策が行き届いた清潔な環境で、入り口近くには子供が退屈しないようにとキッズスペースが設置。診察室に進むと6台のチェアが並び、目の前が全面ガラス張りになっている。そしてこの診察チェアからガラス越しに見える眼前の景色は、緑一杯の美しい日本庭園だ。

「庭園は医院の特徴の一つ」と横塚院長が言うように、リンゴやみかんが生る木、春にはしだれ桜、秋には紅葉、冬は椿が咲き誇る。こうした季節ごとに変わる庭園の景色で、患者に癒しを

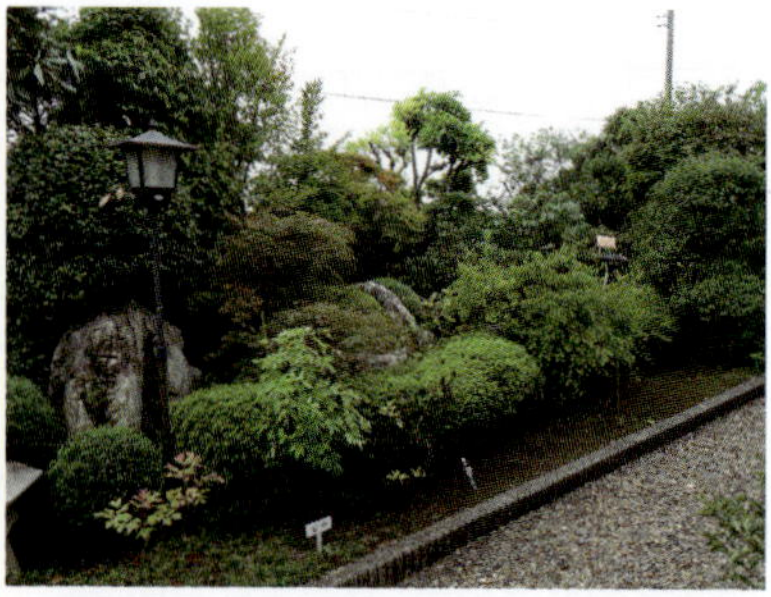

診察チェアの前に広がる日本庭園

提供している。

「歯科医院はあまり行きたくない場所だと思いますが、風光明媚な庭園の景色を楽しみながら少しでもリラックスして治療を受けていただければ」

こうした独特の空間で歯科医療を提供するよこづか歯科医院では今、虫歯や歯周病といった一般歯科から矯正、インプラント、入れ歯や顎関節症など患者の悩みや要望に応じて幅広い治療を行っている。その中でも横塚院長の専門といえる分野が小児矯正とインプラントだ。

PROFESSIONAL DENTIST PROFESSIONAL DENTIST PROFESSIONAL DENTIST PROFESSIONAL DENTIST

大人の矯正に比べメリット多い〝小児矯正〟

「矯正はあごや骨格が固まる前の3～10歳の間で行って欲しい」

よこづか歯科医院で行う小児矯正は床矯正という方法を用い、入れ歯のような矯正器具で子供の委縮したあごを正しい大きさに戻していく。「これで歯が重ならずに生えるスペースを生み出します」

床矯正はあごや骨格の成長を促すことを目的としており、特性上、成長時期にある子供のみが受けられる。

「器具の着脱が容易にできるので、生活する上で支障が少なく、期間も短ければ半年ほどで終わります。それに費用も安く、成人矯正に比べて様々なメリットがあります」という横塚院長。

さらに「最大のメリットは矯正のために健康な歯を抜かなくてもいいという点です」とも。

このため子供のうちから矯正をした方が良いと勧める。「矯正は火事と同じです。火事でも小火《ぼや》の内に対処しておけば被害も少なく簡単に消せます。矯正も同じことで、早い内から対処すれば容易に治すことができるのです」

小児矯正のタイミングとしては「あごや骨格が固まる前の3〜10歳の間で行って欲しい」と横塚院長。

「ご両親からお子様の歯を見て、〝歯並びがデコボコしている〟、〝下あごが前に出ている〟、〝上の歯が出ている〟など3つのいずれかが見られることがあれば一度来院してください」

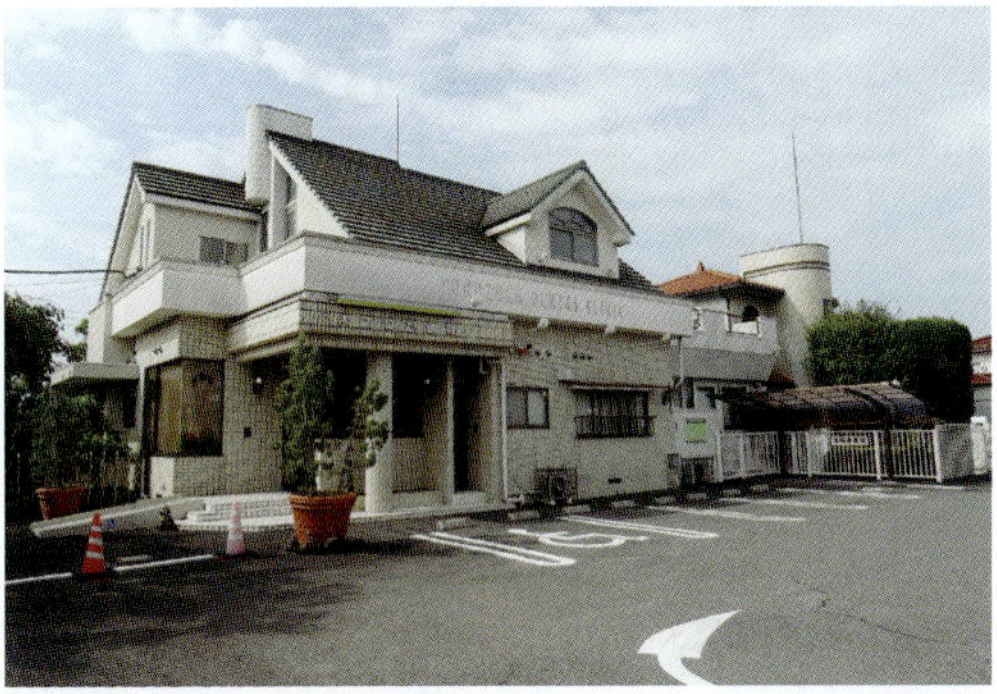
20 台の駐車スペースがあるよこづか歯科医院

インプラントに関しては、横塚院長自身インプラント発祥の地であるスウェーデンに渡って研修を受けるなどして、日本にインプラントが初めて導入された昭和56年当時の創生期から勉強を重ねてきた。これまで多くのインプラント実績を積み重ねてきた横塚院長は「スウェーデンでの研修当時、インプラントの生みの親といわれるブローネマルク氏のノウハウを学んだことが今に活かされています」と自信を見せる。

歯が無くなった患者に対し、今は入れ歯やブリッジ、そしてインプラントなど様々な選択肢がある。その中で横塚院長は「入れ歯などの義歯は他の義手や義足と同様あくまで異物。どんなに良いモノであったとしても体の一部にはなり得ません」と話す。

実際義歯に抵抗を示す患者も多いという。「そういう方々には自分の歯とそん色のないインプラントが最適な選択肢になると思います」

一方でインプラントは保険が適用されないため、費用が高額になるケースも。「最終的には費用面やメリット・デメリットをお伝えし、患者さんの要望や状態にあった処置をすることが大切です」

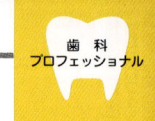

PROFESSIONAL DENTIST PROFESSIONAL DENTIST PROFESSIONAL DENTIST PROFESSIONAL DENTIST

〝患者さんを家族だと思って治療を〟

「診察は和気あいあいと楽しい雰囲気を大切に」

独立開院から30年以上。これまで多くの患者を診てきた横塚院長は「現場での治療を通して歯科の世界の変遷を感じます」としみじみ語る。「開院当時は皆さん口の中が虫歯の洪水状態で、それに対応する歯科医院も少なかった」

一方現在は「虫歯の患者さんが減り、歯科医院も増えたので状況は大きく変わりました」という。「今お一人の患者さんと時間をかけてじっくり向き合うことができ、密度の濃い診察、治療ができています。これこそ私が望んでいた形です」

そんな横塚院長が今、大切にしていることがある。それは「患者さんを家族だと思って治療をする」というスタンスだ。

「これからも私達スタッフ、患者さん同士、お互い言いたいことを言い合えるフランクで和気あいあいとした雰囲気の中での歯科治療を行っていきたい」

明るく楽しい歯科医院づくりを実践し、地域住民から愛され親しまれるよこづか歯科医院。〝今の瞬間を精一杯！〟のモットーを胸に歯科医師として溌溂とした人生を歩む横塚院長の表情に充実感が漂う。

Professional Dentist

Profile

横塚　浩一（よこづか・ひろかず）

昭和 32 年生まれ。栃木県出身。栃木県立佐野高等学校卒業。日本歯科大学卒業。勤務医を経て昭和 61 年によこづか歯科医院開院。院長。歯学博士。

所属と活動

日本歯科医学臨床研修指導医。日本顎咬合学会認定医。国際インプラント学会認定医。口腔先進インプラント医療学会認定医。AQB インプラント専門医。口腔医科学会認定医。セカンドオピニオン専門医。栃木県立佐野高等学校校医。日本歯周病学会。日本インプラント学会。日本顎咬合学会。日本歯科医師会。栃木県歯科医師会。佐野歯科医師会。OZ の会（インプラントの勉強会）。

Information

よこづか歯科医院

所在地	〒 327-0041 栃木県佐野市免鳥町 840 － 1 **TEL　0283-22-8148** URL　http：//www.yokoduka.com/
アクセス	JR 両毛線　富田駅から徒歩 15 分 東武佐野市駅から車で 5 分
設立	昭和 61 年
診療内容	一般歯科、小児歯科、矯正歯科、口腔外科、予防歯科、審美歯科、インプラント
診療時間	月・火・水・金・土 9：00 ～ 13：00 15：00 ～ 19：00
休診日	木・日・祝 （ただし祝日のある週の木曜日は診察します）
治療のモットー	・丁寧な治療をすること ・患者さまときちんとコミュニケーションを取ること ・患者さまのお話に耳を傾けること

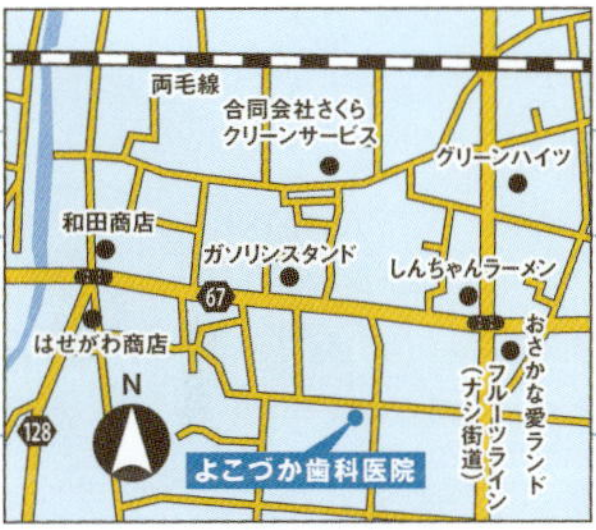

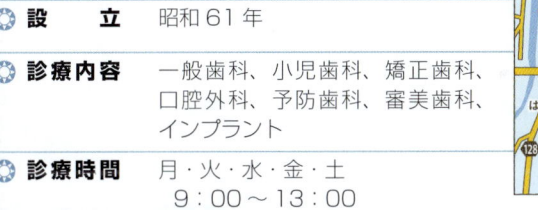

世界水準の高度な歯科医療を提供し、患者の多様なニーズに応える

無痛・無切開ワンデーインプラント治療に豊富な実績を持つ実力派歯科医院

広域医療法人 ヒロ・デンタル・プロデュース **よしき歯科・TAKEDA インプラントクリニック**

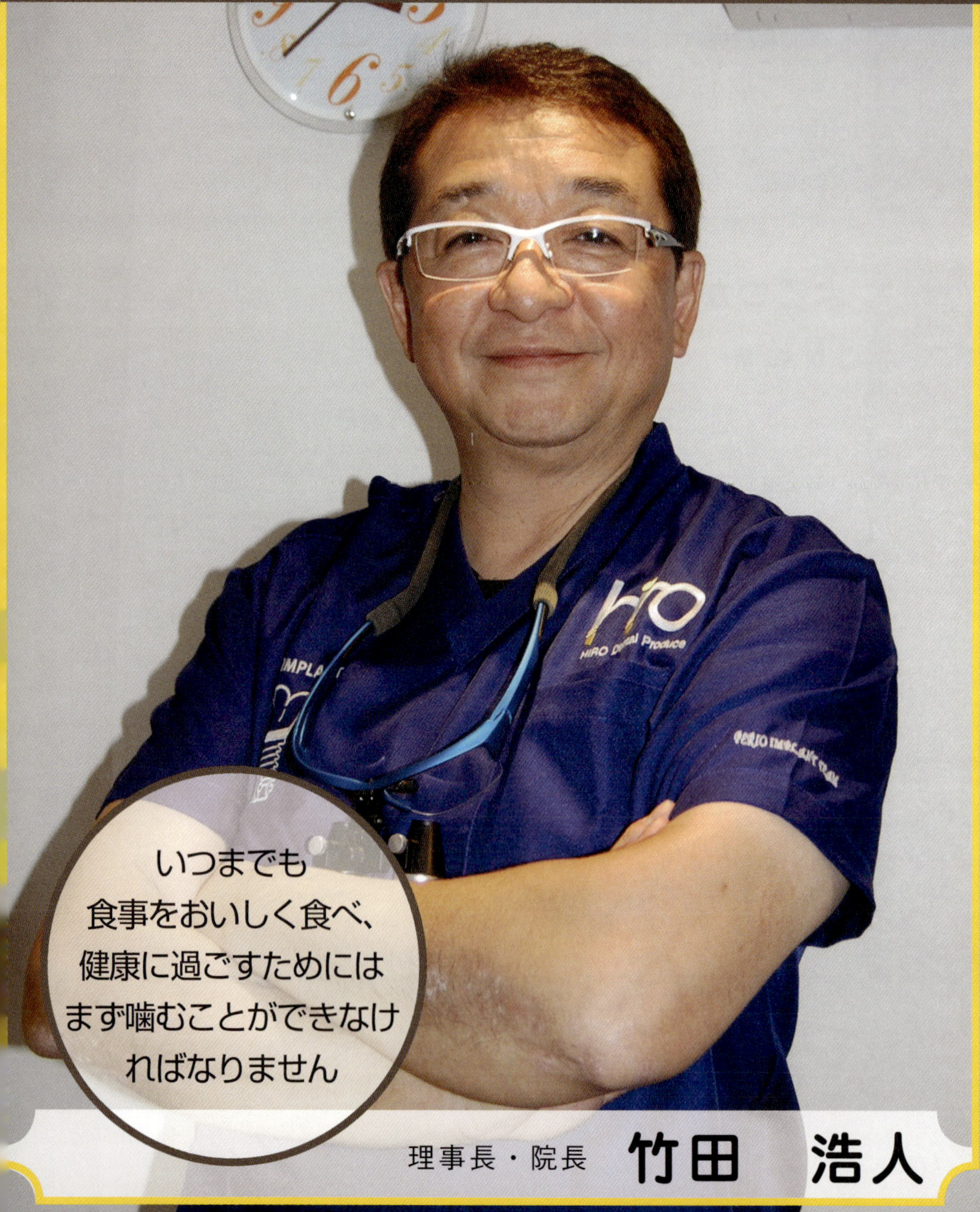

いつまでも
食事をおいしく食べ、
健康に過ごすためには
まず噛むことができなければなりません

理事長・院長 **竹田　浩人**

岩手県の県庁所在地である盛岡市は、奥羽山脈に属する岩手山を北西に臨み、サケの産卵で知られる中津川など豊かな自然に恵まれた風光明媚な街だ。歌人・石川啄木の出身地として知られ、市内各所に建立された歌碑が訪れる人々の心を癒してくれる。

みちのくの小京都とも称される盛岡市で、平成30年6月に「よしき歯科・TAKEDAインプラントクリニック」が誕生した。

地元盛岡出身の竹田浩人理事長は、平成10年に秋田でタケダ歯科AKITAインプラントクリニックを開業後、Branemark System（下顎無歯顎症例に対する即時負荷型インプラントシステム）公認インストラクターやノーベルバイオケアジャパンメンタープログラム講師を務めるなど、インプラント治療の先駆者として知られる。

不断の研鑽に勤しみ、様々な学習会で講師を務めるなど後進の育成に労力を惜しまない竹田理事長だが、なぜ生まれ故郷である盛岡に新たなクリニックを設けたのだろうか。

PROFESSIONAL DENTIST PROFESSIONAL DENTIST PROFESSIONAL DENTIST PROFESSIONAL DENTIST

院名に込められた「人と地域」を大切にする想い

それぞれの専門性を活かした「患者さんのための」チーム医療

「新たに盛岡市に開院したクリニックは、岩手歯科大学の先輩で大学の臨床教授をされている遠藤義樹先生が平成17年に開設されたよしき歯科クリニックが母体になっています」

院名を「よしき歯科・TAKEDAインプラントクリニック」としたのは、これまで遠藤先生が培ってきた歴史を大切にしたいという思いからだ。昨今、開業医の高齢化にともなうクリニックの継承をめぐる問題が指摘されている。それを専門とする会社もあるが、開設者の想いや地域社会とともに歩

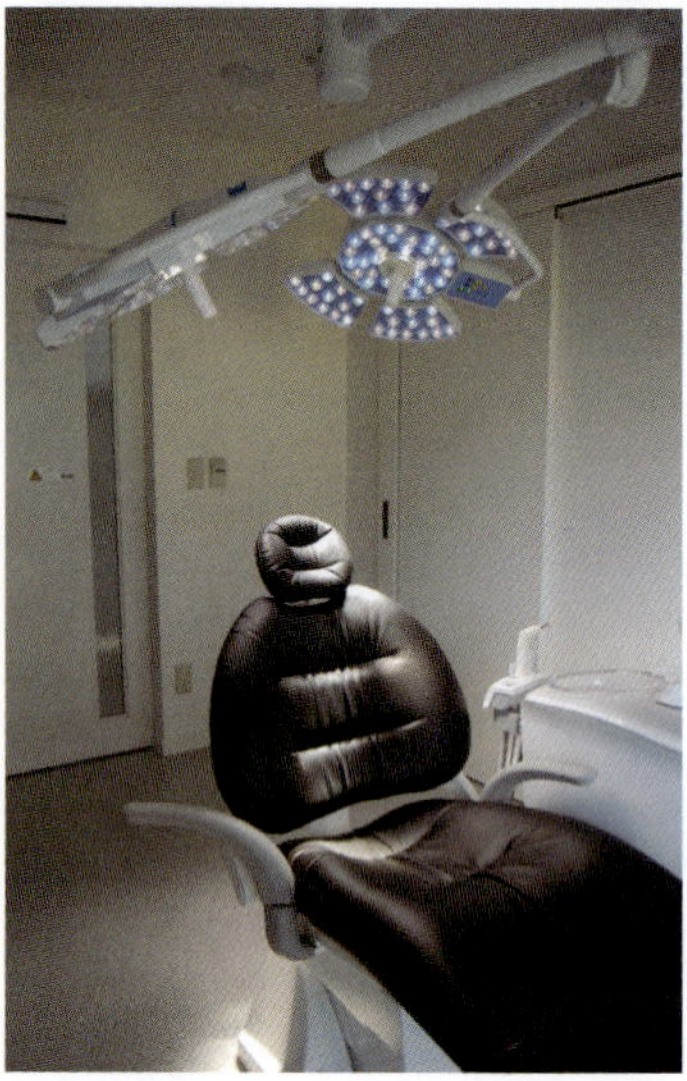
最新の設備を誇る治療室

んできた歴史を大切にした継承が必ずしもなされているとは言えない。

開設者の『よしき歯科』の名称を引き継いだクリニックの命名は、先輩である遠藤先生が紡いできたこれまでの歩みを大切に継承する竹田理事長の真摯な姿を見て取れる。

竹田理事長を先頭に常勤４人、遠藤先生を含め非常勤３人、麻酔科１人の計８人でインプラント、入れ歯、歯周病、根管治療といったそれぞれの専門性を活かしたチーム医療に取り組んでいる。

「『餅は餅屋』と言いますか、それぞれのエキスパートが、特化した専門治療を提供することで患者さんにより安心していただけます」と言う竹田理事長。しかし、優れた人材と最新の設備を整えるのは並大抵の努力ではないはずだ。チーム医療は、医療の質や患者サービスの向上につながると同時に、地域の活性化にもつながっていく。

「医院に来られたすべての患者さんが良くなって、喜んで帰ってもらう」ことこそが、竹田理事長をはじめとするクリニックスタッフ一同の変わらぬ願いである。

PROFESSIONAL DENTIST PROFESSIONAL DENTIST PROFESSIONAL DENTIST PROFESSIONAL DENTIST

低侵襲で身体の負担が少ないインプラント治療の先駆者として

「命は救えないけど人生は救える」のが開業医ならではの醍醐味

真に質の高いインプラント医療にこだわり、弛まぬ研鑽と臨床実績を積み重ねて世界のインプラント治療をリードしてきた竹田理事長が得意としているのは、ノーベルガイド（インプラントガイドシステム）を用いたオールオン４と呼ばれる治療だ。

「オールオン　４というのは、必要最少本数（４本）をバランスよく骨に埋め込むことで、残りのすべてのプロビジョナル（仮歯）を支える術式のことです。当院ではオペの際に、事前に精度の高い仮歯や新しい歯の補綴物を製作することができるので、オペ当日に新しい歯を装着してかつての健康な生活に戻ることができます」とその特徴を語る。

オペの時間は基本的に40分から1時間ほどで終了する。より安全で低侵襲なフラップレス術式（切らない手術）で身体の負担を最小限に抑えることができ、通院回数が少なくて済むのも嬉しい限りだ。

「高齢の患者さんが『20年ぶりに硬いものが噛めた！』と嬉しそうに話されるとこちらも嬉しくなります」と顔をほころばせる。父が産婦人科医で、姉が歯科医師の竹田理事長にとって医療は身近な存在だった。大学４年生の時、口腔外科の授業で顎骨切除を見学したことが歯科医師の醍醐味を感じたきっかけだという。

「疾患に悩む患者を治療してその日のうちに生活を再建できるのは歯科だけだと気づきました。いつまでも食事をおいしく食べ、健康に過ごすためにはまず噛むことができなければなりません。歯はがんなどと違い、抜いても足すことができます。人の命は救えないけど人生は救うことができます。それができる歯科医師でありたいと思っています」と熱く語る。

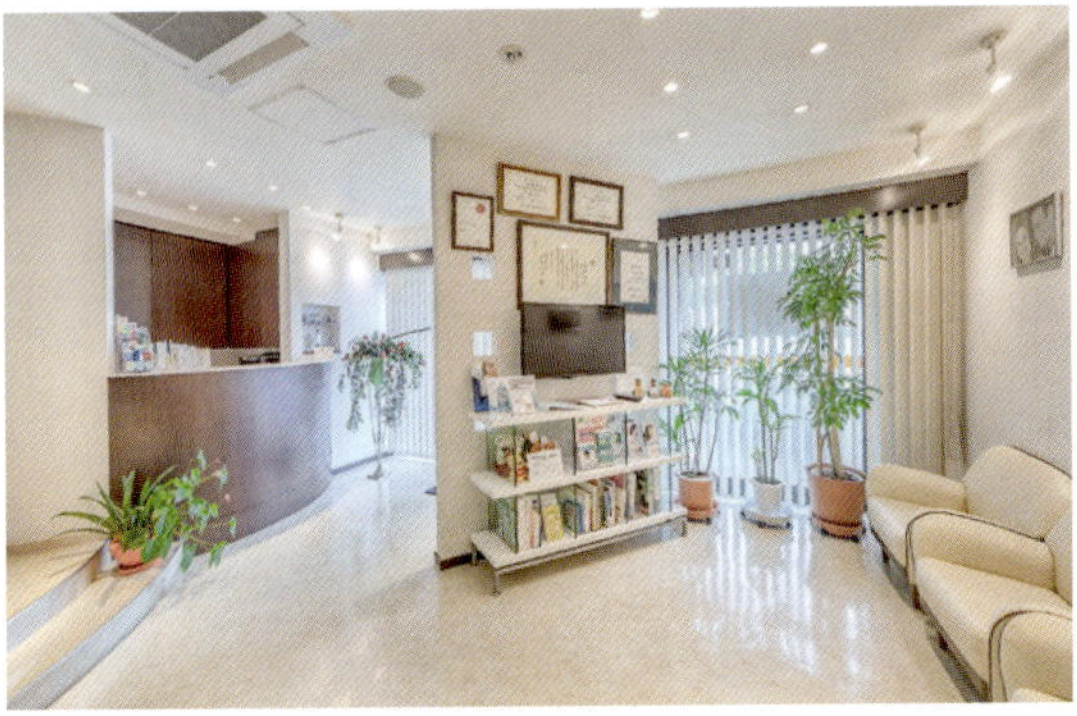

清潔で明るい受付と待合室

PROFESSIONAL DENTIST PROFESSIONAL DENTIST PROFESSIONAL DENTIST PROFESSIONAL DENTIST

日本の未来を見据えた後継者育成と時代に適した口腔管理に尽力

モットーは論語の一節にある「一以之貫《いちをもってこれをつらぬく》」

盛岡と秋田で日々診療に携わり、学会やシンポジウムなどで国内はもとより世界中を飛び回るなど八面六臂の活躍を続ける竹田理事長だが、今後は後継者の育成にも力を尽くしていきたいと語る。

「高齢化社会が進む中、要介護になって自分で口腔ケアができない方が増えています。このためインプラントを受けた患者さんがきちんと口腔ケアができないと、インプラントが周囲の組織を傷つけてしまうことになって、インプラントが負の遺産になってしまうことにもなりかねません」

それを防ぐため竹田理事長は、「長期に機能できるインプラントや、介護になってもインプラントが負の遺産にならない口腔管理ができる後継者の育成を進めていかなければなりません」と強調する。諸外国に比べて口腔ケアが遅れていると言われる日本だが、「口腔内を未来のために」と医科・歯科・介護連携での取り組みが喫緊の課題となっている。竹田理事長のモットーは、孔子の「論語」の一節である「一以之貫《いちをもってこれをつらぬく》」である。一貫して変わらずに道を進むこと、そのためには柔軟な心と謙虚な態度を持ってこそ、初めて一つのことを貫くことができるという。

「実はインプラント治療に来られる方は、入れ歯になったらどうしようという方が一番多いです。私の生涯は口腔内の悩みで来られる患者さんに、『いがった』と喜んで帰ってもらえるように力を尽くすことです。これが私のライフワークですし、最良の医療を今後もスタッフとともに追い求めて行きます」

柔和な笑顔で語る竹田理事長に、地域に生きる人々の健やかな暮らしのために一心不乱に奮闘する医療人の真髄を見る。

Profile

竹田　浩人（たけだ・ひろと）

昭和 37 年岩手県盛岡市生まれ。岩手医科大学歯学部卒業。平成 10 年タケダ歯科クリニック開業（秋田県大仙市）。同 12 年医療法人ヒロデンタルプロデュース設立。同 13 年あいのの歯科クリニック開業（秋田県横手市山内)）。同 15 年ヒロデンタルラボラトリー開設（プロセラ・インプラント上部構造制作）。同 16 年 Branemark System 公認インストラクター就任。同 18 年ノーベルバイオケアジャパン　メンタープログラム講師就任。同 21 年秋田インプラントクリニック併設（秋田県大仙市）。同 30 年よしき歯科・TAKEDA インプラントクリニック開業。

所属・活動

スタディグループ秋田一水会最高顧問。MIG 副代表（盛岡インプラントスタディグループ）。POIC学会理事。Advanced Implant Institute of Japan 理事。Ocean Pacific Restorative of Esthetic Dentistry 理事。THE DAWSON ACADEMY JAPAN 副会長。POIC 研究会理事。日本口腔インプラント学会会員。Osseointegration studyclub of Japan 会員。

Information

広域医療法人 ヒロ・デンタル・プロデュース
よしき歯科・TAKEDAインプラントクリニック

所在地　〒020-0066　岩手県盛岡市上田１－３－10　イースタンキャッスル 1F

TEL　019-606-4618

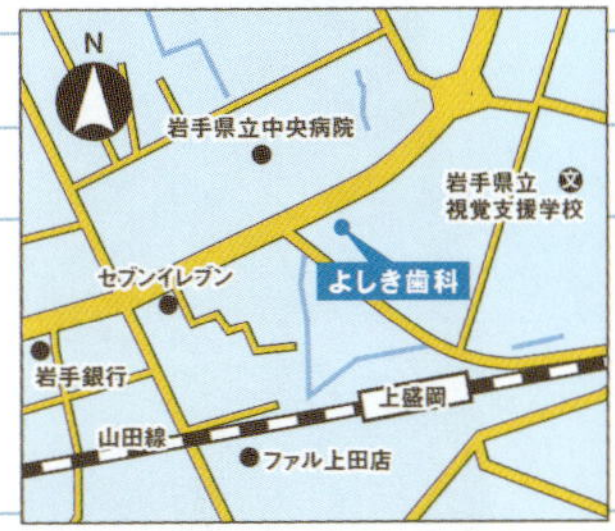

アクセス　ＪＲ山田線上盛岡駅から徒歩３分

設　立　平成 30 年７月

診療科目　一般歯科、インプラント、審美歯科、矯正歯科、小児歯科、口腔外科、歯周病治療、咬合、義歯、ホワイトニング、レーザー治療、予防歯科、定期健診、無痛治療、カウンセリング、3MIX 法

診療時間　月・火・水・金
9：30～12：30　14：00～19：00
土　9：30～12：30　14：00～18：00

休診日　木・日・祝日

タケダ歯科 AKITA インプラントセンター

所在地　〒014-0067　秋田県大仙市飯田字大道端３－１

TEL　0187-62-6480

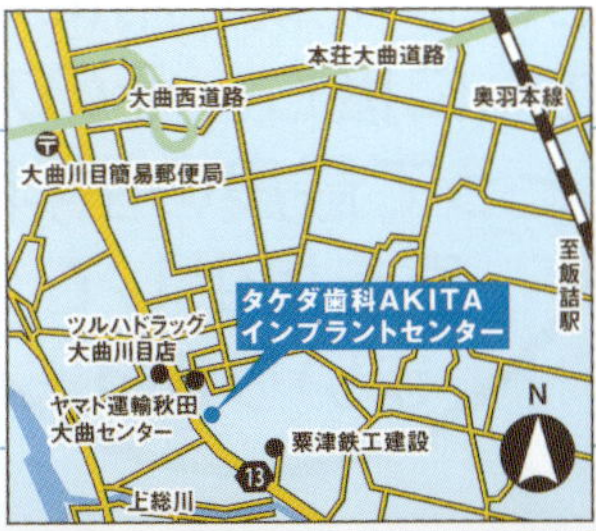

アクセス　羽後交通バス川の目バス停徒歩１分
秋田自動車道飯田 IC すぐ

診療時間　月・火・木・金
9：00～12：00
14：00～19：00
土　9：00～12：00
14：00～18：00

休診日　水・日・祝日

正しい診断と適切な治療で温かみあふれる医療を提供

様々な悩みを抱える患者のニーズに親身に対応

れいデンタルクリニック

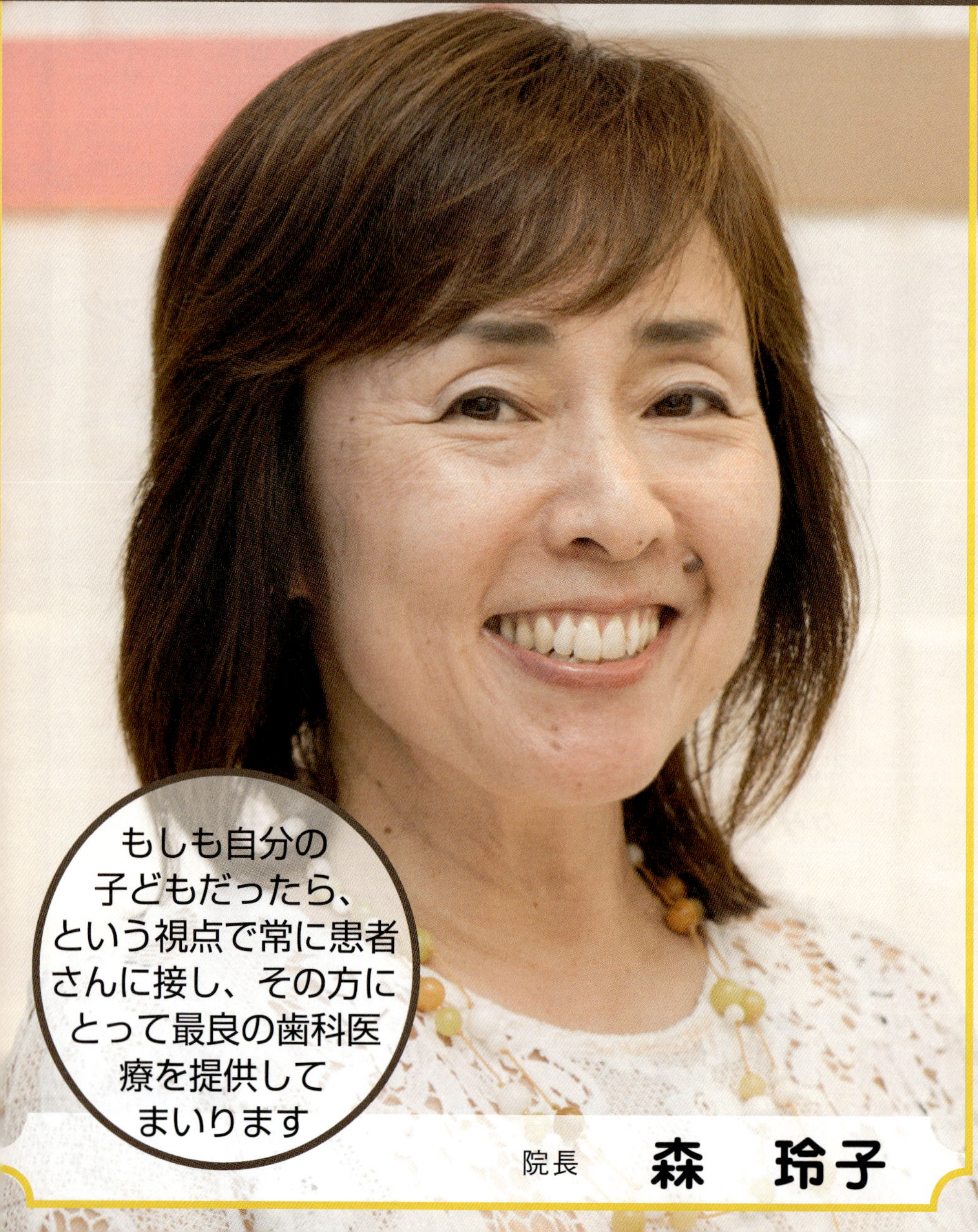

もしも自分の子どもだったら、という視点で常に患者さんに接し、その方にとって最良の歯科医療を提供してまいります

院長　**森　玲子**

東京23区の中央北寄りに位置する文京区は、「文《ふみ》の京《みやこ》」といわれるように、明治以来夏目漱石や森鴎外など著名な文学者たちが住んだ文化の香り高い街だ。

東京大学本郷キャンパスを始め、多くの教育機関が所在する文教地区で、また閑静な住宅街としての人気も高い。六義園、後楽園、小石川植物園といった歴史ある日本庭園には、桜や紅葉の季節に多くの観光客が訪れる。

歴史に彩られた文京区で、勤務医時代を含め28年間にわたって地域のかかりつけ医として親しまれているのが「れいデンタルクリニック」の森玲子院長だ。

誰にも親しく語りかける明るく気さくな人柄が魅力的な森院長のもとに、連日多くの患者が遠方からも足を運ぶ。

PROFESSIONAL DENTIST PROFESSIONAL DENTIST PROFESSIONAL DENTIST PROFESSIONAL DENTIST

歯科医だった亡き母の言葉「ずっと続けられたらいいね」

仕事と子育ての両立で欠かせなかった地域の協力

千葉県出身の森院長は、父が内科の開業医で母は歯科医師だった。自宅開業だったので医療の世界はとても身近にあって、「毎日忙しそうだな」と思ったそうだ。

兄は医師として父の跡をつぎ、森院長は母と同じ歯科医師を志した。大学の同級生と結婚し3人の男子に恵まれた。子育てをしながら出産の日まで働いていたという。

「亡くなった母は育児のために歯科医師の仕事が続けられなかったこともあって、私が歯科医になると告げた時は、『ずっと続けられたらいいね』と励ましてくれました。それで私は子育ても仕事も立派に両立させようと全力で頑張ってきました」

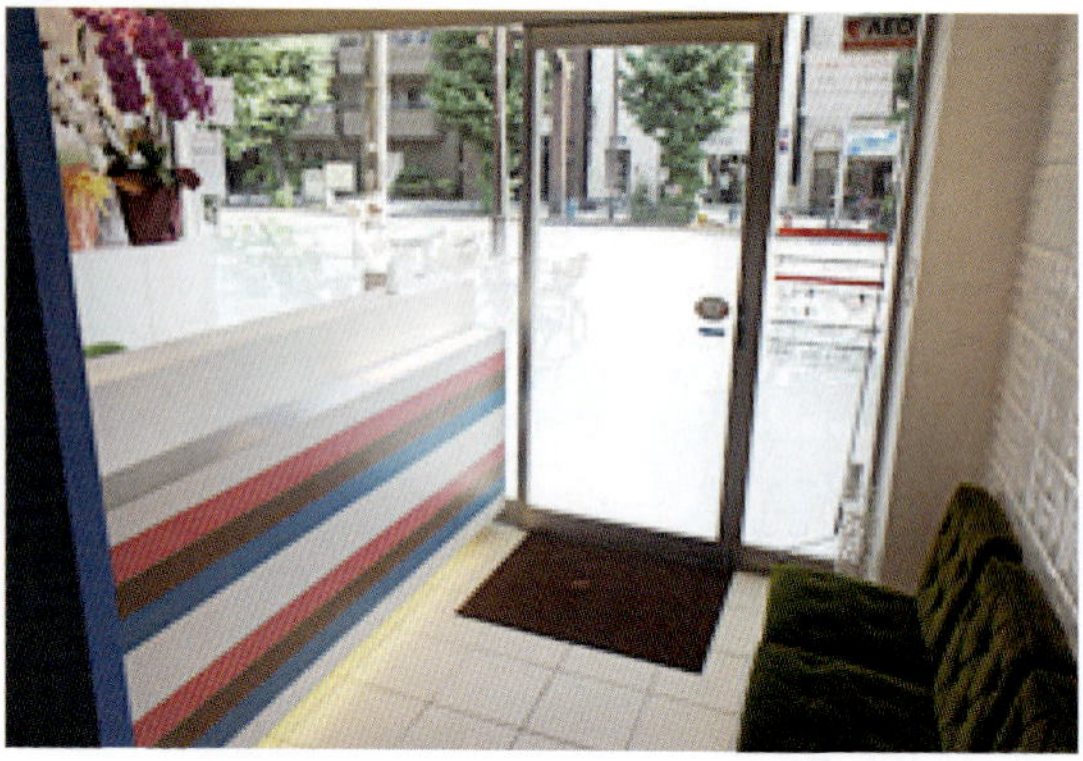

明るく入りやすい雰囲気が魅力

義父母も歯科医師ということもあって、仕事と子育て双方に精力的に取り組む森院長のよき理解者となってくれた。また古くから住んでいる人が多い文京区ならではの温かい地域コミュニティに助けられたと語る。

「どうしても都合のつかない時には子供を預かってもらうなど、家族はもちろん地域の方々の協力がなければ両立は難しかったと思います」

社会構造の高度化、複雑化で人と人との紐帯が弱まったといわれる昨今だが、女性の幅広い社会進出を促し、子育てとともに女性が伸び伸びと働き続け活躍するには地域社会の支援、協力が欠かせない。

「子育てが一段落して、歯科医療について『もっと勉強したい』という気持ちが大きくなってきて、開業を決意しました」と振り返る。こうして平成27年6月、森院長は慣れ親しんだ文京区駒込の地に「れいデンタルクリニック」を開設した。

PROFESSIONAL DENTIST PROFESSIONAL DENTIST PROFESSIONAL DENTIST PROFESSIONAL DENTIST

スタッフ全員で培う「患者さんとの豊かなコミュニケーション」

モットーは正しい診断のもとに適切な治療を行うこと

ＪＲ・東京メトロ「駒込駅」から歩いて約5分、本郷通り沿いに建つ昭和小学校の隣にある「れいデンタルクリニック」。ピンクとブルーをアクセントにした院内は、一見するとスイーツショップのような佇まいで、しかもスタッフは全員女性というのも大きな特徴だ。

「お年寄りの方には『ケーキ屋かと思った』と言われたこともあります。患者さんに親しんでいただくために、待合室のソファひとつにもこだわりをもって選びました」

こう話す森院長が診療の際に心がけているのは、患者さんの話を「ゆっくり聞くこと」だという。

「歯科医療ではお口の中のことについて、患者さんご自身に理解を深めていただくことがとても大切です。患者さんの家族構成や生活スタイル、どんな考えを持っているか、などを知っていなければなりません。それらをスタッフと情報共有することが大切です」

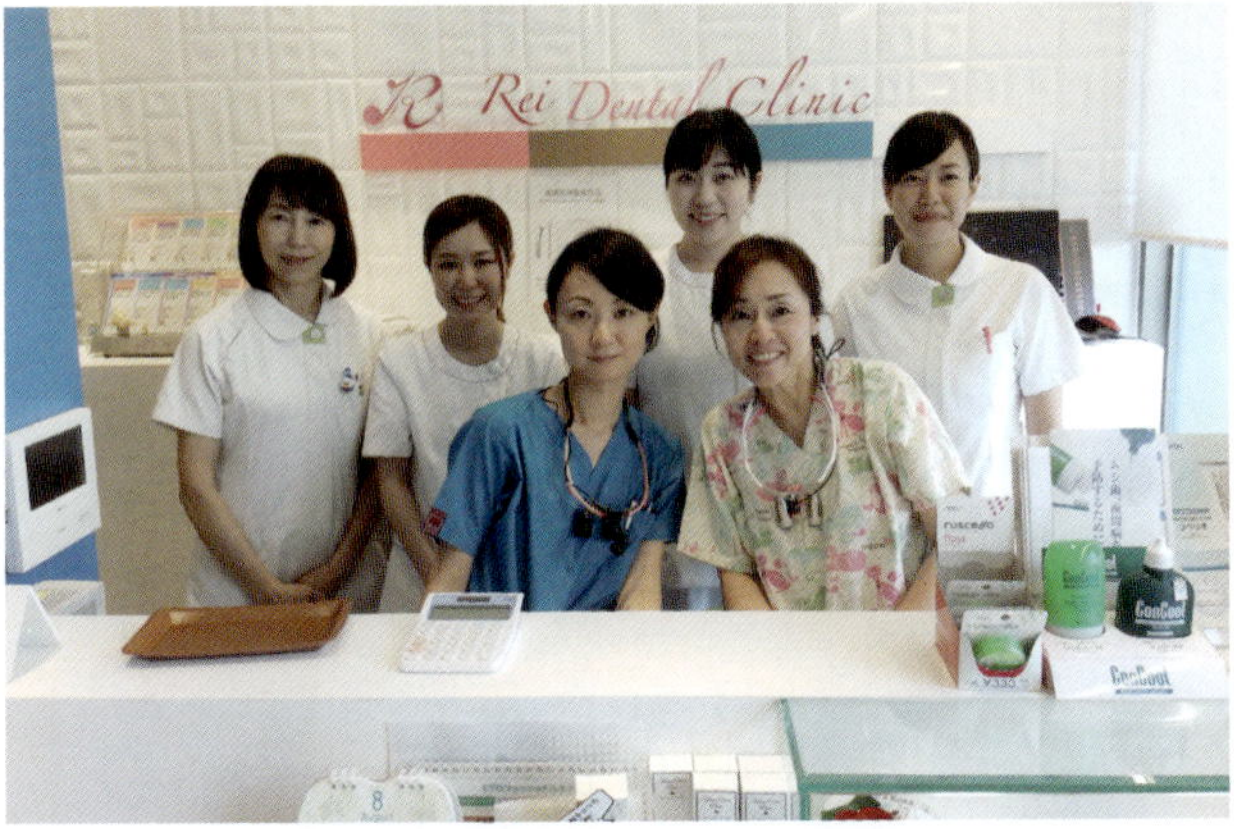

優しくきめ細やかな治療を提供

医師に話しにくいことも衛生士や受付には話しやすいこともある。何気ない一言が心の支えになることもしばしばで、女性らしい細やかな気配りが、れいデンタルクリニックの魅力の一つだ。

また、患者が納得して治療に取り組めるよう、分かりやすく丁寧に説明してくれるのも嬉しい。歯の根管部分の治療に欠かせないマイクロスコープ、歯科用CTを導入し、正確な診断をサポートしてくれる最新の医療機器を備えて精密な検査を実施している。

「もしも自分の子どもだったら、という視点で常に患者さんに接することで、その方にとって最良の歯科医療を提供したいと考えています」と、母親ならではの診療スタンスを語る。

PROFESSIONAL DENTIST PROFESSIONAL DENTIST PROFESSIONAL DENTIST PROFESSIONAL DENTIST

末永く地域のかかりつけ医として健康増進に貢献

「来てよかった」と心から思われるクリニックを目指して

開業以来患者の様々な悩みや不安に応えてきた森院長は、平成30年6月から歯科医師会の理事として、さらに活躍の場を広げている。

「障害者歯科治療や妊婦歯周検診など歯科医師会でなければ無料でできない取り組みもあります。少しでも地域社会に貢献できればと考えています」

現代社会が今ますます高度化、複雑化、多様化する中で、口腔内の環境と生活習慣病の関連性が深まってさまざまな疾患が増えている。また、高齢化社会が進む中で一人暮らしのお年寄りが増加して、健康維持や生活のケアに多くの解決課題も指摘される。

さらに体の衰えとともに「幾つになっても美しくありたい」と願う女性の気持ちは、外見だけでなく内面の若さを保つことにもつながる。そうした一つひとつの思いを、自分の身近で気軽に相談できる医師が今こそ求められているといえる。地域に密着し患者とともに歩む医師の存在が不可欠なのだ。

「患者さんの悩みや希望に応えて、できるだけ皆さんのお役に立てればと思います。これからも私たちの医院に来られた患者さんが、『来てよかった』と心から思っていただける診療に努めていきます」

れいデンタルクリニックの前を通りがかる人たちが子供らを含めて親しげに挨拶を交わして行き来する。歴史と文化の街『文の京』の歯科医院で、いつも患者に優しく微笑んで語りかける森院長に、地域とともに歩む医療の神髄を見る。

Profile

森　玲子（もり・れいこ）

千葉県生まれ。
昭和 62 年 3 月東京歯科大学卒業。
同 62 年 4 月東京歯科大学保存第 3 講座 勤務。
勤務医を経て平成 27 年 6 月れいデンタルクリニック開設。

Information

れいデンタルクリニック

所在地	〒 113-0021 東京都文京区本駒込 2 － 28 － 30 **TEL　03-6304-1481**
アクセス	JR 山手線・地下鉄南北線 「駒込駅」徒歩 6 分
設立	平成 27 年 6 月
診療内容	一般歯科・小児歯科・歯周病治療・予防歯科・口腔外科・矯正歯科・審美歯科・ホワイトニング・インプラント
診療時間	月・木・金 10：00 ～ 13：00　14：30 ～ 18：30 火　10：00 ～ 13：00　14：30 ～ 20：00 土　10：00 ～ 14：00
休診日	水・土曜午後・日・祝日
当院の6つの特徴	・インフォームドコンセント 治療内容、治療の流れ、費用などをわかりやすく説明して治療に入る。 ・最新設備 デジタルレントゲン、マイクロスコープ等最新設備を積極的に導入。 ・滅菌の徹底 患者ごとに治療器具を交換し、GC バキュクレーブ クラス B の滅菌器、器具除染用洗浄機で滅菌を徹底。 ・女性医師在籍 当院は院長をはじめ、すべてのスタッフが女性のみの歯科医院。 ・マイクロスコープ マイクロスコープ (顕微鏡) を用いて、肉眼では見えにくい患部の状態を正確に把握。 ・CT レントゲン 最新のデジタルレントゲンを導入し、放射線の量を大幅に抑える。

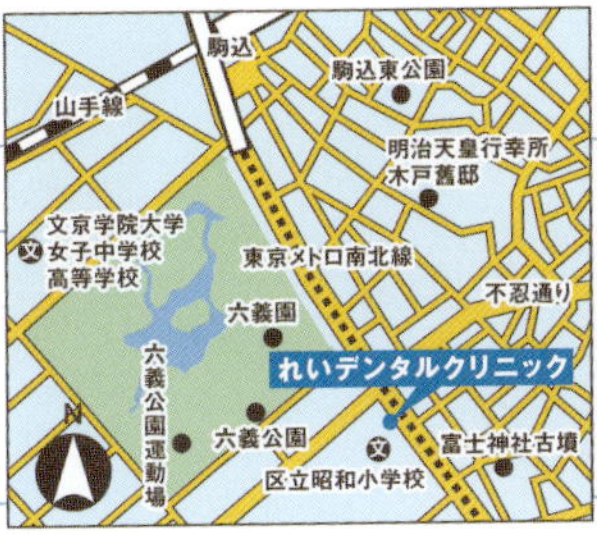

８０２０は夢ではない

日本歯科医師会では、高齢になっても豊かに楽しく過ごしていただくために、いつまでも自分の歯で、自分の口から食事をとることが最も大切なことであると考えて、診療所や地域におけるいろいろなお口の健康を保持・増進する活動によって８０２０運動を推進しています。

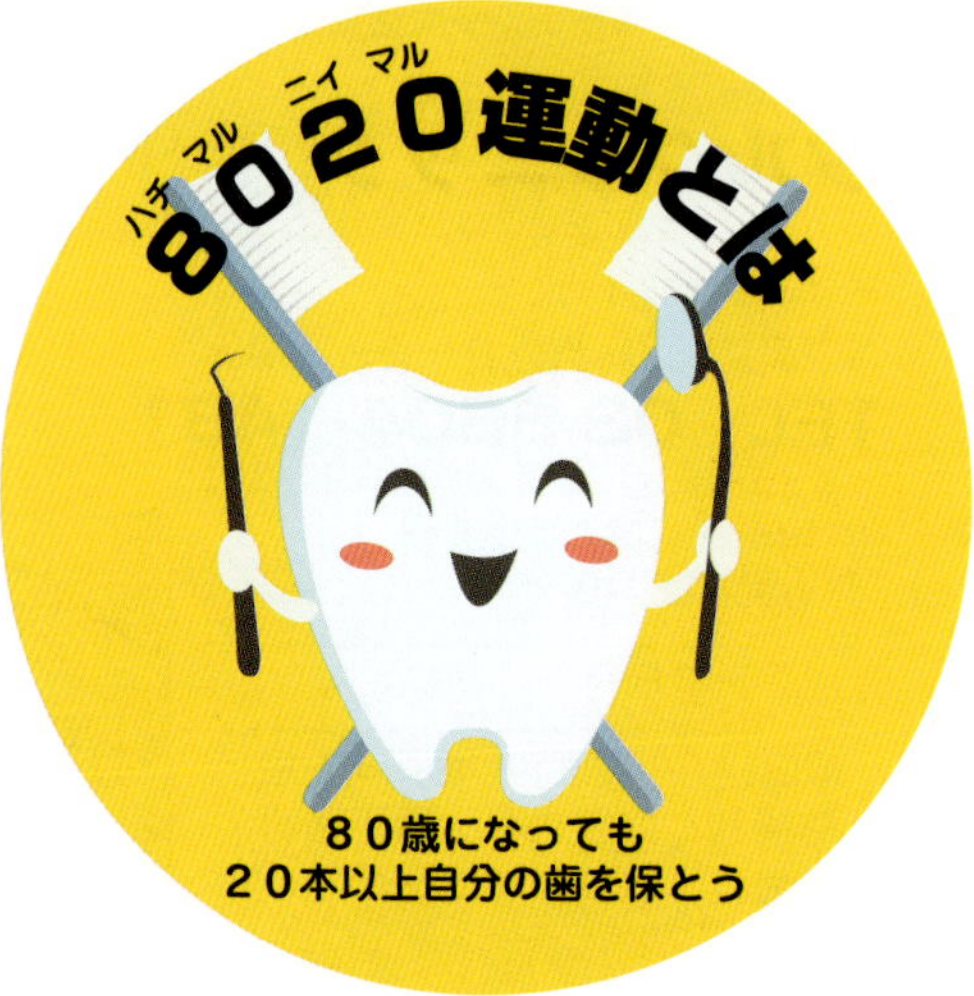
８《ハチ》０《マル》２《ニイ》０《マル》運動とは
８０歳になっても
２０本以上自分の歯を保とう

８０２０達成率は、運動開始当初は7%程度（平均残存歯数４～５本）でしたが、厚生労働省の調査（2005年（平成17年）歯科疾患実態調査）では、80歳～84歳の８０２０達成率は21.1%で、85歳以上だと8.3%にまで伸びました。また、厚生労働省の「健康日本21」では中間目標として８０２０達成率20%を掲げましたが、2007年（平成19年）に出された中間報告では、それを上回る25%を達成しました。

その後、2017年６月に厚生労働省が発表した歯科疾患実態調査（2016年調査）では、達成者が51.2%となりました。

歯を失う原因で最も多いのが歯周病です。生活習慣病と言われるこの病気は、初期を含めると成人の80%以上がかかっています（厚生労働省平成17年歯科疾患実態調査）。日頃の仕事の忙しさに任せて、“暴飲暴食”や“不規則な生活”など、日常の生活習慣の乱れが歯周病につながりますので、毎日のチェックが重要です。

個々の自覚が大事で、予防はやる気から始まります。歯磨きなど毎日の手入れと併せて、口の中の衛生指導などを行っている歯科医院に定期的に通う習慣をつけてみてはいかがでしょうか。

そして、「食べた後や寝る前に磨く」といった基本的なことも忘れてはいけませんが、例えば、歯磨きなどの正しい方法や、歯磨きなどと併用すると良いオーラルリンス等の使い方など、かかりつけの歯科医師に相談してみてください。

8020健康長寿社会の実現に向けて

現在、日本歯科医師会は、8020運動の次なるステップとして、「8020健康長寿社会」の実現を目指しています。それは、歯周病等の重症化を防ぎ、8020達成者を増やし、健康長寿社会を目指すということです。

8020達成者は非達成者よりも生活の質（QOL）を良好に保ち、社会活動意欲があるとの調査結果や、残っている歯の本数が多いほど寿命が長いという調査結果もあります。

8020が達成できなくても…

仮に8020を達成できなかった方も、しっかりと噛み合い、きちんと噛むことができる義歯（入れ歯）などを入れて口の中の状態を良好に保つことで、二十本あるのと同程度の効果が得られます。義歯を含めた歯で食べ物をしっかり噛むことができれば全身の栄養状態も良好になりますし、よく噛むことで脳が活性化され、認知症のリスクが軽減するという調査結果も出ています。

いつまでもおいしく食べ続け、健康寿命を延ばすためにも定期的にかかりつけの歯科医院に行き、口の中の健康を保ちましょう。

地域歯科保健活動

地域の歯科医師会では、８０２０運動の一環として、歯科衛生士、保健師等と協力して行政と次のような活動をしています。

・一歳六カ月児・三歳児歯科健診、予防活動
・保育園、幼稚園、学校での歯科健診
・職場、地域での歯科健診
・休日救急歯科診療
・心身障がい者歯科保健活動
・在宅寝たきり高齢者訪問歯科保健活動
・歯科保健教育、相談事業

かかりつけ歯科医

歯科医療は「食べる」「会話する」という日常の生活を送るうえで欠かせない営みを守る「生きる力を支える生活の医療」です。

気軽に相談に乗ってくれたり、指導をしてくれる「かかりつけ歯科医」を持ち、定期的に歯の

健診を受け、歯を失う原因となるむし歯や歯周病を早期に発見し、早期に治療を受けるように心がけましょう。

また、わからないことがありましたら気軽に聞きましょう。

8020達成のためにはきちんと歯を磨きましょう

「磨いている」ことと「磨けている」こととは違います。

歯と歯の間や歯と歯ぐきの境目など汚れの残りやすい場所がありますので、歯間ブラシやデンタルフロス等の歯間清掃具を使ってきちんと汚れを落とすことが大事です。

正しい歯の磨き方と歯間清掃具の使い方をかかりつけの歯科医院で教わって下さい。自分の健康、自分の歯は、自分で守るよう心がけましょう。


（出典・日本歯科医師会）

1. オーラルフレイルという新たな考え方の理解

「オーラルフレイル」は、口腔機能の軽微な低下や食の偏りなどを含み、身体の衰え（フレイル）の一つです。これら概念は東京大学高齢社会総合研究機構の辻哲夫特任教授、飯島勝矢教授らによる大規模健康調査（縦断追跡コホート研究）等の厚生労働科学研究によって示され、この研究をきっかけにさまざまな検討が進められています。この「オーラルフレイル」とは、健康と機能障害との中間にあり、可逆的であることが大さな特徴の一つです。つまり早めに気づき適切な対応をすることでより健康に近づきます。この「オーラルフレイル」の始まりは、滑舌低下、食べこぼし、わずかなむせ、かめない食品が増える、口の乾燥等ほんの些細な症状であり、見逃しやすく、気が付きにくい特徴があるため注意が必要です。

2. オーラルフレイルへの対応

高齢期における人とのつながりや生活の広がり、共食といった「社会性」を維持することは、多岐にわたる健康分野に関与することが明らかとなっております。この多岐にわたる健康分野には歯や口腔機能の健康も含まれており、これら機能の低下はフレイルとも関連が強いことがわかっています。歯周病やむし歯などで歯を失った際には適切な処置を受けることはもちろん、定期的に歯や口の健康状態をかかりつけの歯科医師に診てもらうことが非常に重要です。また、地域で開催される介護予防事業などさまざまな口腔機能向上のための教室やセミナーなどを活用することも効果的です。

3．8020運動とオーラルフレイルの関連

厚生労働省と日本歯科医師会が平成元年から展開している「8020運動」は、八十歳で二十本以上の歯を保ち、何でもかんで食べられることを目指して推進してきています。当初わが国の8020達成者はほんの数％であったものが、現在では四〇％を超えるほどになっています。日本歯科医師会は、この「8020運動」に代表される国民運動をさらに発展させるべく、東京大学高齢社会総合研究機構や様々な関係者の協力のもと、「オーラルフレイル」という新たな考え方を加え健康長寿をサポートするべく、発信・啓発していきます。

4．オーラルフレイルの展望

「オーラルフレイル」の考え方や調査研究は現在進行形で進んでいるところであり、新たな知見やエビデンスの追加が今後さらに必要になってきます。また、急増する高齢者への現場での対応を含めて、日本歯科医師会会員が今後さらに研修および日常の臨床へと努力していくものであります。

（出典・日本歯科医師会）

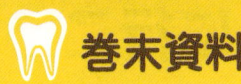

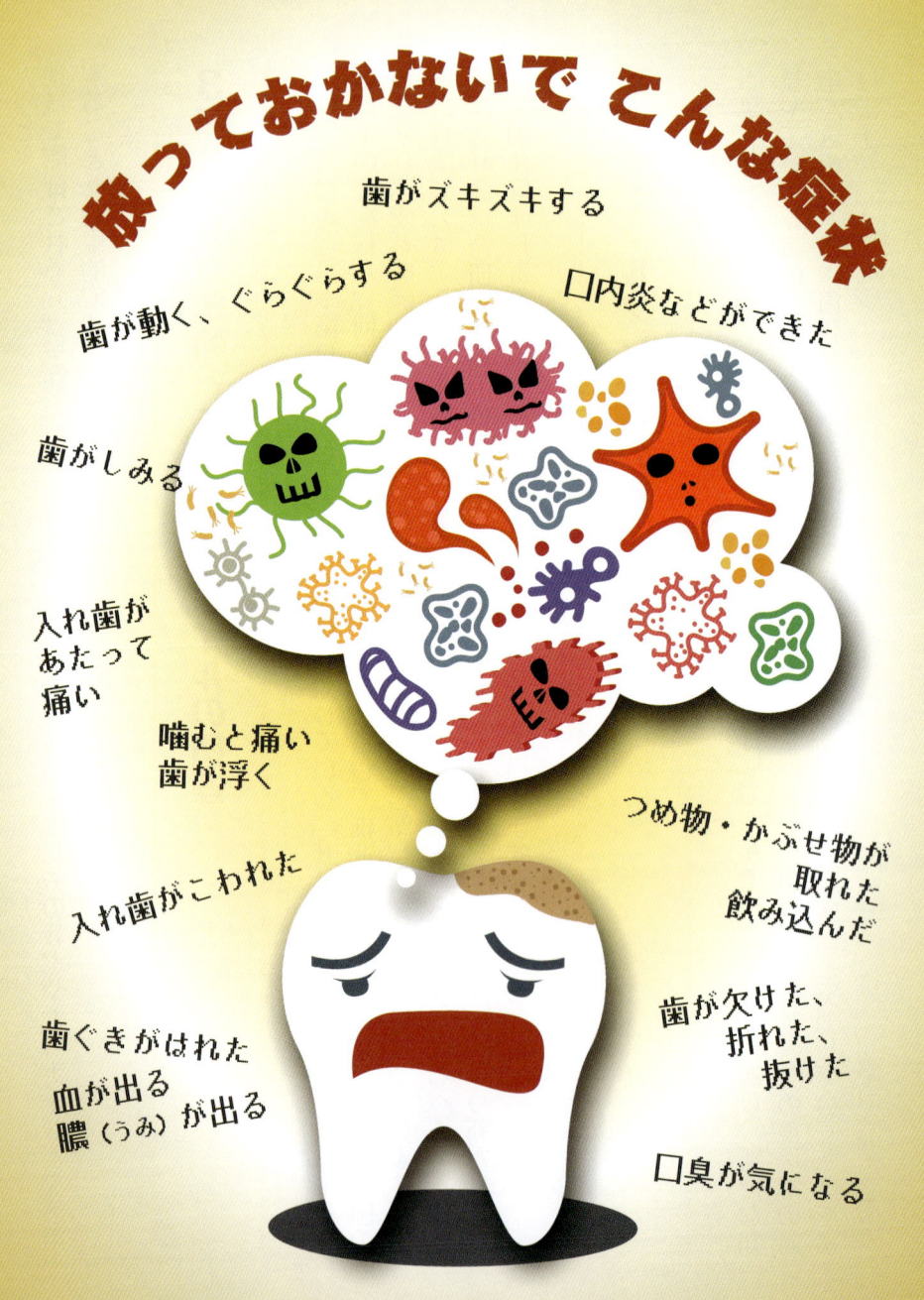

放っておかないで こんな症状

歯がズキズキする

歯が動く、ぐらぐらする

口内炎などができた

歯がしみる

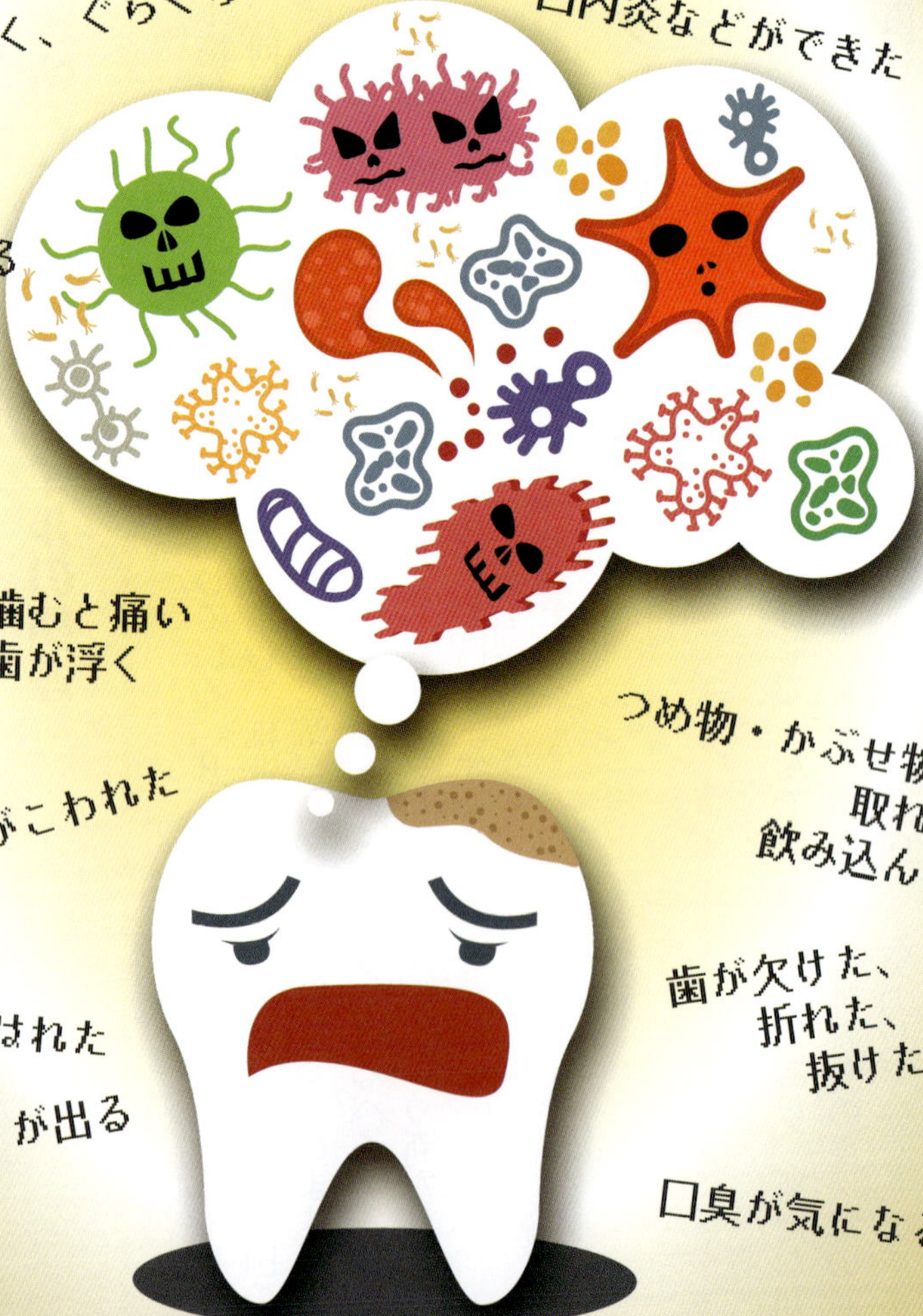

入れ歯が
あたって
痛い

噛むと痛い
歯が浮く

つめ物・かぶせ物が
取れた
飲み込んだ

入れ歯がこわれた

歯が欠けた、
折れた、
抜けた

歯ぐきがはれた
血が出る
膿（うみ）が出る

口臭が気になる

口が開きにくい、あごを動かすと音がする

かかりつけの歯医者さんをつくろう

歯の健康を守るために、いつでも気軽に相談できて頼れる歯医者さんを見つけておくと安心。そのためにも定期的な歯科健診を受けるなどして、かかりつけの歯医者さんをつくっておくことが大切。知ってる歯医者さんがいれば、困ったときに質問もしやすいですよね。

〈歯医者さんからのお願い〉

★まず、今痛むところや気になるところを話しましょう。
★口紅やリップクリームは治療前に落としましょう。
★ご自分の体の状態を事前に知らせましょう。アレルギーや、肝炎などの感染症があるかどうか、血液の流れをよくする薬を飲んでいるか、女性の方は妊娠しているかどうかなど。これらのことで治療方針は変わります。是非お知らせください。
★分からないことは質問しましょう。
★治療中は手で合図を。
★薬などの用法用量をお守りください。

歯科健診を定期的に受けよう

歯医者さんに行こう

みなさんの歯とお口の健康をつくるために、歯医者さんでは歯科健診や歯科相談を行っています。また、むし歯や歯周病予防のための治療を行っています。どんなことをしてもらえるのでしょうか。

★むし歯のチェック

むし歯は、歯の噛む面やつけ根だけでなく、歯と歯の間などの直接見えないところにもできやすいものです。また、一度つめて治療してあっても、そのわきの方に新たなむし歯ができることもあります。専門的な立場からむし歯をチェックしてもらいましょう。

★歯ぐきのチェック

歯のまわりのポケット（歯周ポケット）が深いと、歯周病になります。あなたの歯周ポケットの深さはどのくらいか、チェックしてもらいましょう。

★ブラッシング指導

歯と歯ぐきの正しい磨き方は、その人の歯並びや歯磨きの癖などのため、一人ひとり違うものです。あなたに合った、歯ブラシ・フロス・歯間ブラシなどの正しい使い方を、歯医者さんに教わりましょう。

★歯垢の染め出しチェック

歯垢（プラーク）は、むし歯や歯周病の原因ですが、これをきれいに取り去ることはとても難しいことです。どこにプラークがつきやすいかをチェックするために、歯垢の染め出しをしてもらいましょう。

★歯垢を取る

歯ブラシで取り残したり、取りきれなかった歯垢は、むし歯や歯周病の大きな原因となります。できるだけ早く歯医者さんに歯垢を取り除いてもらいましょう。

★歯石を取る

（出典　日本歯科医師会）

歯石は誰にでもつき、歯肉を圧迫するなどして、歯周病を引き起こす原因の一つとなります。自分で取り除くことは困難ですので、定期的に歯医者さんに歯石を取り除いてもらいましょう。

★**歯科相談**

むし歯や歯周病についての悩み事以外でも、歯医者さんは相談にのってくれます。顎の痛み（顎関節症）、噛むこと（摂食）、飲み込むこと（嚥下）についての指導や治療、要介護者のお口の中のケアなどについても気軽に相談してみましょう。

★**お口の中の粘膜の病気チェック**

お口の中や舌、唇、口角などの粘膜にできる炎症（口内炎）には、お口の中やその周りに原因があるものと、全身的な原因があるものとがあります。また、口腔粘膜の異常は、口腔がんなどの病気の可能性もあります。普段からお口の中を清潔に保つとともに、定期的に歯医者さんでお口の中の粘膜の状態をチェックしてもらいましょう。

歯科健診を定期的に受けよう

寝たきりなどで歯医者さんに行けない時は、かかりつけの歯医者さんや地域の歯科医師会に訪問歯科診療（往診）を相談してみましょう。

訪問歯科診療では、歯の磨き方や入れ歯のお手入れなどの口腔ケア、入れ歯の修理や入れ歯の作製、歯石や歯垢の清掃、その他簡単な処置が受けられます。

（出典・日本歯科医師会）

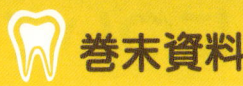

インプラント

はじめに

歯を失った際の治療は、
今まででですと入れ歯（義歯）、ブリッジでしたが、
第３の治療法として現在、インプラントが注目されています。そこで、インプラントがどんな治療なのか、
基本的なことについて説明します。

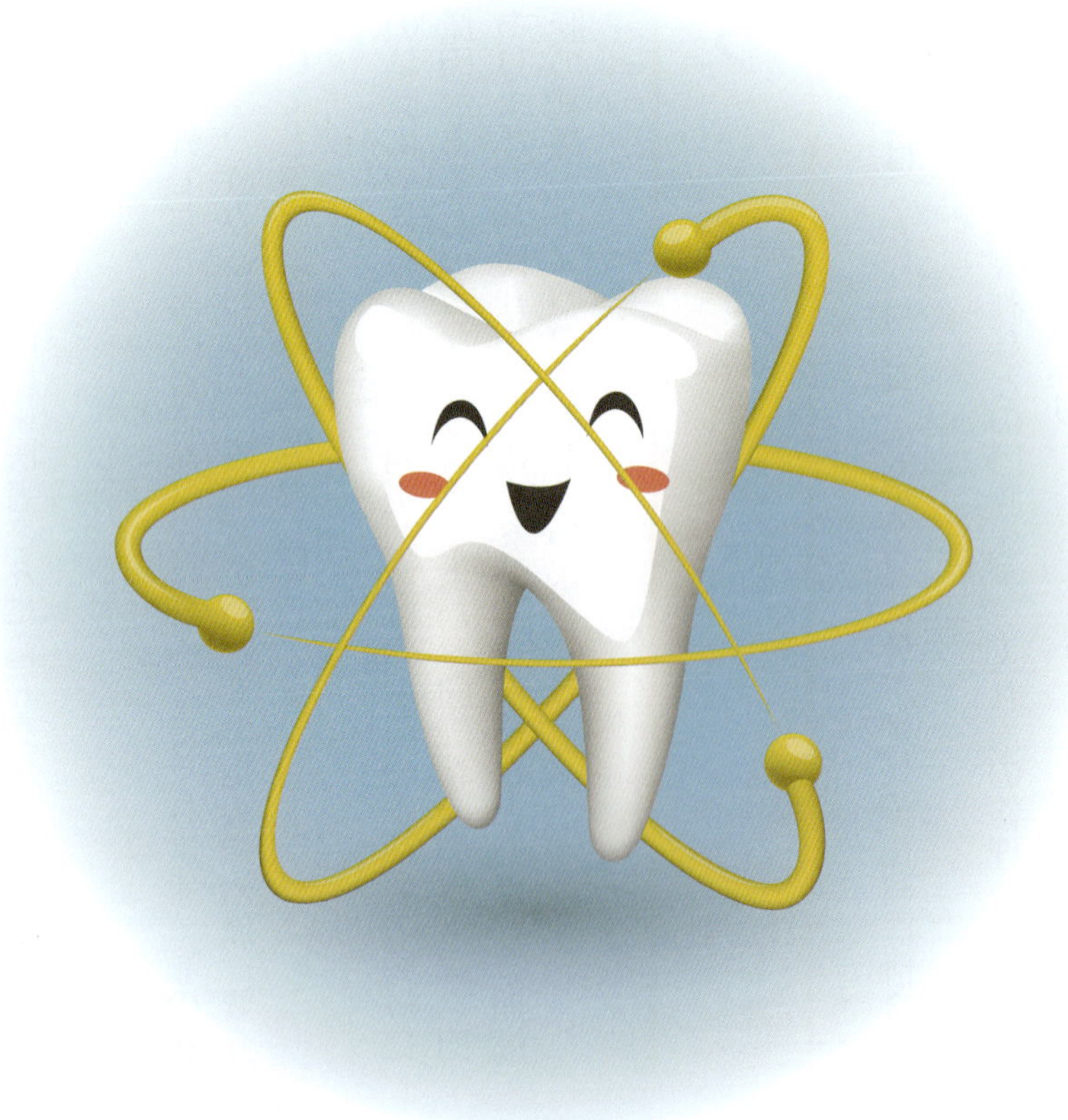

1. インプラントとは何ですか?

インプラントとは、人工の材料や部品を体に入れることの総称です。歯科では、歯を失ったあごの骨(顎骨)に体になじみやすい材料(生体材料)で作られた歯根の一部あるいは全部を埋め込み、それを土台にセラミックなどで作った人工歯を取り付けたもので、一般には人工歯根(正式には口腔インプラントあるいは歯科インプラント)、単にインプラントといいます。

基本的には三つのパーツ(図1)からできています。顎骨の中に埋め込まれる部分すなわち歯根部(インプラント体)、インプラント体の上に取り付けられる支台部(アバットメント)、歯の部分に相当する人工歯(上部構造)から構成されています。

インプラント体の材質はチタンまたはチタン合金で、大きさは直径が3~5ミリ、長さは6~18ミリです。アバットメントの材質はチタン、チタン合金、ジルコニアなど、上部構造の材質はレジン(プラスチック)、セラミック(陶器)、セラミックとレジンを混ぜたハイブリッドセラミック、金合金などがあります。

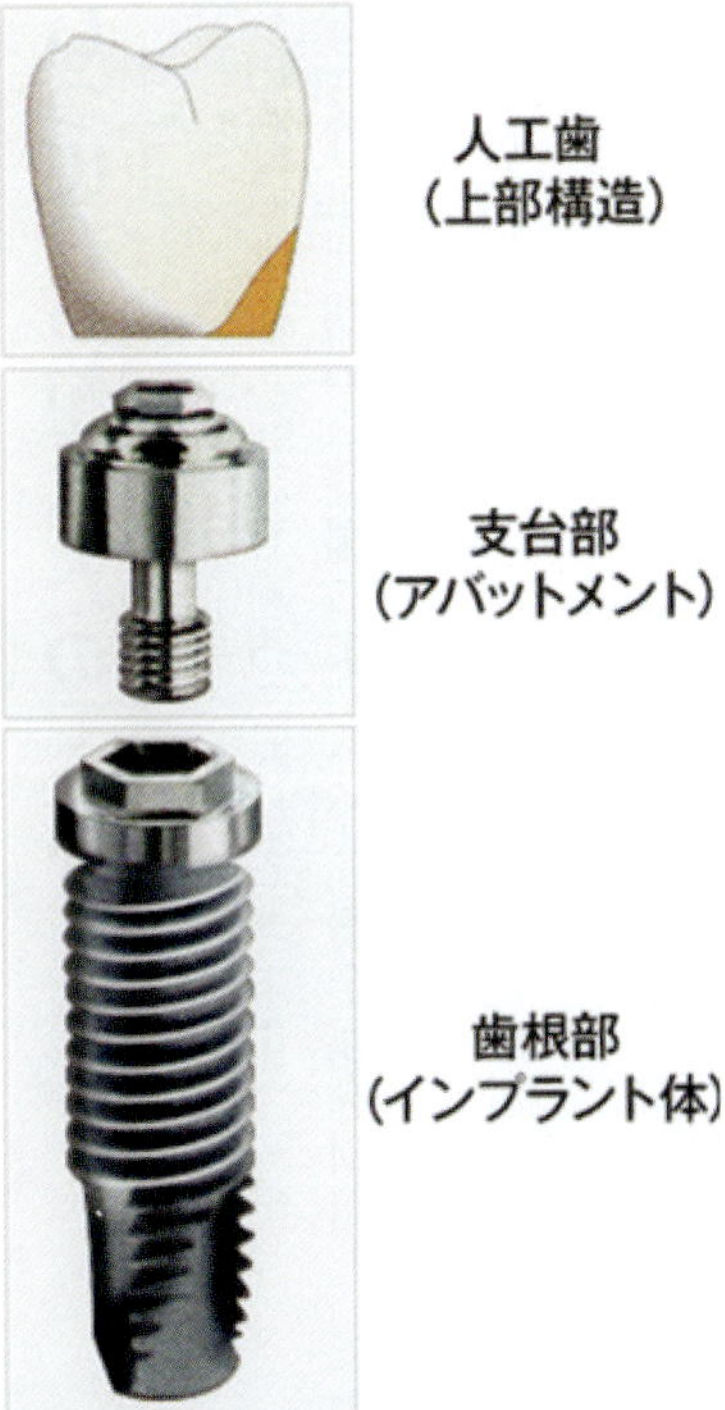
人工歯
(上部構造)
支台部
(アバットメント)
歯根部
(インプラント体)

図1　インプラントの基本構造

2. インプラント治療はいつ頃から始まったのですか

インプラント治療の歴史は古く、記録では紀元前まで遡ることができます。現在に通じるインプラントは1900年代初めに登場しましたが、貴金属を材料としたためうまくいきませんでした。

それ以降、コバルトクロム合金などを材料としたものが使用されましたが、これらの金属は生体適合性に劣っていたため、やはりうまくいきませんでした。

1950年代にスウェーデンのブローネマルクらがチタンと骨が結合すること（この状態を「オッセオインテグレーション」と言います）を見出し、1965年にチタン製スクリュータイプのインプラントを用いた症例を報告しました。

その後、優れた長期の臨床成績が発表され、世界中で承認、使用されるようになると同時に「オッセオインテグレーション」するインプラント（オッセオインテグレーテッドインプラント）はたくさんのメーカーから次々に発売されるようになりました。わが国では1983年に治療が開始されています。

3. インプラント治療のメリットは何ですか

インプラント治療は、手術が必要である、顎骨の骨量や骨質（硬い、軟らかい）の影響を受ける、治療期間が長い、自費診療のため治療費が高額となる、などのデメリットがあります。

しかし、残っている歯への負担がなく、自分の歯（天然歯）に近い機能や審美性の回復が可能である、などのメリットがあり、生活レベルの向上に伴い、利便性や快適性さらには審美性を求める風潮が広まる中で、それらの要望に応えられる治療と言えます（図2）。

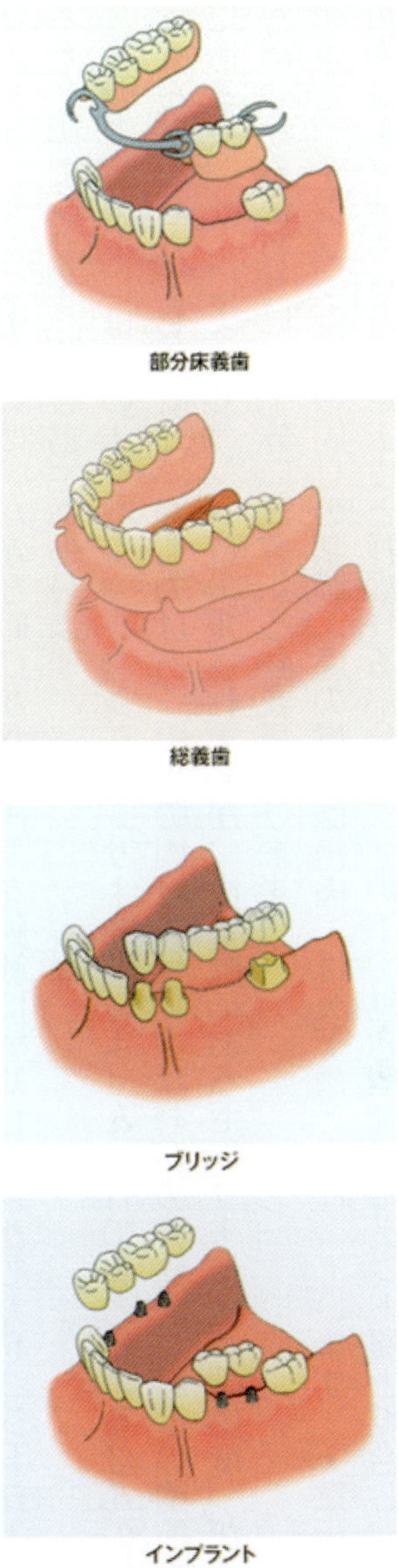

図2　歯を失った時の治療法

4．インプラントの種類はどのくらいありますか

現在、我が国では二十数種類のインプラントが販売されています。インプラントにはインプラント体とアバットメントが一体化したワンピースタイプとインプラント体にアバットメントを連結するツーピースタイプがあります。また、インプラント体の形状はスクリュー（ネジ状）タイプとシリンダー（円筒形）タイプがあります。

スクリュータイプの方がオッセオインテグレーションを獲得する際に重要となる初期固定（イ

ンプラント体を埋入した時に骨により固定されること）を得られやすいことと、かむ力を周囲の骨に分散することができる点から多くのインプラントで採用されています。現在、骨との結合をより速く、確実に得る目的でインプラント体に様々な表面処理が行われています。

5．インプラントと自分の歯（天然歯）の違いは？

インプラント体と周りの骨とは隙間がなく、くっ付いた状態です。一方、天然歯の歯根の周りにはクッションの役割を担う歯根膜という組織があります。そのため、かむと歯はわずかに沈み込みます。またこの中には、かんだ時にかかる圧力を鋭敏に感知して、かむ力をコントロールするためのセンサー（受容器）もあります。

インプラントにはこのようなクッションもセンサーもありません。骨の弾力によるほんの僅かな沈み込みしか生じません。かむ力はあごの骨の周りの骨膜、かむための筋肉、あごの関節などにあるセンサーによってコントロールされますが、歯根膜にあるセンサーに比べ「感度」が劣るため、かみ合わせには十分に注意する必要があります。

また、インプラントの周りの粘膜（歯の場合は歯肉）は天然歯と異なっています。天然歯では、歯肉はエナメル質と付着上皮と呼ばれる部分で、その下の結合組織はセメント質と結合し、細菌などが容易に侵入できないようになっています。インプラントにはそのような構造はなく、細菌は容易にインプラントと粘膜の間に侵入します。そのため、歯ブラシによる清掃が重要となります。

6．インプラントの基本的な手術方法は？

術式には大きく二つに分けられます。手術を一回だけ行う一回法と、手術を二回に分けて行う二回法があります。

(1) 一回法

インプラント体を埋める部位の粘膜を切開して骨を露出させ、ドリルで穴を開けワンピースインプラントを埋め込みます。ツーピースインプラントの場合にはインプラント体を埋め込み、同時にアバットメントを連結します。

(2) 二回法

一回法と同じようにしてインプラント体を埋め込んだ後、上部の穴にカバーを付けます。切開した粘膜を糸で縫い合わせて一回目の手術は終了です。

インプラント体と骨が結合するまで上顎（上あご）では五カ月前後、下顎（下あご）では三カ月前後待ちます（治癒期間）。

二回目の手術はカバーの上の粘膜を切開して、カバーを除去後仮のアバットメント（ヒーリングアバットメント）を連結します。

粘膜の治癒を二～三週間待って、本物のアバットメントを連結します。

骨の量が十分にあり硬い場合には一回法でも問題はありませんが、骨の量が少なく骨移植が必要だったり骨が軟らかい場合には二回法が行われます。

7．だれでもインプラント治療を受けられますか

(1) 年齢制限はありますか

成長発育中の子供には基本的にはインプラント治療はしません。現在のインプラントは骨と結合するため顎骨の発育に伴って骨の中に埋没してしまうからです。

一般に女性は十八歳、男性は二十歳くらいになると骨の成長が止まるのでそれ以降に治療を始めるのがよいと言えます。

インプラント治療は歯がなくなる四十歳後半から六十歳代が中心となりますが、高齢者でも抜歯などの手術を受けられる健康状態であれば可能です。

(2) 持病（全身疾患）を抱えている人は治療を受けられますか

手術が伴うため誰でも受けられるというわけにはいきません。心疾患などで症状が重い人や安定していない人は難しくなります。

国民病として問題となっている糖尿病患者は、手術後の傷の治りが悪くなり、感染の危険性が増します。

また、骨を作る細胞の機能や数が低下して骨結合ができなくなる恐れがあり、治療後にはインプラント周囲炎を起こしやすくなります。

血糖値がコントロールされていない人ではコントロールされるまで治療は延期する必要があります。

五十歳以降の女性に多い骨粗しょう症は、骨が軟らかいより硬い方が臨床成績がよいため、

リスク因子となりますが、インプラント体の埋入方法や骨結合しやすいとされているインプラント体の使用などにより対処できます。

しかし、患者が予防薬あるいは治療薬としてビスホスフォネート製剤を使用している場合は、手術後に顎骨の壊死に至ることがあるので注意が必要です。

投薬の種類や期間などによっては治療可能ですので、主治医に相談することが重要です。

〔3〕金属アレルギーがあると治療は受けられませんか

インプラント治療には色々な金属が使われます。チタンは金属アレルギーを起こさないと言われた時期もありましたが、まれに人によってはアレルギーを起こすようです。

インプラント体はチタンが使われます。

特に他の金属に対してアレルギーのある人はチタンに対しても起こす可能性が高いためパッチテストや血液による検査を受けておいた方が良いと思われます。

〔4〕喫煙はインプラント治療にとってリスクになりますか

喫煙により粘膜の血液の流れが悪くなって、傷の治りや骨を作る細胞の増殖や分化に影響し骨の治癒が遅れたりします。

内外の論文でも喫煙者と非喫煙者では失敗率が喫煙者の方が高いと報告されています。また、喫煙は手術の結果に影響を与えるだけではなく、治療終了後の経過にも影響を及ぼすので、禁煙をメインテナンス期間に入っても続ける必要があります。

8．インプラント治療に必要な検査は何ですか

治療に当たっては種々な検査が行われますが、特に重要と思われることについて挙げておきます。

（1）CT検査

インプラント治療はインプラント体を顎骨に埋め込むため、顎骨の状態を三次元的に正確に把握する必要があります。

CTは多方向からX線を照射してコンピューターで画像解析ができるため三次元的な診断ができます。手術後の神経麻痺などのトラブルを防ぐためにも必要な検査です。

（2）血液検査、心電図検査等の臨床検査

インプラント治療を受ける人は前述したように、四十歳後半から六十歳代が中心になります。

この年代になると種々な病気の罹患率（有病率）が高くなります。

病気の有無は通常、初診時に記載する健康調査票を基に確認しますが、それだけでは把握できない隠れた病気を持っている可能性があります。安全・安心に手術を行うには臨床検査は必要です。

（3）歯周病の検査

インプラントは自分の歯の歯茎（歯肉）で起きる歯周病と同じような症状を示す「インプラント周囲炎」にかかりやすいといわれています。

いずれも歯周病菌が関与しているため、歯周病の治療をしないでインプラント治療を行うとインプラント周囲炎を起こしやすくなるため、治療前に歯周病の状態を診査する必要があります。

9. インプラントの費用はどの位になりますか

インプラントの治療費は自費が原則になります。初診からCT検査、臨床検査、手術費、上部構造の製作費など治療が全て終了するまでに必要な費用をしっかりと確認してから治療を受けることが大切です。

平成二十四年四月から症例によっては健康保険が使えるようになりましたが、がんなどで顎骨を切除後に骨移植を行った症例や外胚葉異形成症等の先天性疾患の症例などに限られます。

保険診療を行える医療機関は入院のできる病院などの施設基準があり、どこの医療機関でも受けられるものではありません。

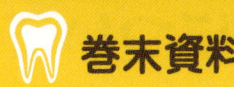

10. メインテナンスはどのように行われますか

上部構造を装着したらインプラント治療は終わりではありません。むしろインプラントを長く持たせるためには日常の手入れと観察が大切です。清掃は歯科衛生士の指導の下に専用の歯ブラシなどを使用して行います。

また、かみ合わせやエックス線撮影をしてインプラント体周囲骨の吸収状態などを診査します。装着後一カ月、三カ月、六カ月、一年と二年以内は細かく、一年以降は特に問題がなければ年一回のメインテナンスを行います。

11. インプラントはどれ位持ちますか

インプラントの残存率（ある期間内で残っているインプラントの割合）をみてみますとインプラントの種類によって多少異なります。ブローネマルクシステムで表面処理していないインプラント体を使用した場合の十年間の残存率は、部分欠損の上顎は九一％前後、下顎は九六％前後、無歯顎の上顎は八〇％前後、下顎は九七％前後になります。

上顎の成績が悪いのは、上顎洞や鼻腔があるためインプラント体を埋入できる骨の量が少ない、骨が軟らかいことが多いためです。

12. 顎骨に十分な骨がないとインプラント治療はできないのでしょうか

長年の義歯の装着により顎骨が痩せてしまったり、抜歯後放置していたため顎骨が吸収したり、腫瘍などのため顎骨の一部を失った患者さんでは、インプラント体を埋め込むのに必要な骨が不足していることがあります。

そのような場合には足りない骨を補う「骨造成」が必要になります。

それには、骨移植法、骨再生誘導法（GBR法）、上顎洞底挙上法（サイナスリフト）、などがあります。骨移植法は下あごの後方などから骨を採取し、インプラント体を埋め込む予定部位へ移植する方法です。

自家骨移植では移植骨を採取するための手術が必要となりますが、それを避けるには人工骨を用いる方法もあります。

GBR法は骨造成が必要な部位に特殊な薄い膜（遮断膜）を置いて周囲粘膜が侵入しない空間を確保して骨の再生を図る方法です。

サイナスリフトは、上顎の臼歯部において上顎洞という空洞までの骨が不足している場合に行われる方法で、上顎洞の底の粘膜（上顎洞粘膜）を持ち上げてできた空洞に自家骨あるいは人工骨を移植する方法です。

インプラント体一本分の上顎洞底の粘膜を持ち上げるソケットリフトもあります。骨造成法を用いた場合、移植骨が定着するまで四～六カ月かかるためインプラント治療が終了するまでには時間がかかりますし、費用も二十～四十万円ほど余分にかかります。

13. インプラント治療はどのように行われますか

(1) 初診

日本歯科大学附属病院インプラント診療センターの場合、治療の流れは次図のようになります。

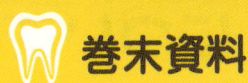

口の中の状態を診査し、顎骨の全体像を大まかに把握するためにエックス線撮影、歯やかみ合わせなどをみるための模型を作るために口の中の型をとります。

（2）インフォームドコンセント（説明と同意）

カンファレンス結果を説明し、患者さんの同意が得られたら次のステップに移ります。

（3）検査・診断と術前処置

このステップで重要な検査はCT撮影になります。CTによりインプラント体を埋め込むのに必要な骨の量が不足していると診断された時には骨移植などを前もって行うことになります。

また、例えば、歯周病のある人はより詳しい診察、治療する歯やかみ合わせの状態についても診察し、必要に応じて治療を行います。

全身状態についても場合によっては検査や主治医に対診します。必要に応じて抜歯、歯周病や残っている歯などの検査・診断を行います。

（4）治療計画の立案

最終的なインプラント治療の計画をたてます。

（5）インフォームドコンセント（説明・同意）

全ての準備ができたら、一次手術を中心にインフォームドコンセントが行われます。この時のインフォームドコンセントが一番重要で、患者さんが疑問に思ったことを隠さず話してもらいます。内容は次のようになります。

・麻酔法、術式、術後の管理、術後の経過、合併症など手術に関すること。
・上部構造の種類、上部構造を装着した時の審美性、発音など上部構造に関すること。
・治療の総額、メインテナンス料、トラブルが発生した時の料金、など治療費に関すること。
説明が終わり納得したら、同意書に記入してもらいます。

(6) 一次手術、次に二次手術を行います。
二次手術前にもインフォームドコンセントを行い、同意書に記入してもらいます。

(7) 上部構造の製作・装着をします。

(8) 上部構造を装着したら、メインテナンスの開始です。

(出典・日本歯科医師会)

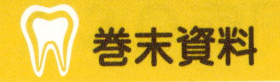

歯周病とは

歯周病は、細菌の感染によって引き起こされる炎症性疾患です。

歯と歯肉の境目（歯肉溝）の清掃が行き届かないでいると、
そこに多くの細菌が停滞し（歯垢の蓄積）
歯肉の辺縁が「炎症」を帯びて赤くなったり、
腫れたりします（痛みはほとんどの場合ありません）。

そして、進行すると歯周ポケットと呼ばれる
歯と歯肉の境目が深くなり、
歯を支える土台（歯槽骨）が溶けて歯が動くようになり、
最後は抜歯をしなければいけなくなってしまいます。
（日本臨床歯周病学会HPより）

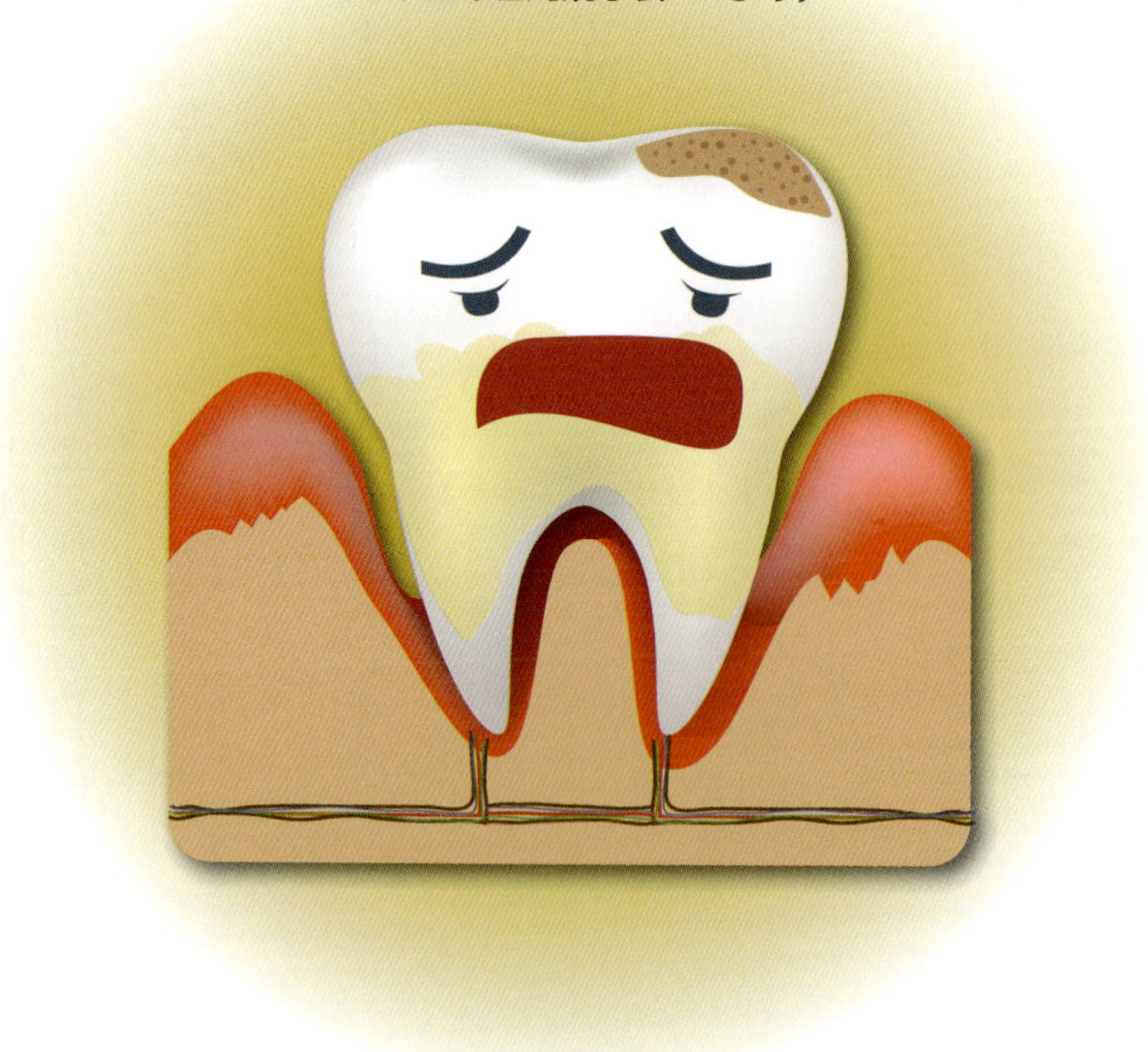

歯周病の原因

Q 歯周病は必ずかかる病気なのでしょうか

A

歯周病は必ずかかるわけではありません。歯周病の多くは、原因であるプラークや歯石を日頃の歯磨きや、定期的な歯科検診などを受けることにより除去することで予防することができます。予防できない歯周病もありますが、遺伝性の病気など、非常に特殊な場合です。

Q 歯周病の原因はプラークと聞きましたが、プラークって何でしょうか？

A

プラークとは、歯に付着している白、または黄白色の粘着性の沈着物で、非常に多くの細菌とその産生物から構成されています。

またプラークはバイオフィルムとも呼ばれていて強固に歯に付着してるだけでなく、薬品だけでは除去しにくい状態になっています。そのためにしっかりと歯ブラシ等で除去することが大切になります。

Q 歯周病が他の病気を引き起こすことがあるのでしょうか？

A

重症の歯周病になり、口の中に歯周病を引き起こしている細菌が多くなると、血液や呼吸器内に入り込み、心筋梗塞・動脈硬化症・肺炎・早産などを引き起こしやすくします。

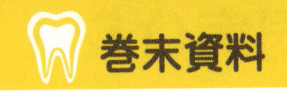

Q 全身の病気と歯周病の関係について教えてください。

A 歯肉は体の中でも非常に敏感な組織です。またお口の中は全身の中でも微生物、細菌などが最も多く存在している場所でもあります。そしてあらゆる全身疾患と歯周病の関連性が近年の研究により指摘され始めています。

歯周病との関連を挙げられているものには呼吸器系疾患、心疾患、糖尿病や妊娠などがありますが、なかでも糖尿病との関連は深く糖尿病は歯周病を悪化させる大きな原因のひとつでもあるのです。

Q 他の病気が原因で歯周病になることがあるのでしょうか。

A ありります。遺伝性の病気、血液の病気（白血病など）、皮膚の病気、降圧剤を含めた特定の薬によって歯肉を含めた歯の周囲組織に症状が出ることがあります。またホルモンの分泌の増減、糖尿病、喫煙などによって歯周病が治癒しにくくなるといった事があります。

Q （歯周病に）どうして煙草が悪いのですか？

A 喫煙が悪い理由はいくつかあります。

喫煙する人は統計的に喫煙しない人よりも歯周病にかかりやすいというデータがあること。タバコに含まれる化学物質が歯肉からの出血を抑えたり、歯肉を硬くすることで症状が気づきにくくなること。喫煙者は末梢血への影響があるので、歯周病の治り方がわるくなることです。

つまり煙草は歯周病になりやすくするばかりでなく、気付き難くし、また治り難くする原因と言えるのです。

Q　お酒が好きですが、お酒は（歯周病に）悪いのですか？

A　お酒そのものが歯周病に悪い訳ではありませんが、多くの場合お酒を飲んだ後は歯を磨かずに寝てしまう、又は歯磨きを疎かにしてしまう事が多い事から、歯周病を進行させる原因の一つと言えるかもしれません。

Q　歯周病にかかりやすさはあるのでしょうか

A　あります。大きく分けて口の中の状態と全身状態によります。前者は歯並びや歯周病菌の種類や粘膜の形が影響しますし、後者は生活習慣（喫煙など）やそれに関する病気（糖尿病など）、遺伝的影響など、色々な要素が関わって歯周病にかかりやすくなるのです。また、遺伝子診断、免疫応答・炎症反応の検査により歯周病にかかりやすい患者さんがいると報告されています。特に通常は四十歳前後に症状があらわれる歯周病が十歳代後半からあらわれる早期発症型と呼ばれる歯周病がこれにあたります。

Q　歯周病のかかりやすさに男女差はありますか？

A　妊娠されている女性は口腔内に分泌されるホルモンの影響で歯肉の炎症が起こりやすくなっています。また閉経前後には歯肉の上皮が剥がれ落ちてしまうことによる歯肉の炎症（慢性剥離性歯肉炎）が起こりやすくなる言われています。

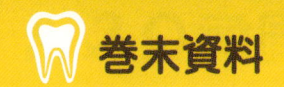

Q 虫歯にかかりやすい食べ物はあるのですが、歯周病にかかりやすい食べ物はあるのでしょうか。

A 歯周病の一番の原因は歯に付着するプラークです。プラークを形成しやすい食べ物としては粘着性の高い食べ物があります。また、糖分が高い食べ物もプラークを形成する細菌の活動を助ける原因となります。

Q 歯周病は遺伝するのでしょうか

A 歯周病そのものが遺伝するということはありません。しかしながら、非常に少ない例ですが、遺伝性要因があるとされる歯肉の増殖特殊な歯周病があります。また、近年、遺伝子診断により、本当に遺伝的になりやすい人、なりにくい人がいるかどうか科学的に解明されつつあります。

Q 母親が歯周病にかかっていると子供にうつりますか？

A 乳幼児のお口の中に、もともと居なかった種類の細菌が母親からうつることはありますが、歯周病の原因は主にいくつもの細菌が集まってできたプラークです。したがって歯磨きが行き届いていればお子様にうつることはありません。

Q 一生懸命歯ブラシをしても歯周病にかかってしまうのでしょうか

A 歯周病を予防するには歯の表面や歯と歯の間、歯と歯肉の境など、かなり行き届いた歯磨きが必要です。本人は充分磨けていると思っていても、実際には歯ブラシだけでは不充分な事がよくあります。

そのために、歯科医師や歯科衛生士による各個人に合った歯ブラシと補助的な清掃用具（フロス・歯間ブラシ等）による歯磨き指導を受ける事をお奨めします。

Q 歯ぐきが人よりも前に出て幅広いのですがそれが歯周病のかかりやすさに関係ありますか？

A 歯ぐき（歯肉）が前に出ていると、乾燥しやすくなり、歯周病になりやすい条件となります。また歯肉（歯ぐき）が幅広いから歯周病にかかりやすいということはありません。むしろ幅広い歯肉は歯ブラシしやすくなると言えます。

Q 口呼吸は（歯周病に）悪いのですか？

A はい。口呼吸することにより口の中が乾きやすくなり、プラークが溜まりやすくなります。また唾液による自浄作用がなくなることから口の中の細菌の活動性を高めるなど、悪影響があります。

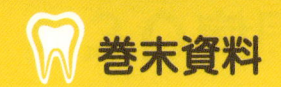

Q 永久歯が出てくるときに歯ぐきが腫れたようになるのですが大丈夫でしょうか。

A 永久歯が生えて来る時、既に生えている永久歯の反対側の歯肉やその周りに炎症が起こる事がよくあります。腫れた状態が長く続くようでしたら、お近くの歯医者さんに相談される事をお奨めします。

Q 歯ぎしりが歯周病の原因になるのでしょうか。

A 歯ぎしりが直接歯周病の原因となることはありません。しかしながら、強い力が歯に加わることで、歯の根やその周囲の骨組織に負担をかけ、骨を特定部分のみ吸収させたりします。

Q 噛み合わせが悪いと歯周病の原因になるのでしょうか。

A 噛み合わせが悪いことにより、一部の歯に不自然な強い力が加わり、歯ぎしりと同様に、歯周病の症状を悪化させる原因になる場合があります。

歯周病の予防

Q 歯周病は何歳くらいから気をつければよいのでしょうか？

A 歯周病の原因は歯の磨き残しから歯に付着するプラーク（プラークバイオフィルム）と呼ばれるものです。よって日々その原因が蓄積されますから、歯が生えた時点から注意する必要があります。一般的な歯周病は四十歳前後に発症する場合が多いです。

Q 予防のために歯科医院に通うメリットはどんなものがありますか？

A 虫歯や歯周病を初期の段階で発見しやすくなるため治療にかかる時間とお金が節約できます。また問題が何も見つからなかった場合でも、個人に応じたブラッシング指導を受けたり歯のクリーニングなどが受けられます。

Q 歯ブラシは電動と普通の歯ブラシはどちらが歯周病にかかった歯には良いのでしょうか？

A 一概にはいえませんが、電動歯ブラシだけでお口の中を隅々まで磨くのは難しいですし、長期に使用することにより歯が余分に磨り減ってしまう可能性があります。むしろ普通の歯ブラシで歯を磨き、電動歯ブラシは歯肉のマッサージ用くらいにお考え頂いた方がいいでしょう。

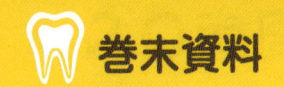

Q 歯ブラシだけのブラッシングでは不十分だといわれたのですが、本当でしょうか？

A 個人差はありますが、確かに普通の歯ブラシだけでは磨ききれない場所は出てきます。たとえば歯と歯の間などがそうでしょう。このような場所には歯間ブラシやデンタルフロスといった補助的な道具が必要になります。

Q ブラッシングは食後すぐにしなければいけないのでしょうか。忙しいので毎食後すぐにブラッシングできないのですが。

A 確かに食事の後は、口腔内細菌の活動性が高まるので歯磨きするのが理想的です。しかし、不充分な歯磨きを一日三回毎食後にするよりは、夜お休み前の一回だけでもしっかり時間をかけて丁寧に行き届いた歯磨きをした方が効果的です。

Q 爪楊枝で食後に歯の間の汚れを取るのは良いのでしょうか？

A 爪楊枝で取るのは歯の間の食べ物の滓（かす）程度とお考えになるとよいでしょう。爪楊枝は先端が尖っているので、歯肉を傷つけることも考えられますので注意して使用することをおすすめします。爪楊枝はあくまで補助的な道具ですから、歯ブラシでしっかり時間をかけて歯磨きするのには及びません。

Q 歯磨剤は、何が良いのでしょうか？

A 炎症を引かせる薬効成分などが入っているものもありますが、基本的には歯磨剤の成分はどれも同じ様なものです。一番大事なのは、どの歯磨剤を使うかではなくいかに磨き残しを少なくブラッシングでプラークを除去できるかどうかになります。

Q 歯周病の予防に歯みがき粉はどれくらい効果があるのでしょうか？

A 歯周病の一番の予防法はプラークの除去そのものです。一部の歯磨き粉には殺菌作用を挙げているものもありますが、あくまでもプラークをしっかりと歯ブラシなどで除去した後の補助的なものと考えるとよいでしょう。効能は主に歯磨き粉に含まれる研磨剤により沈着した色素を除去したり、香料により爽快感が得られるということでしょう。

Q うがい薬は歯周病の予防に効果がありますか？

A うがい薬だけでプラークの除去はできませんが、殺菌作用があるものが多く、うがいによる自浄効果が期待できます。ブラッシングをきちんと行ったうえでの補助的なものとお考え下さい。

Q　塩による歯ぐきのマッサージは歯周病の予防によいのですか？

A　塩は随分昔から歯磨剤として用いられてきました。確かに若干の殺菌作用や唾液分泌の効果があり、水分を吸収しますので歯肉が引き締まった感じがするかもしれません。しかし塩自体に歯肉の血液循環を良くしたり、丈夫にするといった特殊な作用はありません。粗塩ですとかえって歯肉を傷つけることがありますので気をつけてください。

Q　どんな歯ブラシが良いのでしょうか？

A　万人に適した歯ブラシというのはありません。歯磨きの方法と同様で、個々の患者さんの歯の並びや大きさ、歯肉の状態などにより、どのような大きさ、硬さの歯ブラシが適しているかは変わってきます。歯科医師、歯科衛生士に指導を受けて下さい。

Q　歯周病の予防に何か良いサプリメントみたいなものはありますか？

A　現在お口の中の衛生状態を高める為の製品は、歯磨剤をはじめ洗口剤、電動歯ブラシや音波歯ブラシなど実に様々です。しかし結局のところお口の中のプラークを除去できなければ意味はありません。一番大事なのはしっかり行き届いた歯磨きです。

Q　一度歯周病と検診で指摘されました。むし歯は無いと言われています。痛みもないし、食事するのに不都合もないので、歯医者さんに行く必要はないでしょうか？

A　歯周病は痛みなどの自覚症状をほとんど伴いません。そして、放置すれば悪化こそすれ決して自然には治りません。気が付いた時には手遅れで何本も歯を抜かなければならないようなことになりかねません。たとえ虫歯がなくても、痛みがなく食事するのに不都合がなくても、もし歯周病だといわれたことがあるのでしたら可能な限り早めに治療されることをお奨めします。

（出典・日本歯周病学会）

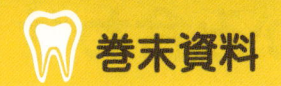

咬合《こうごう》・かみ合わせ

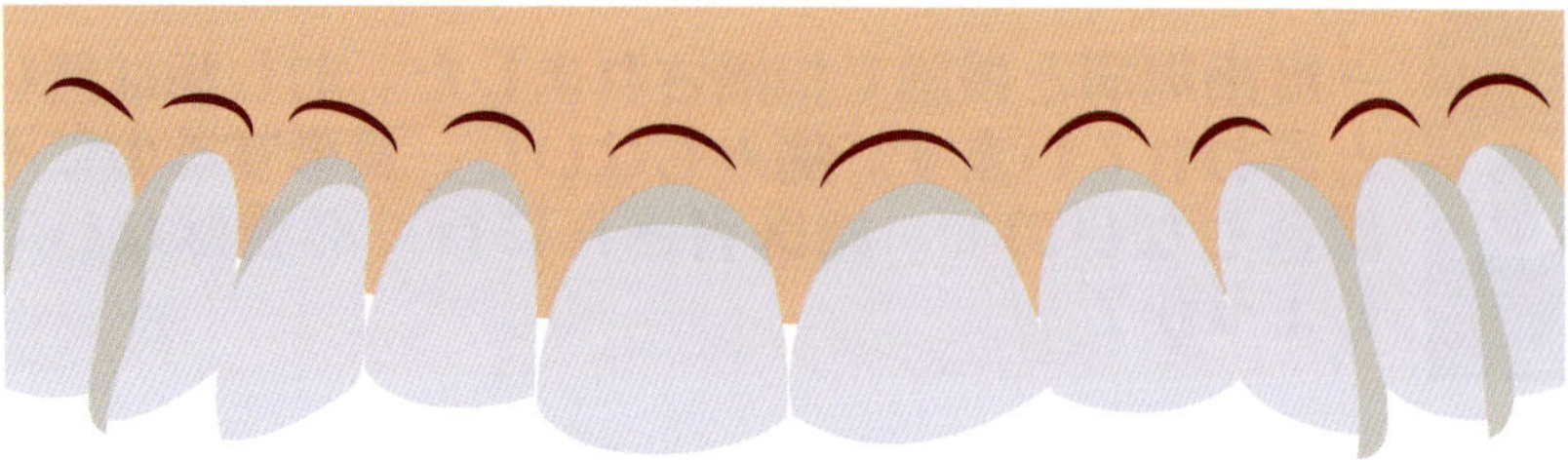

「咬合《こうごう》」とは、下あごを上あごに向かって閉じてくる行為をさす場合と、上下の歯の接触関係をさす場合とがあります。皆さんが「かみ合わせ」という言葉 からイメージするのは、後者、すなわち上下の歯の接触関係ではないでしょうか？

さてヒトの場合、上あごは頭蓋骨に固定されていて、下あごは主に複数の筋肉に よって頭蓋骨から釣り下がっています。これらの筋肉が収縮あるいは弛緩する ことで、顎関節《がくかんせつ》を中心にして、下のあごが動きます。すなわち咬合には、歯、筋肉、顎関節および中枢神経系が関与しますので、そのうちのどれか一つに問題が生じても咬合（かみ合わせ）に問題が生じます。特にヒトの顎関節は回転運動の他に前後左右にも動くことができ、複雑な機構でトラブルが生じやすい環境にあります。

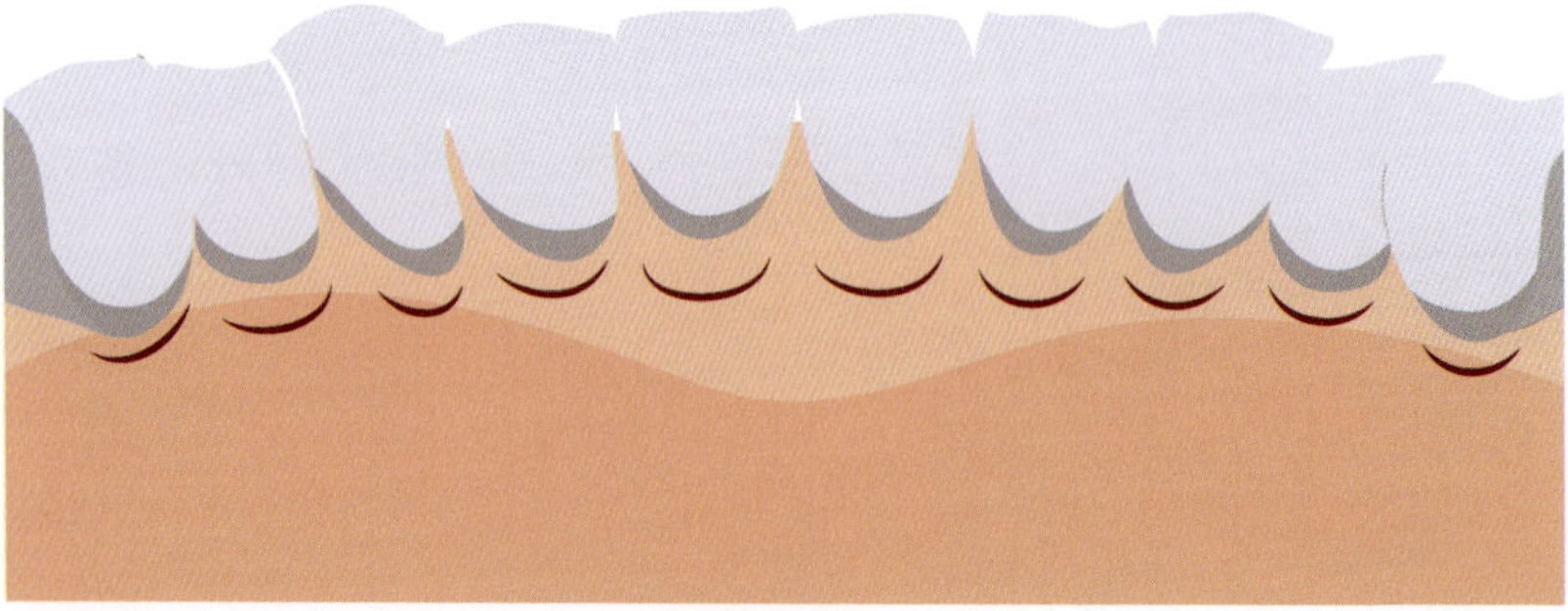

正常な咬合（正しいかみ合わせ）とは

通常は上の歯一本に対して下の歯二本がかみ合っています。例えば、上あごの第一小臼歯に対して、下あごの第一小臼歯と第二小臼歯がかみ合っています（1歯対2歯咬合）。図1のようにきれいなかみ合わせでなくても、日常生活に支障がなければ気にする必要はありません。ただし咬合は、咀嚼、発音、外観、姿勢などに関与しますので大切です。もし気になることがあれば歯科医師に相談してください。

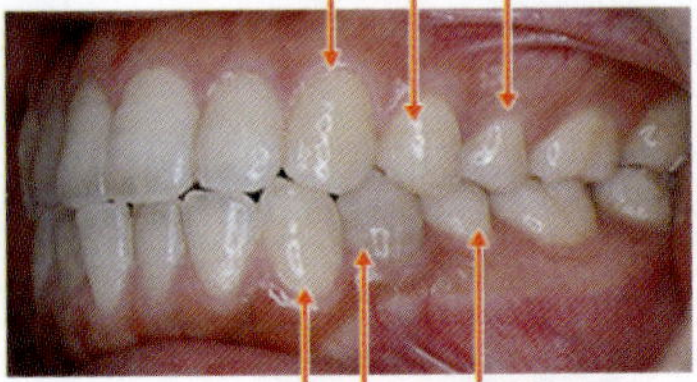

図１　正常なかみ合わせ。
１歯対２歯交合

成人のかみ合わせと子供のかみ合わせ

成人のかみ合わせと子供のかみ合わせは異なります。特に永久前歯が出てくる時期には、咬合がみだれているように見えます（図2）。

図3は混合歯列期の子供のあごの状態をその中まで見えるようにしたものです。例えば上あごの永久犬歯は、まだ上あごの骨の中に埋まっており、側切歯や乳犬歯を押しのけてはえてくる様子がうかがえます。

咬合《こうごう》・かみ合わせ

この様にかみ合わせが悪く見えても正常な発達段階にある場合もありますが、お子さんのかみ合わせが心配な場合は、歯科医院に相談してください。

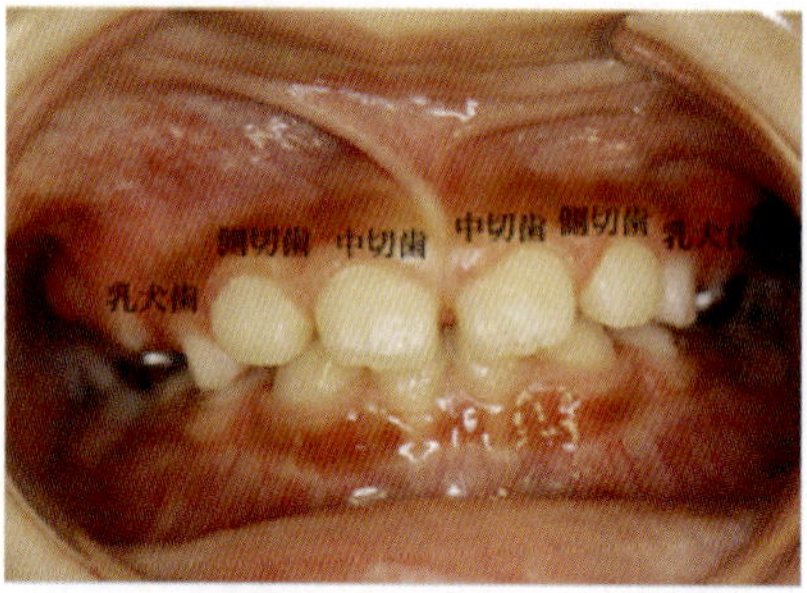

図２　上の歯の中切歯と側切歯は永久歯で、犬歯は乳歯。かみ合わせはこれから変化する。

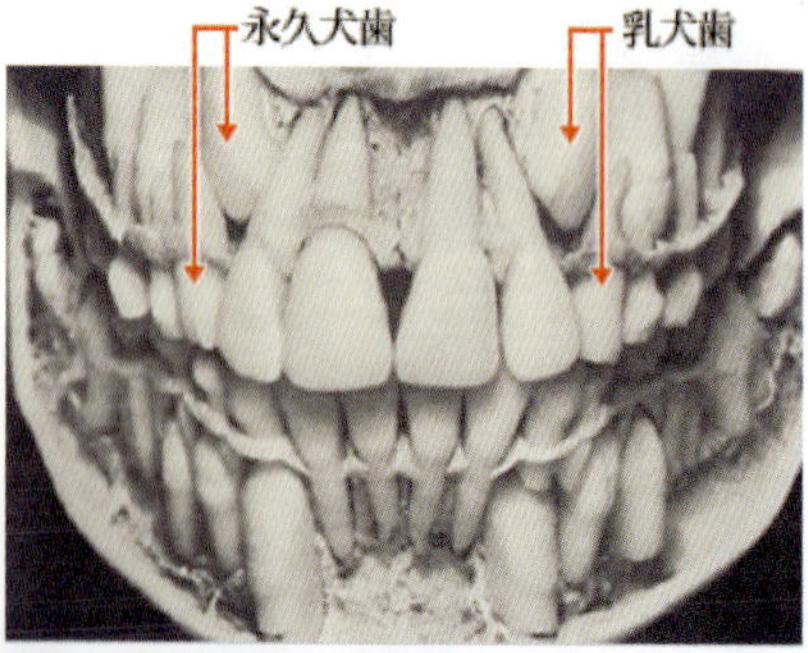

図３　約９歳児の咬合
歯根を覆っている骨をはがして、顎の中が見えるようにしたもの。永久歯（犬歯）が正しい位置にくるまでには、時間がかかる。奥歯も乳歯の下方に永久歯が位置している。

永久歯が抜けたままに、あるいは悪習慣を放っておくと

永久歯を抜けたままにしておくと、図4に示すように抜けた歯の後方の歯が前方に傾き、また抜けた歯にかみ合っていた上の歯が下方に降りてきます。それによってかみ合わせがくるってきます。またお子さんでは指しゃぶり、舌や唇の悪い癖でもかみ合わせは悪くなります。片側だけの咀嚼も悪影響を及ぼしますし、鼻閉や口呼吸もかみ合わせを悪くします。「歯はいろいろな条件によって位置を変える」ということを覚えて置いてください。また成人では歯周病を放置しておくと舌の圧力で歯が前方に押し出され、歯と歯の間に隙間が空き、かみ合わせが悪くなることもあります。

かみ合わせが悪くなるとどうなるか

かみ合わせが悪くなると、上下の歯の接触点数が減少するので咀嚼の能率が悪くなります。咬合接触点数が減少していると、接触のある歯だけに咬合力が集中してしまうことになります。

さらにそれらの歯の支えが弱くなっている状態（歯周病）にあれば、通常のかむ力によっても大きな問題が発生します。また前歯のかみ合わせが悪くなると発音がしにくくなったり、話す時に唾が飛んだり、唇が閉じにくくなったり、口が渇いたり、見てくれが悪くなったりする場合があります。前述したように、歯が1本抜けても、かみ合わせが悪くなりますので、最寄りの歯科医院に行き、対処してもらわなくてはなりません。

おわりに

歯は条件によって位置をかえるので、咬合（かみ合わせ）も変化します。咬合（かみ合わせ）は単に咀嚼だけに影響を及ぼすだけではない健康にとって大変重要な要素ですので、歯、歯周組織、舌、顎関節、関連する筋肉を常に健康であるようにメインテナンスを心がけましょう。

（出典・日本歯科医師会）

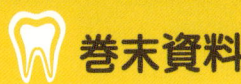

おわりに

わが国では現在百歳以上のセンテナリアン（百寿者）が七万人を数え、ますます増加しつつあります。二〇五〇年には現在の十倍の七〇万人になるともいわれ、「人生百年時代」が到来しようとしています。二〇一七年に厚生労働省が発表したデータでは、日本人の平均寿命は男性が八〇・九八歳、女性が八七・一四歳で、ともに世界では香港に次いで第二位となっています。

一方で健康上とくに問題がなく日常生活を送れる「健康寿命」の維持が叫ばれ、平均寿命と健康寿命の間には、男性で九年、女性で十三年の乖離があります。だれしも「いつまでも健やかで豊かな暮らしを送りたい」と願っていますが、身体の健康を保つには虫歯予防を始めとした歯と口の健康が大切だといわれます。

八十歳で二十本の歯を保持することを目標に、オーラルケアの徹底を図った「八〇二〇運動」が一九八九年から始まっています。当初七％に過ぎなかった八〇二〇達成者は三十年を経た今日六〇％近くになり、さらなる高みを目指しています。

一方長寿社会の歯科は、予防的な側面を大切にしながら歯周病対策を十分に行い、自分の歯を少しでも多く、少しでも長く保持することに力を注いでいます。とくに近年、歯や口腔と全身疾患の関係が明らかになってきました。糖尿病と歯周病の相関関係や身体機能が衰えるフレイル（虚弱化）の進行とオーラルフレイル（歯・口腔機能の虚弱）の密接な関係性が指摘され、さらに高血圧や脳梗塞、心筋梗塞、認知症などとの関連も明らかになりつつあります。

二足歩行と生涯自分の歯で噛むことは健康寿命の必須条件であり、歯の健康は、長きにわたって生活の質（ＱＯＬ）を保つ前提条件であるとの認識が高まってきました。人生百年時代を迎えて私たちの身近な歯科クリニックは、地域社会の健康と豊かな暮らしを支える砦として重要な役割を担っています。

私たちは地域医療の発展に精力的に取り組んでいる歯科医師の活躍にスポットを当て、虫歯予防や歯周病、咬合性の改善、インプラント、口腔ケアなどをはじめ、予防歯科とともに健康寿命の増進に力を尽くされている信頼の歯科医を収録した「歯科プロフェッショナル二〇一九年版本当にかかりたい歯科医たち」の出版を企画いたしました。

本書に収録された歯科医師のみなさんは、人生百年時代に向けて咀嚼力を維持してフレイルを予防し、いつまでも健康で豊かな食生活を楽しみ、歳を重ねてもＱＯＬの維持を保つため、地域社会とともに精力的に活躍されているプロフェッショナルの方々です。

「医歯連携」が叫ばれる今日、自分の歯で食べる「食力」の維持と運動、全身の健康増進と豊かな生活を、地域社会が手を携えて創出していくコミュニティーづくりの重要性が強調されています。

本書が歯・口腔の機能低下を防ぎ、フレイル予防によるアンチエイジングに向けた頼れる歯科医師との出会いのガイダンスになればこれに勝る喜びはありません。

平成三十年十二月

株式会社　産經アドス
産經新聞生活情報センター

おかもと歯科クリニック　院長　岡本　匡史

〒674-0068　兵庫県明石市大久保町ゆりのき通2-2-1　AKASAKA HILLS 3F
TEL：078－937－0648

医療法人志結会　おざき歯科医院　理事長・院長　尾崎　亘弘

〒597-0053　大阪府貝塚市地蔵堂74－2　イオン貝塚店1階
TEL：072－468－6405

医療法人社団虹煌会　小野寺歯科クリニック　理事長・院長　小野寺　建　文　副院長　小野寺　直　子

〒675-2303　兵庫県加西市北条町古坂7丁目102－1
TEL：0790－43－1182

医療法人社団康樹会　海岸歯科室　理事長　森本　哲郎

〒261-0004　千葉県千葉市美浜区高洲3－14－6　ストーニービル3F
TEL：043－278－7318
■海岸歯科室予防フロア
〒261-0004　千葉県千葉市美浜区高洲3－14－6　ストーニービル2F
TEL：043－307－8518
■KAIGAN DENTAL OFFICEこどもの歯医者さん
〒261-0004　千葉県千葉市美浜区高洲3－15－2
TEL：043－270－7618
■海岸歯科Oral Care
〒260-0842　千葉県千葉市中央区南町2－8－9　大塚ビル2F
TEL：0120－037－318

医療法人　巨匠会　理事長　赤間　圭　赤間　淳

■天神雅歯科
〒810-0001　福岡県福岡市中央区天神2－3－13　USHIOビル3階
TEL：092－738－0055
■たくみ歯科
〒811-3209　福岡県福津市日蒔野6-16-1　イオンモール福津1F
TEL：0940－72－1801

掲載クリニック一覧

医療法人社団　**杉本歯科クリニック**　院長　杉本　圭介

〒661-0035　兵庫県尼崎市武庫之荘2−27−1
TEL：06−6437−2846

医療法人社団光洋会　**竹尾歯科**　理事長・院長　竹尾　昌洋

〒882-0803　宮崎県延岡市大貫町3−970−1
TEL：0982−21−0211

医療法人仁樹会　**秩父臨床デンタルクリニック**　理事長　栗原　仁

〒368-0054　埼玉県秩父市別所53−8
TEL：0494−25−5555

医療法人社団LSM　**寺本内科歯科クリニック**　理事長・院長　寺本　浩平

〒113-0033　東京都文京区本郷5−25−13　SKYビジョンビル1F
TEL：03−6801−6936

デンタルオフィスみなと　院長　露木　良治

〒410-0004　静岡県沼津市本田町5−17
TEL：055−926−8241

東京銀座歯科　院長　中平　宏

〒104-0061　東京都中央区銀座1−7−6　銀座河合ビル8F
TEL：03−3562−7877

東京銀座シンタニ歯科口腔外科クリニック　院長　新谷　悟

〒104-0061　東京都中央区銀座1−8−14　銀座大新ビル5F
TEL：03−3538−8148

トラスト歯科
院長　小川　集司

〒550-0012　大阪市西区立売堀3－1－1　大阪トヨペットビル5F
TEL：06－6536－1160

医療法人　なかの歯科クリニック
理事長・院長　中野　浩輔

〒700-0074　岡山市北区矢坂東町6－1
TEL：086－256－4618

西歯科クリニック
院長　西　治

〒619-0218　京都府木津川市城山台1丁目１４－１
TEL：0774－73－6767

医療法人光風会　平賀歯科医院
理事長・院長　平賀　敏人

〒577-0801　大阪府東大阪市小阪2-19-8　YM八戸ノ里ビル2F
TEL：06－6788－0282

医療法人　本多歯科
院長　本多　弘明

〒573-0022　大阪府枚方市宮之阪2－1－5
TEL：072－847－8241

まつざき歯科クリニック
院長　松崎　哲

〒364-0007　埼玉県北本市東間6－71
TEL：048－540－6480

三浦歯科医院
院長　三浦　靖

〒272-0033　千葉県市川市市川南1－3－7　テラス137
TEL：047－326－7408

掲載クリニック一覧

南林間ひまわり歯科　院長　鴇田　拓也

〒242-0001　神奈川県大和市下鶴間3005－1
TEL：046－200－9904

医療法人社団　モリタデンタルクリニック　理事長・院長　森田　敏之

〒410-2505　静岡県伊豆市八幡256－2
TEL：0558－75－2222

ゆとり歯科医院　院長　羽田　裕二

〒185-0024　東京都国分寺市泉町3－1－17　カリーノ西国分寺1階
TEL：042－324－8812

よこづか歯科医院　院長　横塚　浩一

〒327-0041　栃木県佐野市免鳥町840－1
TEL：0283－22－8148

広域医療法人 ヒロ・デンタル・プロデュース　よしき歯科・TAKEDAインプラントクリニック　理事長・院長　竹田　浩人

〒020-0066　岩手県盛岡市上田1－3－10　イースタンキャッスル1F
TEL：019－606－4618
■タケダ歯科AKITAインプラントセンター
〒014-0067　秋田県大仙市飯田字大道端3－1
TEL：0187－62－6480

れいデンタルクリニック　院長　森　玲子

〒113-0021　東京都文京区本駒込2－28－30
TEL：03－6304－1481

（掲載は50音順）

歯科《しか》プロフェッショナル　2019年版《ねんばん》

～本当《ほんとう》にかかりたい歯科医《しかい》たち～

発行日	平成30年12月25日　初版第一刷発行
編著・発行	株式会社　ぎょうけい新聞社 〒531-0071　大阪市北区中津1丁目11-8 中津旭ビル3F Tel. 06-4802-1080　Fax. 06-4802-1082
企画	株式会社産經アドス 産經新聞生活情報センター
発売	図書出版　浪速社 〒540-0037　大阪市中央区内平野町2丁目2-7-502 Tel. 06-6942-5032㈹　Fax. 06-6943-1346
印刷・製本	株式会社　ディーネット

ISBN978-4-88854-517-4